의료윤리

Philosophical Medical Ethics

by Raanan Gillon

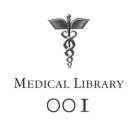

MEDICAL LIBRARY
001

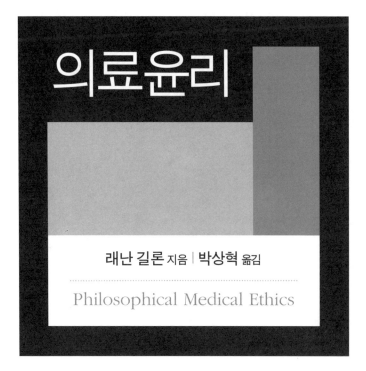

의료윤리

래난 길론 지음 | 박상혁 옮김

Philosophical Medical Ethics

아카넷

서문

이 책은 원래 《영국의학지 *British medical journal*》에 실린 일련의 논문을 토대로 하고 있다. 내가 목표로 하는 독자층은 의료 실무에서 발생하는 도덕적 문제들을 비판적으로 사고하는 데 관심이 있는 지식인들이다. 나는 이 책을 철학적으로 훈련받고, 실제로 의료 활동을 하는 일반 의사의 관점에서 썼다. 내가 보기에 의사들은 의료윤리의 문제에 직면했을 때 비판적으로 사고하고 싶어하지 않는다. 대표적으로 세 가지 유형이 있는데, 독단주의자들, 회피주의자들, 회의주의자들이다. 독단주의자들은 비판적 의료윤리가 필요하지 않다고 생각한다. 왜냐하면 이들은 자신이 반동적이든 급진적이든, 종교적이든 무신론적이든, 좌익이든 우익이든 의료윤리 문제에 대한 답을 안다고 생각하기 때문이다. 회피주의자들은 의료인의 소임이 의료윤리 문제의 원인을 추론

하는 것이 아니라 단지 의료행위를 하는 것이며 의료윤리의 문제
는 너무 어렵다고 생각한다. 회의주의자들은 비판적 의료윤리가
원리상 불가능하고, 의료실무에서 소용없고 부적절하거나, 개인
과 그의 양심에 관련된 사적인 문제라고 생각한다.

앞에서 말한 세 가지 유형의 집단은 이 책이 각 집단의 견해에
도전하고 있음을 발견할 것이다. 독단주의자들에게는 마지막 장
부터 읽기를 권한다. 당신은 그 장에서 논의되는 문제에 대해 자
신만의 강력한 의견을 갖게 될 것이고, 진지하게 읽다보면 당신
의 견해가 어떤 것이든 몹시 불편한 반대 논변들에 직면할 것이
다. 그러면 당신은 앞의 장들이 당신의 의견을 좀 더 엄밀하게 만
들고, 반대 의견들의 강점을 좀 더 잘 알게 하며, 당신이 사람들
을 가르치려 하는 태도를 좀 덜 취하게 하는 데 어느 정도 도움이
된다는 것을 발견할 것이다. 나 역시 약간은 독단주의자로서 비
판적 의료윤리 또는 철학적 의료윤리를 종종 불쾌한 약이라 생각
한다. 비판적 의료윤리가 의료실무에 도움이 된다는 것을 의심하
는 회의주의자들에게는 1장을 읽고나서 "양심, 고결함, 훌륭한
인격. 의료윤리는 지옥에나 가라?"는 제목이 붙은 5장으로 건너
뛰기를 권한다. 1장에서 나는 한 의사가 자신의 환자에 대한 살해
및 살해 기도로 재판받고 무죄판결을 받은 한 유명한 법률사건을
소개하면서, 여기서 제기되는 대단히 많은 종류의 도덕적 문제들
을 제시하고자 한다. 5장에서 나는 여러 도덕적 문제들이 왜 자신
의 양심, 고결함 등에 의존하여 해결하려 하는 것이 충분치 않은
가를 논의한다. 회피주의자들에게는 조금이라도 흥미 있어 보이

는 곳부터 읽기 시작할 것을 권한다. 하지만 만일 당신이 지적인 도전을 아주 싫어하지 않는다면 마지막 장을 꼭 읽기를 권한다! 마지막 장의 논의는 여전히 나를 불편하게 한다.

나는 이 책에서 네 가지 도덕원칙들을 제시하고, 그것들을 분석하고 방어하려 하였다. 그 원칙들은 자율성을 존중하라는 자율성 존중의 원칙, 사람들에게 선행을 베풀라는 선행의 원칙, 나쁜 일을 하지 말라는 악행 금지의 원칙, 정의롭게 행동하라는 정의의 원칙이다. 이 네 가지 원칙들이 특정한 의료윤리의 문제에 대한 답을 주지는 않을 것이다. 하지만 그 원칙들은 답을 좀 더 엄격하게 만들어 가려는 우리의 시도에 기초를 제공할 수 있다고 생각한다. 만일 의료윤리의 문제에 직면했을 때, 우리가 특정한 상황들에서 각 원칙의 적절성을 고려한다면, 적어도 어떤 적절한 도덕적 관심을 누락시키지 않을 것이다.

어떤 장들은 다른 장들보다 "어렵다." 나의 몇몇 의사 친구들은 "너무 어려워서 한마디도 이해할 수 없었다"고 말하지만, 지적인 독자가 각 장을 진지하게 읽는다면 충분히 이해할 수 있을 것이다. 나의 환자이며 《영국의학지》의 탁월한 편집자들인 리처드 스미스Richard Smith와 제인 스미스Jane Smith가 독자들이 이 책을 이해할 수 있도록 많은 도움을 주었고, 의사도 아니고 철학자도 아니며 특별히 의료윤리에 관심이 있지도 않은 나의 아내 앤젤라 길론Angella Gillon이 명료성을 위해 각 장을 엄격하게 검토했기 때문이다. 다른 중요한 일을 제쳐두고 남편의 초고를 검토해주는 아내가 있다는 것은 무엇보다 행복한 일이다.

나는 이 책을 읽을지도 모를 철학자들에게 이 책에서 어떤 것들을 지나치게 단순화시키고 있다는 점에 대해 사과한다. 사실이 논문들이 철학자들을 위해서 쓰인 것이 아니라는 이유를 들어 《영국의학지》의 직원들이 이 책의 내용에서 구체적인 철학적 논의들을 많이 삭제했다. 그렇지만 나는 철학자들이 이 책을 읽기를 희망한다. 왜냐하면 비판적 의료윤리는 더 많은 철학적 도움이 필요하고 나의 시도가 철학자들에게 더 나은 시도를 위한 계기를 제공한다고 믿기 때문이다. 물론 미국에서는 의료윤리에 철학자들이 광범위하게 참여하고 있지만, 영국에서는 의료윤리에 적극적으로 참여하는 철학자들은 여전히 극소수에 불과하다. 철학자들이 의료윤리에 참여하는 것은 의료윤리에 이익을 가져다주는 것은 물론이고, 다른 한편으로 도덕철학에도 도움이 될 것이다. 철학자들은 매일 도덕적 딜레마에 직면해야 하는 사려 깊은 의사들과 협력함으로써 도덕철학을 발전시킬 수 있다.

마지막으로 이 책을 준비하던 여러 해 동안에 나를 도와준 많은 사람들에게 감사한다. 원래 나는 많이 빚진 사람들의 이름을 일일이 소개하기 위해 이 서문을 썼지만 서문의 길이가 책을 압도할 듯했다. 그래서 요약해서 나를 도와준 모든 사람들에게 많은 감사를 표한다. 많은 도움과 지지, 그리고 긴 시간 동안 인내해준 나의 아내 앤젤라에게 특별히 감사한다. 나의 학문적 관심사인 의료윤리의 맥락에서 만난 동료들과 임상의료의 기반을 굳건히 해준 동료들을 포함한 나의 의학동료들에게도 감사한다. 영국과 미국의 철학자들, 신학자들 그리고 법률가들에게 진 빚은

넓고도 깊은데 특히 Michael Lockwood에게 감사한다. 또한 Onora O'Neil, John Harris, Dick Hare, Robin Downie, David Hamlyn, Alastair Campbell, Kenneth Boyd, Gordon Dunstan, Jack Mahoney, Ian Kennedy, Roger Higgs, Douglas Black, Archie Duncan, 그리고 《의료윤리지 *Journal of Medical Ethics*》, 그리고 학제간의 많은 지적 자극의 원천인 의료윤리연구소(the Institute of Medical Ethics)와 킹스 칼리지의 의료법과 의료윤리에 관한 런던센터(the King's College London Centre for Medical Law and Ethics)에 있는 동료들에게 감사한다. 나는 또 나를 위해서 오랫동안 수고해준 왕립의학회도서관(the Royal Society for Medicine Library) 직원들과 특히 복사실 직원들에게 감사한다. 나를 처음으로 비판적 사고의 길 위에 세워주고 그 이후에도 나를 계속 거기에 머물게 해준 아버지와, 이 책을 쓸 수 있도록 도와준 모든 이들에게 이 책을 바친다.

차례

제1장

철학적 의료윤리 입문
아서 사건

1981년 11월, 존경받는 소아과 의사였던 고 레너드 아서Leonard Arther 박사는 다운증후군에 걸린 신생아를 살해하려 한 사건에서 무죄방면되었다. 이 사건은 신생아의 산모가 아기를 버리자 아서 박사가 그 아기에게 탈수 방지제와 "간호 치료만"을 처방한 것에서 비롯되었다. 그는 이 사건으로 살해 기도 죄로 기소되었다. 복합적이고 난해한 이 사건은 철학적 의료윤리의 입문을 위한 적절한 배경을 제공한다.

철학적 의료윤리가 아닌 것

나는 철학적 의료윤리가 무엇인지를 설명하기보다 철학적 의료윤리가 아닌 것이 무엇인지를 먼저 설명하려고 한다. 철학적 의료윤리는 직업행동규칙(professional codes of conduct)을 인용하거나 만드는 것이 아니다. 철학적 의료윤리는 어떤 특정한 공동체(의료공동체이든 아니든)의 태도나 관습, 도덕을 발견하고자 하는 사회학적/심리학적/인류학적/역사적 노력이 아니다. 마지막으로 철학적 의료윤리는 종교적 규칙들이나 감정의 표현이 아니다.

이렇게 말하는 것은 이런 활동들을 결코 폄하하고자 하는 것이 아니다. 특히 이것은 전통적으로 의료윤리라 불릴 수 있는 것—즉 의사들 간에 수립하고 전파해온 행동 규칙과 규약들—을 폄하하려는 것이 아니다. 오히려 내가 보여주려고 하는 바와 같이 철학적 의료윤리는 이런 다른 활동들을 보충하고 궁극적으로는 전통적인 의료윤리를 강화할 것으로 기대할 수 있다.

철학적 의료윤리는 무엇인가

그렇다면 철학적 의료윤리는 무엇인가? 데이비드 라파엘 David Raphael 교수는 철학과 도덕철학에 관하여 다음과 같은 유용하고 간략한 정의를 내린다. 철학은 "가정assumptions과 논변arguments을 비판적으로 평가하는 것"이고 도덕철학은 규범, 가치, 옳고 그름, 좋고 나쁨, 무엇을 해야 하고 무엇을 하지 말아야 할 것인가에 대한 철학적 탐구이다.[1] 동일한 방식으로 의료윤리는(나는 윤리학과 도덕철학을 교환 가능한 것으로 쓴다) 의료윤리적 의사결정을 할 때 깔려 있는 개념, 가정, 믿음, 태도, 감정, 이유와 논변들을 비판적으로 반성하는 분석적 행위이다.

의료윤리적 의사결정이란 의료실천medical practice의 맥락에서 규범, 가치, 옳고 그름, 좋고 나쁨, 무엇을 해야 하고 무엇을 하지 말아야 할 것인가에 관련된 의사결정이다. 한 층위에서 철학적 의료윤리의 목적은 단순히 그러한 의료윤리적 결정들을 좀 더 사려 깊고 지적으로 엄격한 것으로 만드는 데 있다. 하지만 내가 보기에 의료윤리의 궁극적 목적은 모든 개별적 경우에 적용되는 보편적 원칙을 기초로 한 일관되고 포괄적인 도덕이론을 구성하고 방어하는 것이다. 이 궁극적 목적은 지금까지 성취되지 않았고 아마 성취되지 못할 것이다. 아마도 현실적으로 바랄 수 있는 것은 널리 받아들여질 수 있는 원칙들에 기초한 여러 경쟁 이론들일 것이다. 어느 쪽이든 철학적 의료윤리라는 활동은 근본적으로 비판적이다. 의료윤리는 "반성되지 않은 삶은 인간을 위한 삶이 아니라는"[2] 소크라테스적 전통 속에 놓여 있다.

아서 사건

철학적 의료윤리(나는 종종 단순히 의료윤리라 부를 것이다)의 첫 번째 그리고 중요한 과제는 여러 문제들을 구별하는 것이다. 아서 사건은 정말로 다양한 의료윤리 문제들을 보여주는데, 이 장의 나머지 부분에서 나는 이 문제들을 풀어볼 것이다. 그리고 뒤에 나오는 장들에서 이 중 여러 문제들과 아서 사건이 제기하지 않은 중요한 문제들을 따로 분석할 것이다. 그러면 우선 아서 박사가 존 피어슨John Pearson이라는 그 아기에게 처치한 치료에 대해 처벌을 찬성하는 검찰 측의 논고와 그의 행동을 변호하는 변호인 측의 논고에 관한 개요부터 제시하겠다.

아서 박사의 처벌을 찬성하는 검찰 측의 도덕적 논변

아서 박사의 처벌을 찬성하는 검찰 측의 도덕적 논변은 다음과 같이 진행된다.

(1) 모든 죄 없는 인간은 생명의 기본 권리를 갖는다. 따라서 죄 없는 인간을 죽이는 것은 나쁘다(1a). 죄 없는 인간의 삶을 위협하는 조건들을 직접 막아주는 보호 장치를 거절하는 것은 나쁘다(1b). 게다가 (2) 부모가 자식에게 그런 것처럼, 의사들은 환자에 대하여, 그들이 책임지고 있는 인간의 생명에 대하여 좀 더 높은 수준의 도덕적 의무를 가진다. (3) 따라서 비록 그 아기가 부모에게 버림받았다 하더라도, 의학적 치료가 필요한 아기에게 간호 치료만 제공하는 것은 명백히 나쁜 것이다. 그러한 의료행위는 (4) 이미 환자가 죽어가고 있는 몇몇 경우에만 도덕적으로 허용된다. 마찬가지로 (5) 버림받았지만 정상인 아기에게 영양을 공급하거나, 편안하게 해주거나, 흉부 감염chest infection일 경우 물리 치료와 적절한 항생제로 고통을 줄일 수 있는데도 위험한 진통제를 주는 것은 도덕적으로 나쁠 것이다.(예: 석 달 동안 복통과 굶주림, 흉부 감염으로 고통받아온, 부모에게 버림받았지만 정상인 아기에게 탈수 방지제와 간호 치료만을 제공하는 것을 상상해보라.)

(6) 좀 더 나이가 많고 장애가 있으며 버림받은 아기, 예를 들어 교통사고 후에 의식이 없으며, 비록 의식이 돌아올 수 있는 다운 증후군 아이더라도, 간호 치료나 잠재적으로 위험한 진통제만으로 치료를 한다는 것은 명백히 나쁠 것이다. 게다가 (7) 행위acts와 비행위omission, 죽임killing과 죽게 둠letting die의 구별도 버

림받은 정상아나 좀 더 나이 많은 장애아의 생명을 위협하는 방법으로 치료하는 것을 정당화하지 못할 것이다. (8) 다운증후군을 가진 신생아는 정상적인 신생아와 좀 더 나이든 장애아와 마찬가지로 죄 없는 인간이다.

(9) 장애아를 간호 치료와 탈수 방지제만으로 치료하는 것이 나쁜 것처럼 비록 자기 부모에게 버림받았다 해도 다운증후군을 가진 신생아를 그렇게 치료하는 것이 나쁘다는 것은 논리적으로 도출된다. 게다가 (10) 법에 따르면 같은 것은 동일하게 처리되어야 한다. (11) 정상적인 신생아와 나이 든 장애아를 그렇게 치료하는 것이 법에 의해 적절히 처벌받아야 한다면, (12) 다운증후군을 가진 아이를 그렇게 치료하는 것도 처벌받아야 한다.

이것이 아서 박사의 처벌을 촉구했던 생명기구(the Life organisation)의 도덕적 논변인데, 가톨릭과 다른 정교들 및 아서 박사의 처치에 반대한 사람들의 입장일 것이다.

아서 박사의 처벌을 반대하는 변호인 측의 도덕적 논변

아서 박사의 변호를 위한 재판 과정에서 나타난 요약과 논평은 다음과 같다. (13) 일반적으로 의사의 의무는 생명을 보존하고 (14) 환자의 건강을 다시 회복시키거나 보전하기 위해서 그가 합당하게 할 수 있는 모든 일을 하는 것이다. (15) 의사는 또한 환자들의 고통을 덜어주거나 방지하거나 최소화할 의무가 있다. (16) 의학적으로 신생아의 생존 가능성을 높이는 것이 명백히 정당화되지 않는 육체적 정신적 장애를 가지고 태어나는 신생아는 아주 드문 경우이다. (17) 만일 그들의 생명이 유지된다면, 그런 신생아들은 정도가 매우 심한 장애를 갖게 되어 보통 사람들처럼 살 수 있는 가능성이 낮다. (18) 게다가 그런 아기들은 부모에게(또는 법적 후견인들에게), (19) 만일 부모가 그들을 버렸거나 부모가 죽었다면 그 사회에 보호의 부담을 주기 쉽다. (20) 또한 가족의 다른 성원들이 이 부담 때문에 심각하게 영향을 받을 것이다. 반면에 (21) 어떤 부모는 이런 부담에 따른 책임이 그들과 가족의 삶을 좀 더 풍요롭게 한다는 것을 발견한다. 그리고 (22) 어떤 장애아들은 커서 매우 가치 있는 삶을 누린다. (23) 이런 다양한 상황에서 부모들이야말로 심한 장애를 가진 아기에게 생명을 유지하는 치료를 해야 하는가를 결정할 수 있는 적절한 사람들이다. (24) 물론 의사들이 부모에게 가능한 결과들과 가능성들을 제공한 후에 말이다. (25) 그러한 상황에서 의사나 다른 누군가가 부모의 희망에 반대하며 그들의 결정을 강요하는 것은 오만하고 잔인하기까지 하다. (26) 만일 부모가 결정할 능력이 없다거나 (27) 악의를 가지고 행동하고 있다고 의심할 만한 이유가 없는 경우에 말이다. (28) 어떤 결정이든, 부모는 그 결정을 실행하는 것을 지지받아야 하며 고통도 최소화되어야 한다. (29) 만일 생명을 유지하는 치료를 하지 않기로 결정하면 신생아의 고통도 최소화해야 하고, (30) 이런 목적을 위하여 진통제와 안정제를 적절히 사용해야 한다. (31) 예를 들어 진통제와 안정제의 사용이 호흡이나 식욕을 억눌러서 신생아가 사망할 확률을 높인다 해도 말이다. (32) 의사는 환자를 죽이지 말아야 한다. (33) 그러나 의사라고 해서 모든 상황에서 자신의 환자가 죽는 것을 막아야 할 의무는 없다. 특히 (34) 심한 장애를 가진 신생아의 부모가 그들 아기의 생명을 유지하는 장치를 원하지 않을 때, 의사는 그 신생아를 죽게 두어도 아무런 문제가 되지 않을 것이다. (35) 이런 경우들은 대개 관련된 모든 사람들을 힘들게 할 것이다. (36) 하지만 부모와 의사 모두 서로를 믿고 최선을 다한다는 가정하에, 만일 부모가 숙련된 의사들과 협의하여 내린 결정이라면 가장 덜 힘들 것이다. (37) 법률적 절차와 (38) 다른 압력집단의 감시자는 부모의 번민과 고통을 가중시킬 수 있고, 의사들에게 자신이 최선이라고 믿는 대로 치료하는 것이 아니라 소극적이고 방어적인 의료행위를 하도록 할 수 있다.

제기된 문제들

나는 위에서 언급한 아서 사건에 대한 두 견해를 놓고 실제 의료행위에 종사하는 많은 의사들 간에 다양한 견해들이 있다고 생각한다. 두 견해는 또한 철학적 의료윤리의 실질적인 여러 문제들을 포함하고 있다. 따라서 죄 없는 모든 인간은 생명에 대한 권리를 가진다(1)는 검찰 측의 전제는 권리를 주장함으로써(권리란 무엇인가? 왜 우리는 권리가 존재한다는 것을 받아들여야 하는가? 다른 종류의 권리들도 있는가? 거기에는 무엇이 따르는가?), 두 종류의 도덕이론이 있다는 사실을 이끌어낸다. 하나는 권리와 의무에 기초하고 있고(그리스어의 의무deon라는 용어에서 비롯한 이른바 의무론적인 도덕이론deontological theories of ethics이라는 것으로, 많은 종교적 도덕이론들은 의무론적인 도덕이론이다), 다른 하나는 행동의 결과에 기초를 두고 있다.(결과주의적 도덕이론들consequentialist theories of ethics로서, 여러 종류의 공리주의가 그 주된 예이다.)

아서 박사의 처벌을 찬성하는 검찰 측 논거의 전제 (1)에서 (6)까지, 그리고 아서 박사를 변호하는 변호인 측 논거의 전제 (13), (14), (15)는 어느 정도 의무론적 도덕이론에 기초한다. 다른 한편으로 전제 (11)부터 (22)까지는 모두 어떤 행위에서 생긴 행복, 고통이나 번영flourishing, 삶의 질quality of life이 그 행동의 옳고 그름을 결정한다는 결과론적 가정에 기초한다. 두 이론 모두 장점과 결점이 있다.

죄 없는 사람을 죽이는 것이 옳지 않다는 전제 (1a)는 죄 없는 것이 무엇이냐는 문제와 도덕적 추론의 영역에서 인간human being이라는 말이 무엇을 의미하는가 하는 중요한 문제를 제기한다. 인간이란 수정에서 심폐사에 이르기까지의 어떤 사람, 아니면 감각을 느끼고 의식이 있는 어떤 사람, 아니면 두뇌 활동을 보이는 어떤 사람까지 이르는 것인가? 이런 경우 우리에게 도움을 줄 수 있는 살아 있는 인간 존재human being와 살아 있는 인격적 인간human person을 도덕적으로 나눌 수 있는가? 명백히 (1a)는 의료윤리의 가장 근본적이고 친숙한 문제들, 예를 들어 낙태, 안락사와 뇌사 등의 문제들과 깊은 관련을 가지고 있다.

전제 (1b)와 좀 더 구체적으로 전제 (7)은 행위와 비행위의 구별이라는 철학적 문제를 제기한다. 많은 의사들이, 아마도 대부분의 의사들이 죽이는 것과 죽게 두는 것의 맥락에서 행위와 비행위의 구별에 많이 의존하며, 이 구별이 전제 (16), (23), (29), (32),

(33), (34)의 기초이다. 하지만 근본적인 의문은 여전히 남는다. 도덕적 결정이라는 것이 어떤 사람의 행동을 행위나 비행위로 분류하는 것에만 기초할 수 있는가? 이 문제는 의료윤리에서 자주 사용하는 가톨릭 도덕신학의 다른 두 이론, 즉(아마 전제 (16)에서 암시된) 보통 수단/특별 수단 이론과 (전제 (30)과 (31)의) 이중효과 이론과 함께 논의될 것이다.

전제 (2)는 사람들이 사람이라는 이유만으로 갖는 일반적인 도덕 의무와 특정한 역할에 의해 갖는 도덕의무들 간의 관계라는 문제를 제기한다. 예를 들어 어떤 의사가 그 자신이 일반인의 자격으로서 행하면 나쁘다고 생각하는 것을 의사로서 행하는 것이 옳을 수 있을까?(낙태수술을 거부하는 가톨릭 신자인 의사가 낙태수술을 반대하지 않는 의사에게 환자를 소개하는 것은 어떤가?)

전제 (1)에서 (9)까지의 논변은 도덕적 논변의 기본적인 한 방법을 보여준다. 즉 논란의 여지가 없는 경우를 찾아서 지금 논의되고 있는 경우가 그 경우와 도덕적으로 유사하므로 유사하게 처리해야 한다는 것이다. 전제 (10)은 정의라는 엄청난 철학적 문제를, 전제 (11)은 처벌이라는 문제를 언급하고 있다.

아서 박사를 변호하는 측에서는 또 다른 의료윤리의 문제들을 제기한다. 전제 (13), (14), (15)는 의학의 도덕적 기초가 어떤 의무들로 이루어져 있다는 것을 의미한다. 하지만 이런 의무들은 어떤 상황에서 적용되는가? 또 이 맥락에서 "생명"이란 말과 "건강"이라는 말은 무엇을 의미하는가? 의사는 어떤 종류의 고통을 최소화하여야 할 의무가 있는가? 모든 종류인가? 이런 의무들은 서로의 관계에서 어떤 중요성을 지니고 있는지, 그리고 이 의무들이 상충할 때 어떤 의무를 선택해야 하는가? 전제 (17)과 (22)는 만일 삶의 질이 의료윤리적 의사결정에서 역할을 한다면 어떤 역할을 해야 하는가 하는 문제를 제기한다. 전제 (18)부터 (21)은 의학적 치료가 환자 아닌 다른 사람들에게 끼치는 영향을 어느 정도까지 고려해야 할 것인가 하는 문제를 제기한다. 예를 들어 가족의 역할은 무엇이며 의료윤리에서 비용혜택 분석의 역할은 무엇인가?

전제 (23), (24), (25)는 무척 논란거리가 많은 주장이다. 환자나 그의 가족들 또는 그들 모두가 자신들에게 관련된 어렵고 종종 괴롭기까지 한 의료윤리적 결정을 내려야 하는가 아니면 이는 의사의 책임인가? 여기서 개인의 자율성 문제가 중요하다. 사람들은 아무리 도덕결정을 내리는 것이 힘들고 괴롭더라도 그들 자신이 도덕결정을 내릴 권리(아마도 의무)가 있는가, 아니면 환자의 고통을 덜어주어야 하는 의사의 의무가 환자들을 위하여 결정을 내려줌으로써 그들의 자율성을 저해하는 데까지 적용되어야 하는가? 자율성의 문제와 관련된 문제는 환자들의 고통을 덜어주기 위해서 의사들이 거짓말을 하고 속이고 충분한 정보를 주지 않는 것과 관련된 문제이다.

전제 (34)는 양심의 문제를, 전제 (36)은 선의good faith의 문제를 제기한다. 하지만 그런 것들이 무엇이며 (의료)윤리에서 그것들의 적절한 역할은 무엇인가? 법과 도덕 사이의 관계에 대한 중대한 의문이 전제 (37)과 관련해서 제기되고 전제 (38)은 내부자 고발 문제와 관련되어 있다. 만일 동료들이 승인하고 수행하는 행위가 사실은 나쁜 범죄라고(예를 들어 살인이라고) 고발해야 한다면 언제 내부자 고발을 해야 하는가?

결론

따라서 아서 사건은 의료윤리 입문을 위한 실질적 기초를 제공하기 때문에 나는 여기서 제기된 여러 문제들을 후속 장들에서 논의할 것이다.

어떤 특정한 도덕이론을 전파하려는 것이 이 책의 목적이 아니라는 것을 상기하는 것이 중요하다. 이 책의 목적은 의료행위에 종사하는 모든 의사들이 직면하는 도덕적 딜레마에 대해 그들이 통상 행하는 분석보다 좀 더 엄격한 분석을 행할 것을 격려하는 것이다.

우리 각자는 자신의 의료윤리적 준거틀을 선택해야 한다. 하지만 의료실천의 다른 영역과 마찬가지로, 우리는 편견을 피하고 자의적이며 나태하거나 일관되지 못한 사고를 거부하고 비판적으로 선택할 책임이 있다. 이런 맥락에서 나는 철학적 의료윤리의 연구가 의료실천에 도움이 될 것이라고 믿는다.

주(註)

1) Raphael DD. *Moral Philosophy*. Oxford: Oxford University Press, 1981: 1,8.
2) Plato, Apology, In Jowett B, translator. *The Dialogues of Plato*. Vol 1. London: Sphere Books, 1970: 80.

제2장

의학 선서, 선언과 규칙

　새로 유행하는 개념인 철학적 의료윤리에 대한 일반적인 반응은 필요 없다는 것이다. 의학은 적어도 2,500년 동안 그 자체의 윤리적 틀을 가져왔고, 비록 히포크라테스 선서의 도덕규칙들이 상당한 정도의 발전과 변형을 겪어왔지만 현대 의료실천의 많은 부분은 적어도 공식적으로는 히포크라테스 선서를 오늘날까지 계승하고 있는 세계의학협회 선언들인 제네바 선언, 런던 선언 (국제의료윤리헌장), 헬싱키 선언, 리스본, 시드니, 오슬로, 도쿄, 하와이, 그리고 베니스 선언들에 의해 윤리적으로 영감을 받고 있다.[1]

세계의학협회 선언들

　제네바 선언(1948년에 제정, 1968년과 1983년 수정)은 현대화된

25

히포크라테스 선서이다. 제네바 선언은 의사에게 인류에 대한 봉사에 자신의 생명을 헌신하고, "환자의 건강"을 가장 우선하는 고려 대상으로 하며, 환자의 비밀을 존중하고(환자가 죽은 이후에도), "종교, 국적, 인종, 정당정치나 사회"적 위치 등의 고려가 의사의 의무와 환자 사이에 [개입하지] 말게 하며, 인간의 생명을 처음부터 극진하게 존중하라."(1983년까지 이 구절은 "수정될 때부터 인간의 생명을 극진히 존중하라"고 변경되었다.) 그리고 의학적 지식을 "인간성의 법칙에 거슬러서" 사용하지 말 것을[2] 요구한다.

세계의학협회 국제의료윤리헌장(1949년 런던에서 채택, 1968년과 1983년 수정)은 다른 여러 가지 중에 제네바 선언의 준수, 최고의 직업적 기준, 이윤추구의 동기에 의해 영향받지 않는 임상적 결정, 환자와 동료에 대한 정직함, 그리고 능력 없고 비도덕적인 동료를 밝혀낼 것을 요구한다. 국제의료윤리헌장은 "의사는 자신의 환자에게 전적으로 충성하고 그가 가진 의학 지식의 모든 자원을 제공할 의무가 있다." 그리고 "의사는 환자에 대해 알고 있는 모든 것에 대해 비록 환자가 죽었더라도 반드시 비밀을 지킬 것"을[3] 요구한다.

헬싱키 선언(1964년 채택, 1975년과 1983년 수정)은 인간을 대상으로 한 생명의료 연구에 관한 것인데, 헬싱키 선언의 많은 원리들 중의 하나 "실험 대상이 된 인간의 이익이 과학과 사회의 이익보다 언제나 선행해야 한다"[4]는 것이다. 또한 어떤 연구에서나 의사는 "피험자로부터 충분한 정보에 근거한 동의를 얻어야 한다"고 요구한다.

리스본 선언(1981년 제정)은 환자의 권리에 관한 것이다. 환자의 권리는 의사를 자유롭게 선택할 수 있는 권리, 임상적이고 윤리적인 견해에 대해 외부의 간섭을 받지 않는 의사에 의해 치료받을 수 있는 권리, 적절한 정보를 받은 후에 치료를 받아들이거나 거절할 수 있는 권리, 환자의 비밀이 존중받을 권리, 존엄하게 죽을 수 있는 권리, 적절한 종교의 성직자에게서 도움은 물론 영적 도덕적 위안을 받거나 거절할 수 있는 권리를 포함한다.[5]

시드니 선언(1968년 채택, 1983년 수정)은 죽음에 관한 선언인데, 그 선언의 여러 가지 조항 중의 하나는 "의학적 관심은 고립된 세포들의 보존에 있는 것이 아니라 인간의 운명을 보존하는 데 있다"는 것이다. 그리고 그 선언은 사망한 사람의 장기 이식을 계획하고 있을 때, 사망 결정은 장기 이식에 관련되지 않은 의사 두 명이 내려야 한다는 더 구체적인 규칙을 제정하고 있다.[6]

오슬로 선언(1970년 채택, 1983년 수정)은 낙태에 관한 선언인데 "수정부터from conception 인간의 생명을"에서 "처음부터from its beginning 인간 생명을"로 문구를 변경했지만, 여러 가지 선언들 중에서 가장 애매한 선언으로 남아 있다. 왜냐하면 이 선언은 의사에게 인간 생명을 처음부터 극진히 존중할 것과, 태어나지 않은 아이의 생명에 대한 태도는 다양하며, 이런 다양한 태도가 "존중받아야 할 개인적 신념과 양심의 문제"[7]라는 것을 동시에 받아들일 것을 요구하기 때문이다. 하지만 이 선언은 여러 가지 제한 조건하에서 언제나 치료적 낙태를 허용해왔다.

도쿄 선언(1975년 채택, 1983년 수정)은 고문에 관한 것인데, 의사가 고문이나 다른 형태의 잔인하고 비인간적이고, 인간의 존엄성을 떨어뜨리는 과정을 지지하거나 묵인하거나 참여하는 것을 명백하게 금지하고 있다. 이 선언은 또 정신적으로 문제가 없는 단식 항의자에게 강제로 음식을 먹이는 것을 금지하고 있다.

하와이 선언(1977년 채택, 1983년 수정)은 정신분석 치료윤리에 관한 것인데, 다음과 같은 여러 가지 내용을 담고 있다. 환자는 되도록 최선의 치료를 받아야 하며, 적절한 치료 방법이 하나 이상일 때 선택할 수 있어야 한다. 환자 자신이 원하는 것을 표현할 능력이 없거나 정신분석적 질병 때문에 자신의 최선의 이익이 무엇인지 알 수 없을 때, 다른 사람들에게 심각한 위협이 될 때에만 환자에게 강제로 치료할 수 있다. 강제로 치료받는 환자들을 위해 독립적이고 중립적인 이의신청 기구가 있어야 한다. 정신분석의는 환자가 정신분석적 질환이 없을 때에는 강제로 정신분석적 치료에 참여해서는 안 된다. 환자에 관한 정보는 환자가 그 정보를 공개하는 것에 동의하거나 "결정적인 공공의 가치나 환자를 위한 최선의 이익이 공개를 강제하게" 하지 않는 한 비밀로 지켜야 한다. 환자가 교육에 참여할 경우 충분한 정보에 근거한 동의를 얻어야 한다. 치료에서와 마찬가지로 임상연구에서도 실험에 참여한 사람에게 최선의 치료를 제공해야 하고 충분한 정보에 근거한 동의가 필요하며" 언제든지 연구에서 빠질 권리가 있다.[8]

베니스 선언(1983년 채택)은 세계의학협회가 가장 최근에 채택한 것이다.[9] 치료할 의무, 그리고 가능하면 고통을 덜어줄 의무를 다시 천명하고 불치의 병을 앓고 있는 환자가 동의하거나 환자가 자신의 의사를 표시할 수 없을 때는 환자 직계가족의 동의를 받아 치료를 중단하도록 허용하고 있다. 이 선언은 의사가 특별 수단을 쓰는 것이 환자에게 이익이 되지 않을 때는 그 사용을 중단하도록 허용하고 어떤 조건하에서 사망이 확정되었을 때 장기이식을 위하여 장기를 유지하는 것을 허용한다.

이런 선언들 외에도 세계의학협회는 의료윤리에 관해 여러 성명을 내왔다. 협회는 의료행위에서 종교, 국적, 인종, 피부색, 정치, 또는 사회적 지위에 기초한 차별에 반대하는 입장을 재천명했다. 그리고 의료행위상의 비밀에 관해서는 사생활에 대한 "개인의 기본 권리"를 옹호하는 입장을 확인한다.[10] 의료행위에서 컴퓨터를 사용하는 것에 관해서는 환자의 사생활을 보호해야 하지만, 연구 목적을 위해서 익명으로 제공된 정보를 다른 사람들에게 제공하는 것은 의사가 환자의 비밀을 지킬 의무를 손상하는 것이 아니라고 선언한다.[11] 다른 조항들은 무장 충돌시의 의학적 규칙들, 가족계획, 건강관리 제공에 관한 열두 가지 원칙들, 공해, 스포츠 의학을 위한 건강관리 원칙들, 권투에 관한 권고들, 사형 집행에서 의사의 참여, 의료 인력과 시골 지역의 건강관리들이다.

규칙들의 도덕적 지위

분명히 세계의학협회의 선언들은 실제 의료행위를 지배하는 도덕규칙들의 상당한 체계를 가지고 있다. 하지만 왜 의사들이 그 규칙에 주의를 기울여야 하는가? 이 선언들 자체의 도덕적 지위는 무엇인가? 이 문제는 영국이 세계의학협회 회원국들이 투표권을 매수하는 것을 뿌리뽑거나 줄이려고 투표 제도를 바꾸려다가 실패해서 세계의학협회를 탈퇴한 현 상황에서 특별하다. 영국의학협회가 세계의학협회에 속해 있을 때는 영국 의사들이 세계의학협회의 선언들을 도덕적으로 따라야 했더라도, 영국의학협회가 세계의학협회를 떠난 지금 영국 의사들이 여전히 그 선언들을 따라야 하는가? 그렇다면 왜 그런가? 만일 그렇지 않다면 의사들이 어떤 특정한 기구에 속하지 않을 때 의료윤리의 변화를 어떻게 정당화할 수 있는가?

세계의학협회나 영국의학협회의 윤리(영국의학협회의 의료윤리 핸드북에 씌어 있는 윤리)가 중요한 것이 아니라고 답할 수 있다. 대신에 영국에서 의료윤리를 지배하는 것은 일반의료위원회(General medical council)의 윤리 규칙들(일반의료위원회에서 나온 작고 파란 책에 쓰인 윤리 규칙들[12])이다. 왜냐하면 모든 의사들은 법률에 의하여 일반의료위원회의 관할 내에 있기 때문이다.

그렇다면 법률이 의료윤리를 위해 안정되고 일관성 있는 기초를 제공하는가? 하지만 법률은 전혀 안정된 기초를 제공하지 않는다. 왜냐하면 세계의학협회가 협회의 도덕 원칙을 "수정 conception부터 인간 생명에 대한 최상의 존경"에서 "처음 beginning부터 인간 생명에 대한 최상의 존경"으로 바꾼 것보다 더 극적으로 영국법은 1967년에 산모를 위협하는 가장 긴급한 경우들을 제외하고 낙태를 금지했던 법률을 낙태를 허용하는 법률로 개정하였다. 많은 의사들은 이 법률이 임신 초기의 3개월 동안에는 낙태를 허용하는 것으로 이해한다.

왕립의사협회(Royal College of Physicians)의 전임 회장이고 영국 의학협회의 전임 회장이던 더글러스 블랙Douglas Black 경은 자신이 일반의료위원회의 위원이었을 때 "하룻밤 사이에 범죄에 해당했던 낙태가 적절한 보호 수단 아래서는 전적으로 합법적인 것이 되어버린" 낙태 법률의 개정이 의료윤리는 상대적인 것이지 절대적인 것이 아니라는 자신의 믿음을 형성하는 데 크게 영향력을 미쳤다고 말한다.[13]

(좀 더 최근에는 길릭Gillick 여사가 항소에서 이김으로써 일반의료위원회의 피임약 처방에 관련된 지침 규정이 바뀌었다. 그 지침 규정들은 상원이 항소법원의 결정을 파기하는 바람에 다시 바뀌었다.)

법은 의료윤리의 기초가 아니다

나는 더글러스 경의 상대적 윤리와 절대적 윤리 문제를 뒤에 다시 논의할 것이다. 하지만 법이 쉽게 바뀔 수 있다는 것, 다른 사회의 광범위한 영역에서 상충하는 법들이 존재한다는 것, 그리고 무엇보다도 거의 모든 사람들이 가지고 있는 직관대로 법은 비도덕적일 수 있다는 것은 의료윤리이건 아니건, 윤리를 기초하는 것은 법률이 아니라는 것을 말하고 있다. 사실 제네바 선언이 의사들에게 그들의 의료지식을 "위협 아래서도 인간성의 법칙the laws of humanity에 거슬러서" 사용하지 말라고 호소할 때, 이미 그 자체가 의료윤리는 어떤 국가의 법률에도 전적으로 의존해서는 안 된다는 것을 말하고 있다.

근본 가정은 의료윤리가 좀 더 근본적인 도덕원칙들에 의해 기초되고 정당화된다는 것이다. 그러나 이들 "인간성의 법칙들"이란 무엇인가? 뒤의 두 장에서 나는 이 근본적인 질문에 답하고자 하는 두 가지 도덕이론——의무론적인 이론과 결과론적인 도덕이론——을 살펴보고자 한다.

세계의학협회 선언들 원문은 세계의학협회, 28 Avenue des Alps, 01210 Ferney-Voltaire, France에서 얻을 수 있다.

주(註)

---

1) British Medical Association. *The Handbook of medical ethics*. London: BMA publicaitons, 1984: 69-81.
2) 위의 글
3) 위의 글
4) 위의 글
5) 위의 글
6) 위의 글
7) 위의 글
8) Duncan AS, Dunstan Gr, Welbourn RB, eds. *The Dictionary of Medical Ethics*. 2nd ed. London: Darton Longman and Todd, 1981. (여러 선언들을 보라)
9) British Medical Association. *The Handbook of medical ethics*. London: BMA publications, 1984: 69-81.
10) British Medical Association. *The Handbook of medical ethics*. London: BMA publications, 1984: 69-81.
11) British Medical Association. *The Handbook of medical ethics*. London:

BMA publications, 1984: 69-81.

12) General Medical Council, Professsional conduct and discipline: fitness to practice. London: GMC, 1983.

13) Black DB. Iconoclastic ethics. *J Med Ethics* 1984;10:179-82.

제3장

의료윤리를 위한 의무론적 기초?

제2장에서 나는 세계의학협회의 의료윤리 원칙들을 개관하고 모든 규칙과 선서, 선언 등은 도덕적 기초가 필요하다고 논변했다. 이것은 제네바 선언이 "인간성의 법칙들"에 호소한 것을 보아도 명백하다. 하지만 이런 인간성의 도덕 법칙들이란 무엇인가? 전통적으로 이런 원대한 질문에 대답하는 것은 도덕신학과 그 세속적 자매격인 도덕철학의 일이었다. 비록 최근에는 도덕철학자들이 그런 의욕적인 일을 하는 데 주저하기는 하지만, 현대 도덕철학에서도 여전히 그런 일을 시도하는 몇 가지 요소가 있다.

여러 다양한 대답 중에 크게 두 가지 도덕이론이 있다. 첫번째 도덕이론은 어떤 행위의 옳고 그름이 궁극적으로 그 행동의 결과에 기초한다고 주장한다. 이런 유의 도덕이론을 결과주의라 하고, 결과주의 이론들 가운데 가장 잘 알려지고 중요한 이론은 공리주의이다. 두번째 도덕이론은 이른바 의무론적 이론이다.(이 용어는 라틴어로 신을 뜻하는 deus가 아니라 그리스어로 의무를 뜻하는 deon에서 나왔다.) 의무론적 이론들은 도덕적 의무가 오직 결과만 고려하는 데 바탕을 두지 않는다고 주장한다.

확실히 인간사회는 대부분 부분적으로는 적어도 결과에 기초하지 않은 도덕규칙에 근거하고 있고, 심리학자들도 우리의 도덕적 추론이 부분적으로는 최소한 어린 시절에 주입된 비결과주의적인 도덕규칙들에 대한 복종으로 이루어진다는 것을 널리 받아들인다. 위대한 종교들도 결과에 기초하지 않은 도덕률(예를 들어 십계명)에 복종할 것을 기대하며, 이미 우리가 본 것처럼 세계의학협회의 선언들에 구체화된 어떤 의료윤리 원칙들도 결과에 대해 언급하지 않고 있다. 하지만 이들 가운데 어느 것도 도덕적 설명이 의무론적이어야 한다거나 지금 사용되고 있는 도덕률이 결과를 고려해서 정당화될 수 없음을 보여주지는 않는다.

그렇다면 의무론적 도덕률들은 어떻게 정당화되는가? 말할 것도 없이 이 질문은 간단히 대답할 수 없는 원대한 질문이다. 하나 또는 두 개의 이론을 몇 문단에 개괄하는 것은 부적절할 뿐만 아니라 많은 철학자들에게는 지나치게 단순화시키는 것으로 보일 것이다. 하지만 신장이나 간장의 기능에 대해 관심이 있는 철학자들을 위하여 몇 문단으로 대략 설명할 수 있는 것처럼, 철학자가 아닌 사람들을 위해 철학이론의 뼈대를 대략적으로 개괄할 수 있을 것이다. 유감스럽게도 이 책에서 나는 이것보다 더 나은 것을 제공할 수 없고, 독자들이 이런 제한된 목적을 마음에 두기를 바란다.

두 종류의 정당화

위대한 종교들은 전형적으로 그들의 의무론적 이론을 하나나 두 개의 기초 위에서 정당화한다. 첫번째 정당화는 신이 그가 창조한 사람들에게 그의 도덕률에 복종하라고 명령했고 그들의 창조자에게 복종하는 것이 사람들의 의무라는 것이다. 두번째 정당화는 자연법이 모든 사람, 신까지 포함하여 누구에게나 적용되는 도덕률을 포함한다는 것이다. 첫번째 정당화에 대해서는 신자들도 철학적으로 반대할 매우 중요한 이유가 있다. 그 이유는 만일 신이 잔인하고, 정의롭지 못하여 파괴를 명한다면, 적어도 그런 행동들을 도덕적 의무로 받아들여야만 한다는 논리적 가능성을 수용해야 하기 때문이다.

도덕이 자연법에서 나온다는 두번째 종교적 정당화는 종교 이론가들과 비종교적 이론가들 모두에게 "자연법" 안에 있는 도덕 이론을 객관적으로 정당화하는 가능성을 제공한다. 원칙적으로 인간이 두 발로 걷는 경향이나 수학을 이해하는 능력이 적어도 자연법칙에 의해 지배받는 것처럼, 이성적 존재들은 자연법칙에 따른 도덕적 본성에 의해 지배받는다. 하지만 도덕을 자연법칙의 토대에서 객관적으로 만들려는 노력은 자연법이라는 용어의 애매함을 비롯해서 많은 철학적 문제점들을 가지고 있으므로, 현대의 비종교적인 철학에서는 자연법이론을 지지하는 경향이 강하지 않다.

칸트의 최고의 도덕법칙

아마도 가장 중요한 비종교적 의무론 이론들 중의 하나는 독일의 철학자 임마누엘 칸트가 수립하고 지지하였다. 칸트는 독실한 기독교인이었지만, 적절한 도덕이론이 신의 존재를 고려하는 데서뿐만 아니라 인간의 성향, 목적이나 행복으로부터 독립적으로 정당화될 수 있어야 한다고 믿었다. 칸트는 자신의 도덕이론의 진리가 인간의 이성적 본성에서 비롯된 필연적인 결과라고 믿었다. 칸트는 어떤 이성적 인간도 자신이 "최고의 도덕법칙"이라고 부른 것에 종속된다는 것을 반드시 인정하는 것을 증명할 수 있다고 믿었다.

이 최고의 도덕법칙은 (무생물이나 "짐승들"과 비교해서) 이성적 행위자들이나 이성적인 인격들(rational agents or persons)이 본질적으로 "목적의 왕국"의 성원이 되게 하는 절대적인 도덕적 가치를 가지고 있다는 사실로부터 나온다. 모든 이성적 행위자들이 스스로를 목적 그 자체로 볼 뿐 아니라 그들이 이성적이라면 다른 이성적 존재들도 목적 그 자체이므로, 목적으로 존경받아야 할 것으로 인정한다.[1)2)]

세 가지 정식

이런 요구를 포괄하는 최고의 도덕법칙은 세 가지 다른 방식으로 표현될 수 있다. (1) "자신의 의지 준칙이 항상 동시에 모든 사람을 위한 보편적 법칙 수립의 원칙으로서 타당할 수 있도록 그렇게 행위하라"(의지의 준칙maxim이란 개인의 어떤 행동을 사실상 지배하는 원칙이다). (2) 너 자신의 인격이나 다른 모든 사람의 인격에서 인간(성)을 목적으로서 대하고, 결코 한낱 수단으로서 사용하지 않도록 행위하라. (3) 너는 언제나 목적의 왕국을 위해 보편적인 법률을 제정하는 왕처럼 행위하라.

종종 보편화 가능성의 원칙이라고 불리는 첫번째 정식은 많은 다른 도덕이론들 안의 기본적인 주제이다. 그 주제는 "네가 대접받고 싶은 대로 다른 사람을 대접하라" 또는 부정적인 형태로 "네가 대접받고 싶지 않은 방식으로 다른 사람들을 대접하지 말라"는 유대교-기독교의 황금률에 아마도 정확하지는 않지만 가장 단순하게 표현되어 있다. 존 스튜어트 밀John Stuart Mill은 이 주제를 공리주의의 한 요소로서 명백히 선언하였다.[3] 하지만 사람들이 내재적인 도덕적 가치를 지니고 있어서 어떤 목적이 아무리 중요하고 가치 있다 하더라도 단지 목적을 위한 수단으로만 사용되어서는 안 된다는 칸트의 주장이 대부분의 공리주의 이론들에는 결여되어 있는 것 같다.

비판

칸트의 도덕철학은 지나친 형식주의 때문에 비판을 받아왔는데, 어떤 비판가들은 칸트의 도덕철학이 사람들이 어떻게 행동해야 하는가에 관한 어떤 실질적 함축implications도 가지고 있지 않다고 믿어왔다. 하지만 이런 비판은 틀린 것처럼 보인다.(오노라 오닐Onora O'neill 박사는 칸트의 도덕철학의 실제적 함축을 보여주려고 적극적으로 노력하는 철학자이다.) 본질적으로 칸트의 도덕이론은 네 행동이 도덕법칙의 요구에 부합한다면 네가 원하는 대로 행동하라고 말한다. 세 가지 원칙(또는 정식)은 의심할 여지없이 도덕 판단을 보편적으로 적용해야 하고 다른 사람들을 목적으로서 대할 것을 요구함으로써 중요한 도덕적 제약들을 제공한다.(칸트는 세 가지 정식이 기본적으로 한 원칙을 다른 정식으로 나타낸 것이라고 하는데, 이 정식들이 과연 논리적 동치equivalence인지는 철학적으로 심한 논쟁거리이다.[4])

하지만 비록 칸트의 도덕철학이 실천적 함축을 갖는다는 것을 받아들인다 하더라도 어떤 철학자들은 칸트의 도덕철학이 다른 사람을 사랑하거나 적어도 도움을 주거나 다른 사람의 행복을 증진시키는 적극적 도덕 의무와 같은 선행 의무를 중심 자리에 놓지 않은 대단히 엄격하고 불모하기까지 한 도덕철학이라고 거부한다. 다른 비판은 최고의 도덕법칙이 예외 없이 정언적으로 categorically 적용된다는 칸트의 절대주의에 초점을 맞추고 있다.

다원주의 도덕이론들

절대주의는 도덕원칙들이 예외 없이 적용된다는 의미인데, 많은 의무론적 도덕이론들이 절대주의 이론이지만 모든 의무론적 도덕이론들이 절대주의 이론은 아니다. 우리가 이미 본 대로 세계의학협회의 여러 가지 선언들은(예를 들어 의사는 절대 고문에 참여해서는 안 된다) 절대적 도덕원칙들을 포함하고 있다. 하지만 만일 어떤 도덕이론이 하나 이상의 궁극적 도덕원칙을 포함하는 다원주의이고 만일 그 원칙들이 충돌한다면 논리적 문제가 생긴다.

예를 들어 다음과 같은 경우를 상정해보라. 내가 다른 사람에게 해를 입히면 안 된다는 원칙과 다른 사람을 속이면 안 된다는 원칙을 받아들인다고 하자. 만일 이 두 원칙이 절대적이고, 내가 다른 사람을 속이지 않으면 다른 사람에게 해를 입힐 때 올바르게 행동하는 것은 논리적으로 불가능하다.

조건부 의무와 절대적 의무

영국의 직관주의intuitionist 도덕철학자인 로스WD Ross가 이 문제를 분석하는 데 중요한 기여를 했다. 로스는 도덕철학자의 첫번째 과제가 성숙한 반성mature reflection을 토대로 하여 우리가 가진 것으로 알고 있는 도덕의무들을 목록화하는 것이라고 믿었다. 그는 우리가 도덕적 의무를 상당수 가지고 있으며, 그것들이 때로는 상충한다는 것을 발견하게 된다고 말한다. 따라서 그는 조건부prime 의무와 실제적actual 또는 절대적absolute 의무를 구별하였다.

조건부 의무prima facie란 만일 그것과 상충하는 다른 도덕의무가 없다면 우리가 지켜야 한다고 알고 있는 도덕의무들이다. 로스는 어떤 숙고하는 사람이라도 직관적으로 받아들일 것이라고 믿는 여러 가지 도덕원칙들을 다음과 같이 기술했다. 신뢰의 의무(약속을 지키고 속이지 않을 의무). 선행의 의무(다른 사람을 도우려고 시도할 의무). 악행 금지의 의무(다른 사람들을 도울 의무보다 강한 다른 사람을 해치지 않을 의무). 정의의 의무(행복과 즐거움을 사람들의 도덕적 장점——아마도 공과를 의미한다——에 맞게 분배할 의무들). 배상의 의무(우리가 초래한 해에 대하여 보상할 의무). 보은의 의무(우리를 도운 사람들에게 은혜를 되갚을 의무). 자기 향상의 의무.

로스에 따르면 성숙한 사람이 숙고할 때 이 모든 행동 규칙들은 다른 행동 규칙들과 상충하지 않는 한 따라야 할 조건부 도덕 규칙이라는 것이 자명하다. 로스는 비록 이 목록이 모든 도덕적 의무를 망라하고 있다고 주장하지는 않았지만 그것이 포괄하는 범위 내에서 옳고 "이들 명제들에 표현된 도덕질서는 기하학이나 대수학의 공리들에 표현되어 있는 공간적 또는 수적numerical 구조처럼 우주 기본 구조의 부분"이라는 것에 대해서 의심하지 않았다.

어떤 주어진 상황에서 이 조건부 의무들이 상충할 때 무엇을 해야 하는가? 로스는 이들 원칙의 순서나 중요성이 불변하게 매겨져서 어떤 원칙이 다른 원칙보다 언제나 선행한다고 미리 알 수 있다고 믿지 않았다. 또한 그는 칸트가 말하는 최고의 도덕원칙이나 공리주의가 주장하는 최대 다수의 최대 행복같이 모든 도덕적 갈등을 해결할 수 있는 결정적인 최고의 도덕원칙이 있다고 믿지 않았다. 우리의 도덕생활은 도덕을 체계화하는 사람들이나 단순화하는 사람들이 생각하는 것보다 훨씬 더 복잡해서, 구체적인 도덕적 갈등에 직면했을 때, 어떤 원칙이 선행해야 하는지에 대해 우리는 지식이 아닌 의견만을 가질 수 있을 뿐이다.

명백히 도덕적 갈등을 해결할 수 있는 어떤 결정절차procedure를 갖는 것이 더 좋겠지만, 어떤 결정도 우리의 기본적인 도덕적 직관을 수용하고 반영해야 한다고 로스는 믿었다. 이런 도덕적

직관들은 어떤 적절한 도덕이론이라도 포괄해야 할 기본 사실들
이다.[5]

결의론

결정 절차가 없는 상태에서 도덕원칙들이 상충할 경우에 결정
을 내리는 가장 일반적인 방법은 많은 비판을 받아온 결의론이
다. 이 방법은 유대교와 가톨릭에 의해 많이 개발되었으며 칸트
나 어떤 면에서는 영국의 법률 체계에도 채택되었다. 본질적으로
결의론의 목적은 이미 받아들여진 도덕원칙들을 이 원칙들이 상
충하는 구체적인 상황에서 적용하는 것이다. 결의론의 방법은 개
별적인 경우에 적절한 도덕원칙들을 주의 깊게 구별하고, 각각의
도덕원칙이 결정하는 좀 더 명백하고 "범례적인" 경우들과 비교
하며, 그 어려운 경우를 현행의 틀과 가능한 한 일관성 있게 결정
하려고 시도한다. 비록 사람들이 결의론이라는 용어를 경멸하듯
이 쓰는 것보다는 결의론의 방법들이 훨씬 더 가치 있지만, 그 근
본 원칙들이 무엇이고 그것의 중요성이 어떠해야 하는가를 결정
하거나 질문하는 데에는 본질적으로 한계가 있다.

다원주의 의무론을 따르는 도덕철학자들이 상충하는 도덕원칙
들을 해결하는 또 하나의 방법은 우선성priority에 따라 원칙들의
순서를 매기는 것이다. 예를 들어 내가 정의의 원칙에 관해 논할
때 다시 언급할 존 롤즈John Rawls는 그의 두 가지 정의의 원칙
들을 "사전적으로 순서 매길lexical ordering" 것을 주장하는데,
두 가지 정의의 원칙들을 사전적으로 순서 매기는 것은 "첫번째

원칙을 충족시킨 후에만 두번째 원칙을 충족시킬 수 있다는 것이다."[6]

도덕적 갈등을 해결할 수 있는 방법을 우리가 가질 수 있는 것인지, 이미 가지고 있는 것인지에 대한 문제들은 도덕철학에서 가장 열띤 논쟁거리 중의 하나이다. 다음 장에서 나는 이 두 가지 질문에 대해서 긍정적인 답변을 하는 일련의 이론들을 논의하겠다.

주(註)

1) Kant I. Groundwork of the metaphysics of morals. In Paton HJ, ed. *The Moral Law*. London: Hutchinson University Library, 1964.
Kant I. Critique of pure reason. In Kemp Smith N, ed. *Immanuel Kant's crtique of pure reason*, London: Macmillan, 1973.
2) Kant I. Critique of Pure Reasons. In: Kemp Smith N, ed. *Immanuel Kant's critique of pure reason*, London: Macmillan, 1973.
3) Mill JS. Utilitarianism. In: Warnock M, ed. *Utilitarianism*, Glasgow: Fontana, 1974: 268.
4) MacIntyre A. *After Virtue: a study in moral theory*. London: Duckworth, 1981: 42-5.
5) Ross WD. *The Right and the good*. Oxford: Oxford University Press, 1930.
6) Rawls J. *A theory of justice*. Oxford: Oxford University Press, 1976: 43.

참고문헌

Acton HB. *Kant's moral philosophy*. London: Macmillan, 1970.
O'Neill O. Consistency in action. In Potter N, Timmons M, eds. *Morality*

and Universalizability. Dortrecht, Holland: Reidel, (in press)

O' Neill O. Kant after virtue. *Inquiry* 1984; 26: 387–405.

O' Neill O. The power of example. *Philosophy,* (in press)

Searl J. Prima facie obligations. In Raz J, Ed. *Practical reasoning.* Oxford: Oxford University Press, 1978: 81–90.

Walsh WH. Kant, Immanuel. In Edwards P, ed. *The encyclopedia of philosophy,* New York and London: Collier–Macmillan, 1967; vol 4: 305–24.

제4장

공리주의

도덕이란 행복을 극대화하고 고통을 극소화하는 것에 관한 것이라는 생각, 즉 어떤 행동은 그러한 목적에 봉사하는 경향만큼 옳고, 행복을 줄이거나 고통을 증진하는 정도에 따라 그른 것이며, 그 어떤 경향도 아니면 중립적이라는 생각은 매우 매력적이다. "최대 다수의 최대 행복"이라는 벤담의 주장에 요약되어 있는 이 생각은 모든 공리주의 이론의 기초이다. 공리주의의 기원은 에피쿠로스Epicurus까지 거슬러 올라가지만 18세기와 19세기에 벤담Bentham, 시지윅Sidgwick과 밀Mill에 의해서 발전되었으며 최근의 여러 학자들에 의해 정교해지고 잘 다듬어졌다.

제3장에서 나는 윤리학이 행동의 결과, 특히 전체적인 행복과 고통에 미치는 영향을 고려하는 데 따라 바뀔 수 있다는 전제를 부정하는 여러 종류의 윤리학 이론들을 논의했다. 의무론적 이론

들의 공통 주제는 결과를 고려하는 것이 윤리학의 적절한 이론이 되기 위한 필수조건인지는 모르지만, 충분조건은 아니라는 것이다. 이들 이론들 중 어떤 것들, 특히 칸트의 이론은 공리주의처럼 단 하나의 도덕원칙에 의존하거나 의존하려 한다는 의미에서 일원론적 이론이다. 다른 다원론적 이론들은 하나의 근원적 도덕원칙보다 잠재적으로 상충할 수 있는 다수의 도덕원칙들에 근거하고 있다. 게다가 어떤 이론들은 최소한 하나의 도덕원칙이 정언적으로 그리고 예외 없이 적용된다는 의미에서 절대주의적 이론이고, 다른 이론들은 로스가 말한 대로 도덕적 원칙들이 조건부로 적용된다는 의미에서 비절대주의적 이론들이다.

세계의학협회 같은 단체가 선언한 규칙들에 나타난 바와 같이 의료윤리는 처음 보기에 절대주의적 의무론적 윤리 체계와 잘 맞는 듯하다. 왜냐하면 그러한 규칙들은 예외 없이 적용되고, 전체의 행복과 고통에 대한 고려를 명백히 또는 암묵적으로 거부하는 규칙들을 포함하고 있기 때문이다. 예를 들어 도쿄 선언은 의사들이 고문에 참여하는 것을 정언적으로 금지하고 있다. 다른 한편으로 어떤 의료 시술자들은 의료윤리를 기본적으로 공리주의적인 것으로 보는데, 때로는 그것을 유감스럽게 생각한다.[2]

이 장의 나머지 부분에서 나는 공리주의에 대한 찬성 의견과 반대 의견을 개괄하려 한다. 어떤 사람이 궁극적으로 공리주의를 받아들이든 아니든 (1) 공리주의가 복지의 극대화라는 원칙에 기초한 도덕이론들의 복잡한 체계이고, 공리주의를 지나치게 단순화해서 하는 단순한 비판들이 적절하지 않다는 것과, (2) 현대 공리주의의 여러 해석들이 우리 일상생활에서 도덕과 의료윤리적 의사결정에 이용되는 일상적인 조건부 "의무론적" 도덕원칙들을 포함하고자 한다는 것을 이해하는 것이 중요하다.

공리주의를 위해 주장되는 장점들

공리주의는 내가 의무론적 도덕이론들이라고 부른 것들의 다음과 같은 네 가지 중요한 단점을 극복할 수 있다고 주장한다. 의무론적 도덕이론들의 단점은 다음과 같다.

⑴ 도덕적 직관들이란 다양하고 믿을 만하지 않지만 도덕원칙들을 찾아내기 위해서 도덕적 직관에 의지한다. 하지만 수천 년 동안 사람들은 노예제도를 도덕적으로 옹호할 수 있다는 직관을 가져왔다.

⑵ 상충할 수 있는 도덕원칙들을 포함한 다양한 의무론적 이론들이 있다.

⑶ 다원주의 이론들 중 하나 이상의 원칙들이 절대적일 수 있다. 이 원칙들을 예외 없이 적용한다면 그것들 사이의 충돌은 화해될 수 없다.

⑷ 특정한 상황에서 올바른 행동을 선택하는 일관성 있고 믿을 만한 결정 절차가 없다.

공리주의는 의무론적 이론들의 이런 주요 결점들을 다음과 같은 방법으로 극복하고자 한다. 믿을 수 없고 다양한 직관에 관련해서, 벤담은 고통은 나쁘고 행복은 좋다는 두 가지 도덕적 직관은 자명하게 참이고 모든 사람들이 참으로 받아들인다고 믿었다. 그는 반박할 수 없고 반박되지 않는 두 사실로부터 공리주의 이론이 논리적으로 도출된다고 믿었다. 게다가 행복과 고통을 연속체continiuum의 양극으로 이해할 수 있기 때문에 공리주의는 사실상 (두 개가 아닌 하나의 직관에 기초한) 일원론이고, 따라서 다원주의이론에서처럼 도덕원칙이 상충할 가능성이 일어나지 않는다.

분명히 일원론적 이론에서는 근본적인 도덕원칙들이 상충하는 문제가 있을 수 없고, 언뜻 상충하는 것처럼 보이는 경우에도(예를 들어 굶어 죽는 아이를 구하기 위하여 도둑질을 하여야 하는가, 법을 지켜야 하는가?) 이런 난처한 입장은 전체 행복에 관한 여러 가지 대안들의 결과를 계산하고, 최대 행복이나 최소의 고통을 가져오는 대안을 선택함으로써 해결될 수 있다. (이것이 쾌락계산법 hedonic calculus이라 불리는 것인데 그리스어의 쾌락hedon이라는 단어에서 나온 것이다).

비록 공리주의는 엄격히 말하자면 의무론적이고(벤담의 저서 중에는 실제로 『의무론Deontology』이라는 것도 있다) 절대주의적이지만, 다원주의적 도덕이론들이 하나 이상의 절대적 도덕원칙들을 포함할 때 발생하는 문제 또한 극복할 수 있다. 왜냐하면 공리주의는 일원론적 이론이기 때문에 도덕원칙들이 상충하는 문제가 없고, 따라서 화해할 수 없는 근본적인 도덕원칙들이 충돌하는 문제가 일어나지 않는다. 마지막으로 공리주의는 쾌락계산법이나 다른 해석의 쾌락계산법을 통해서 의사결정을 하기 위한 일관되고 믿을 만한 절차를 제공할 수 있다.

만일 이런 공리주의의 주장들이 유지될 수 있고 공리주의에 대한 비판에 응답할 수 있다면 공리주의는 의심할 바 없이 다원주의 의무론적 도덕이론들보다 훨씬 장점이 많은 매우 매력적인 도덕이론일 것이다. 하지만 명백히 공리주의에 관한 중요한 반대 의견들이 있으며, 우리는 이런 반대 의견들을 공리주의 이론의 정합성, 정당화, 그리고 그 결과들을 통해 편리하게 고려할 수 있다(참고문헌을 보라).

공리주의 비판

정합성

정합성에 관련해서 공리주의가 실제로 주장하는 것이 무엇인지가 분명하지 않다. 예를 들어 "최대 다수의 최대 행복"의 의미는 무엇인가? 행복은 무엇을 의미하는가? 행복은(그리고 고통은) 어떻게 측정할 수 있는가? 최대화해야 하는 것이 행복의 총합인가, 평균적인 행복인가 아니면 다른 것인가? 마지막으로 무엇 또는 누구의 행복인가?

행복이 무엇인가?—벤담에 따르면 행복은 (단순한) 쾌락인데, 이런 벤담의 견해는 일찍이 밀이 거부하였다. 밀에 의하면 극대화해야 할 행복은 인간적 성공eudaimonia 또는 인간적 번영flourishing이다.(밀은 "만족한 돼지보다 불만족한 인간이 되는 것이 낫다"[3]고 표현한다.) 현대의 공리주의자들은 사람들의 다양성과, 자율성을 향한 강한 욕망, 잘사는 것이 무엇인가에 대한 사람들의 다양한 견해들을 수용하면서, 전체 행복을 극대화하는 최선의 방식으로 사람들의 자율적인 선호preference의 만족을 극대화하는 것을 목표로 하는 경향이 있다.[4]

행복(그리고 고통)의 측정은 분명히 공리주의에서 문제가 되지만 근대 공리주의자들은 조야하긴 하지만 사람들이 화폐 용어로써 이익과 손해를 측정할 수 있는 것과 유사한 방식으로(예를 들어 상품이나 보험을 사거나 그들이 돈을 거는 행위에서) 최소한 그들의 행복과 고통을 측정할 수 있다는 것을[5] 받아들인다는 점에서 그들과 정신적 공범인 근대 경제학자들에게 동의하는 경향이 있다.

행복의 극대화——극대화해야 하는 것이 행복의 총합인가, 평균적인 행복인가 아니면 다른 것인가의 문제에 관해서 공통된 반응은 공정함fairness에 대한 인간의 광범위한 관심을 인간 본성에 대한 사실로 받아들여서 평균적 선호 만족을 적절한 목표로 받아들이는 것이다. 그것이 성취될 때 사실상 행복의 총합이 극대화된다고 예상할 수 있다.[6]

범위——도덕이론이 무엇에 또는 누구에게 적용되는가에 관한 문제들은 공리주의에만 한정된 문제는 아니다. 의무론적 윤리이론들도 인간이 아닌 동물들, 매우 어린 인간들, 영구히 의식 없는 사람들을 그들의 이론적 체계 내에 어떻게 포함할 것인가 하는 문제를 가지고 있다. 근대 공리주의자들은 고통을 받을 수 있는 모든 것들은 도덕의 영역 내에 포함해야 한다는 벤담의 (매우 급진적인) 주장을 받아들이는 경향이 있지만,[7] 사람과 동물들 간의 다른 "이익"을 구별하여 사람이 도덕적으로 더 중요하다는 직관을

수용할 수 있을 것이다.[8]

공리주의의 범위가 첫째, 쾌락과 고통을 느낄 수 있는 능력을 가진sentient 현재의 존재들만을 포함해야 하는가 둘째, 쾌락과 고통을 느낄 수 있는 능력을 가진 현재의 존재들과 쾌락과 고통을 느낄 수 있는 능력을 가진 미래의 존재들까지 포함해야 하는가 아니면 셋째, 쾌락과 고통을 느낄 수 있는 능력을 가진 모든 가능한 존재들을 포괄해야 하는가에 관한 상당히 난해한 논쟁에서 내가 보기에 가장 그럴듯한 선택은 두번째 대안이다. 첫번째 대안은 아직 존재하지 않지만 앞으로 존재할 사람들의 도덕적 이익을 배제하고, 세번째 대안은 앞으로 결코 존재하지 않을 무한한 사람들과 동물들을 도덕적으로 고려하라고 요구할 것이다. (두번째 대안을 지지하는 것은 우리가 하고자 하는 행동에 의해 영향받을 미래의 가능한 사람들에 관하여, 가정해서counterfactually 도덕적으로 고려하는 것을 결코 배제하지 않는다.)

정당화

공리주의의 정당화는 지금까지도 주된 문제로 남아 있다. 벤담은 사실상 공리주의를 정당화한 것이 아니라 단지 주장했을 뿐이다. 왜냐하면 비록 사람들이 행복이 좋은 것이고 고통이 나쁜 것이라고 보편적으로 동의한다 하더라도, 그것으로부터 행복을 극대화하는 것이 도덕적 의무이고 그것만이 다른 것보다 우위의 도덕원칙이라는 것이 논리적으로 도출되는 것은 아니기 때문이다. 밀이 제시한 의사증명quasi proof 역시 성공하지 못한다.(밀은 각 사람의 행복이 그 사람에게 좋은 것이기 때문에, 일반적인 행복이 모든 사람들에게 좋은 것이라고 논변했다.[9]) 좀 더 최근에 헤어Hare는 공리주의의 한 해석이 우리가 사용하는 도덕적 용어들, 특히 "해야 한다ought", 그리고 그와 비슷한 말들의 의미와 논리에서 도출할 수 있다는 논변을 내놓았다.[10] 헤어의 논변을 거부하는 공리주의자들은 공리주의가 다른 도덕이론보다 궁극적 정당화의 문제를 더 많게도 더 적게도 가지고 있지 않다고 주장한다.

결과들

공리주의에 대한 세번째 범주의 반대는 공리주의가 논리적으로 내포할 것 같은 반직관적counterintuitive 결과들을 지적한다. 만일 전체적인 복지의 극대화가 최고의 도덕적 목적이라면 개인은 사회의 이익 앞에서 영원히 위협당하는 듯하다. 전체 복지의 극대화가 우리에게 일상적으로 직관적인 의무론적 도덕원칙들을 (예를 들어 각 사람의 고결함, 자율성, 신의, 정직함, 개방성, 공정성과 정의 그리고 특별한 관계들의 도덕적 중요성) 무시하라고 요구할 때마다 그런 것들을 그냥 무시해버릴 수 있는 것처럼 보인다.

공리주의자들은 이러한 비판에 대해 여러 가지 방어를 시도해왔는데, 그것은 그러한 직관적인 의무론적 원칙들을 무시하는 행위들을 허락하는 것이 행복의 극대화에 기여하지 않는다는 주장에 근거하고 있다. 이른바 각각의 행동이나 제안된 행동을 개별적으로 판단하는 "행위 공리주의자들"은 현실의 구체적 문제에서는 관습적인 도덕규칙들을 따르는 것이 복지를 극대화한다고 주장하는 경향이 있다. "규칙 공리주의자들"은 관습적인 의무론적 도덕원칙들 중 하나를 위반함으로써 어떤 행동이 복지를 극대화할 것으로 기대된다 해도, 우리는 그 도덕규칙을 지켜야 한다고 주장한다. 경험한 사실로 보아 그러한 원칙들의 제도화가 복지를 극대화하는 것으로 기대할 수 있기 때문이다.

밀Mill은 자율성의 행사가 인간 복지의 전제 조건이라고 할 때, 어떤 사람의 자율성을 존중하는 것이 모든 사람의 자율성을 존중하는 것과 양립할 수 있을 때, 자율성을 존중하는 원칙이 공리주의의 근본적인 요소라고 주장한다. 일상적인 의무론적 도덕원칙들을 공리주의의 틀 속에 수용하려고 노력한 공리주의자 중에 헤어를 꼽을 수 있다.[11] (그는 또 행위 공리주의와 규칙 공리주의 사이의 구별이 사실상 없고 두 이론이 기초하는 직관들이 유지될 수 있다고 주장한다.) 비첨Beauchamp과 칠드레스Childress(한 명은 공리주의자이고 다른 한 명은 의무론자이다)는 그들의 생명의료윤리에 관한 교재에서 어떻게 공리주의와 의무론이 의료윤리 문제를 고려할 때 사용되는 실제적인 도덕원칙들(working moral principles)에 관해 동의할 수 있는지 보여주고 있다.[12]

결론

물론 어려운 철학 문제들이 여전히 남아 있다. 공리주의에는 다양한 해석들이 있고 모든 공리주의 이론가들이 헤어, 비첨, 칠드레스와 같이 공리주의의 구조에 의무론적 도덕원칙들을 수용해야 한다는 것에 공감하지는 않는다. 그러나 대부분의 공리주의 이론들은 조야하거나 단순한 공리주의 해석에 기초해서, 공리주의에 반대하는 표준적인 의무론적 논변들을 수용하는 복잡한 방식들을 개발해왔으며, 적어도 나에게는 비절대주의 다원론적 의무론과 공리주의가 양립 불가능한 것처럼 보이지는 않는다. (이 장은 《의료윤리지Journal of Medical Ethics》 1984; 10: 115-6에 실린 나의 사설에 기초하고 있다. 사설을 이용하도록 허락해준 출판인들께 감사한다.)

주(註)

1) Swales JD. Medical ethics: some reservations. *J Med Ethics* 1982;8:117-9.
2) Brooks SA. Dignity and cost effectiveness: a rejection of the utilitarian approach to death. *J Med Ethics* 1984; 10:148-50
3) Mill JS. On liberty. In: Warnock M, ed. *Utilitarianism.* Glasgow: William Collins, 1962: 260.
4) Singer P. *Practical ethics.* Cambridge: Cambridge University Press, 1973: 27-8.
5) Brandt RB. A defence of utilitarianism. *Hastings Center Report* 1983; 13:40.
6) Smart JJC, Williams B. *Utilitarianism for and against.* Cambridge University Press, 1973:27-8.
7) Singer P. *Practical ethics,* Cambridge: Cambridge University Press, 1982:49-50,223.
8) Singer P. *Practical ethics,* Cambridge: Cambridge University Press, 1982:83-6.
9) Mill JS. On liberty. In: Warnock M, ed. *Utilitarianism.* Glasgow:

William Collins, 1962:289.

10) Hare RM. *Moral thinking: its levels, method and point.* Oxford: Clarendon Press, 1981.

11) Hare RM. *Moral thinking: its levels, method and point.* Oxford: Clarendon Press, 1981.

12) Beachamp TL, Childress JF. *Principles of Biomedical Ethics.* 2nd ed. Oxford University Press, 1983.

참고문헌

Bennet J. Whatever the consequences. *Analysis* 1966, 26:83−102.

Casey J. Actions and consequences. In: Casey J, ed. *Morality and moral reasoning.* London: Methuen, 1971: 155−205.

Gray J. *Mill on liberty: a defence.* London: Routledge and Kegan Paul, 1983.

Miller HB. Williams WH, eds. *The limits of utilitarianism.* Minneapolis: University of Minnesota Press, 1982. (Bibliography)

Quinton A. *Utilitarian ethics.* London: Macmillan, 1973.

제5장

양심, 고결함, 훌륭한 인격
철학적 의료윤리는 지옥에나 가라?

아서 사건 당시 계속 언급되었던 주제들 중 하나는 아서 박사가 좋은 사람이고 좋은 의사, 고결한 사람이라는 것이었다. 의료윤리에 관한 논의에서 계속 언급되는 주제는 영국의학협회의 의료윤리 핸드북[1]에 제시된 바와 같이 양심에 의존하는 것이 중요하다는 것이다.

양심, 훌륭한 인격, 고결함의 중요성을 강조하면서 의사들은 종종 의료윤리에 관한 철학적 논의, 논변과 비판에 대해 몹시 부정적인 태도를 취한다. 그들은 의료윤리라는 것이 "자주 추상적이고 결론이 없는 지적인 논변이 되는데, 그런 것은 식후의 즐거운 사색이 되지도 않고 하루 종일 바쁜 의료시술자들이 맡아야 하는 끊임없는 요구에도 적합하지 않다"[2]는 와트Watt 박사의 말에 동의할 것이다. 의학교육에서 의료윤리가 할 수 있는 역할에 관해서 많은 사람들은 "도덕철학은 의료교육(임상교육)과 완전히 다르고 관련이 없다"[3]는 스웨일즈Swales 교수의 말에 전적으로 동의할 것이다.

철학적 의료윤리에 반대하는 논변

많은 임상의들은 이 장의 제목에 요약되어 있는 두 가지 입장을 결합해서 말하곤 한다. 좀 더 충실하게 하자면 논변은 다음과 같이 진행된다.

만일 의료교육이 의료윤리에 관한 모든 토론과 논변까지 포함해야 한다면 의료교육은 뭔가 잘못이 있다. (우리 때는) 모든 의미에서 좋은 의사가 되는 것으로서 의료윤리를 배웠다. 우리는 의과대학에 들어오기 전부터 오랫동안 집과 교회, 그리고 학교에서 이미 좋은 도덕교육을 받았다. 우리의 양심은 어린 시절에 형성되었고 의과대학에 들어왔을 때도 그 과정은 계속되었다. 우리는 주로 스승을 본보기로 하여 무엇을 해야 하고 무엇을 하지 말아야 하는지를 배웠을 뿐만 아니라 잘못 행동하거나 적절치 못하게 행동했을 때는 호된 꾸지람을 통해서, 우리가 올바른 일을 했을 때는 칭찬하는 가벼운 웃음이나 고개를 끄덕이는 것을 통해서 배웠다. 우리 의료교육의 중심은 인격 발달, 고결함, 양심에의 복종——즉 좋은 사람이 되는 것을 강조했다. 우리는 공리주의와 의무론적 도덕이론 또는 덕에 관해서 들어본 적도 없다. 우리는 단지 어떤 상황에서 적절한 것이 무엇인지를 배웠다.

나는 이것이 특정한 의사의 말을 그대로 인용한 것이라고 주장할 수는 없지만 이런 얘기를 쉽게 들을 수 있다고 생각한다. 그리고 많은 독자들이 이 말을 듣고 고개를 끄덕이면서 이 장이 철학적 의료윤리에 관한 이 책의 마지막 장이 되어야 하지 않을까 하고 생각할 것이다.

왜 양심, 고결함, 훌륭한 인격이 충분치 않은가

첫번째 그리고 가장 중요한 내 대답은 좋은 인격, 고결함, 잘 형성된 양심을 양성하도록 격려하는 데 반대하는 어떤 도덕철학자도, 특히 의료윤리에 관심 있는 도덕철학자도 들어본 적이 없다는 것이다. 많은 철학자들이 반대하는 것은 그러한 것들이 의료윤리나 다른 부류의 윤리학에서 도덕 발달을 이루는 데 충분할 수 있다는 전제이다. 나는 학생들과 의사들이 좋은 양심, 좋은 인격과 고결함을 가지도록 교육받아야 한다는 것이 의학교육과, 의학교육 이전의 일반 교육의 필수적인 부분이라는 것에 대해 개인적으로 아무런 의심도 가지고 있지 않다. 그러나 그러한 것들이 무엇을 의미하는지를 설명하려고 하면 비판적인 철학 분석이 필요하다는 것이 금세 명백해진다.

양심

예를 들어 양심은 두 가지 의미로 해석되는 개념이다. 첫번째 의미의 개념에 따르면 양심은 우리 내부에서 스스로 무엇을 해야 하고 하지 말아야 할지를 말해주는 비사고적이지만 도덕으로 통제하는 힘(unthinking but morally controlling force)이다. 이 개념은 옥스퍼드 영어 사전의 "내적인 신념… 우리의 행동이나 동기의 도덕적 성질에 관해서 올바른 것을 승인하고 그른 것을 책망하며 판정하는 기관이나 원리"[4]와 프로이트의 "자아–이상"이나 후기의 "초자아"의 설명에 상응한다. 즉 자아–이상이나 초자아는 마음의 한 능력으로 그 안에서 "아버지… 권위 있는 주인들과 다른 사람들의 명령과 금지가 양심의 형태로 도덕적 검열을 계속 행사한다. 양심의 요구와 자아의 실제 성취 사이의 긴장은 죄책감을 느끼게 한다."[5]

두번째 의미의 양심이라는 개념은 옥스포드 영어 사전의 "자신의 동기와 행위의 도덕적 성질에 관한 내적인 지식… 가장 내적인 생각… 내적인 인식"에 상응한다. 이 두번째 개념은 양심이 근본적으로 이성적 능력이라는 많은 신학적 철학적 분석들에 상응한다. 예를 들어 예수회의 휴즈Gerard Hughes 신부에 따르면 양심은 "우리가 태어날 때부터 가지고 있어서 그 후에 잘 기능하는 어떤 특별한 통찰력의 이름이 아니다. 양심이란 도덕 문제에 관하여 지성적으로 사고하는 우리의 능력을 가리킨다."[6] 그리고 의료윤리에 관한 교과서에서 비첨과 칠드레스는 "일반적으로 양심은 자신의 행위와 그것의 옳고 그름, 좋고 나쁨에 관한 사고의 한 양태"라고 말한다.[7]

따라서 의료윤리를 이루는 데 좋은 양심만으로 충분하다고 주장한다면 양심에 관한 이 두 개념 가운데 어떤 개념을 선택하고 있는지를 명백히 밝혀야 한다. 만일 선택한 양심의 개념이 비사고적이고 비이성적인 양심의 능력이라면, 개인 내부에서 또는 사람들 간에 양심의 갈등 문제는 이성으로 처리될 수 없을 것이다. 예를 들어 만일 A박사의 양심은 여호와의 증인이 수혈에 관해 갖는 견해를 고려하지 않고 그들에게 수혈을 하라고 하고, B박사의 양심은 그러한 환자에게 수혈하지 말라고 한다면 의료윤리는 어디에 서 있는가? 어떤 견해가 옳은가? 양쪽이 다 옳은가? 왜 그런가? 해결책이 없는가? 또는 해결책을 찾으려고 시도할 수 있는가? 그리고 해결책을 찾으려고 시도하는 것이 바람직한가? 아마도 좋은 인격과 고결함에 호소하면 이 문제를 해결할 수 있을 것이라고 논변할지도 모른다. 좋은 인격과 고결함에 관해서는 다음에서 언급하겠지만, A와 B박사 모두 좋은 인격과 고결함을 지닌 인물이라는 가능성을 부정하기 힘들 것이다. (아서 박사에 관한 논쟁의 양편에 선 의사들도 좋은 양심과 고결함을 가진 의사들이지 않았던가?)

이런 궁지에서 빠져나가는 확실한 방법은 양심에 관한 두번째 개념을 선택하는 것인데, 그 개념에서는 이성의 행사가 양심의 본질적인 요소이다. 하지만 만일 그런 이성의 개념을 선택한다면 의료윤리에는 도덕철학이 필요 없고 의료윤리가 양심, 좋은 인격, 그리고 고결함에 기초한다는 원래의 주장이 공허해진다. 왜냐하면 "도덕 문제들에 관해서 이성에 따른 판단을 내리는 것"과 "자신의 행동과 그것이 옳고 그른 것에 관한 생각"들이 도덕철학 활동의 중요한 구성 요소이기 때문이다.

고결함

　고결함과 관련하여 다시 두 가지 서로 다른 의미의 문제가 있다. 고결함은 첫째 "죄 없음… 도덕원칙의 건전성, 올바름, 정직, 진실함" 등의 도덕적으로 특정하고 칭찬받을 만한 조건들을 의미할 수 있다. 둘째로 고결함은 완결성이나 전체성을 의미할 수 있다. (이와 같은 사전적 정의들은 실질적으로는 철학 논의에서 거의 가치가 없지만 한 단어가 하나 이상의 의미를 가지고 있다는 것을 보여줄 때에는 종종 대단히 가치가 있다.)

　도덕철학에서 흔히 사용되는 고결함의 의미는 도덕적 전체성이나 자신에 대한 충실성이라는 문자 그대로의 두번째 개념 쪽으로 편향되어 있다. 고결함은 자기 자신을 특정한 도덕적 입장과 동일화하고, 그것을 버리라는 유혹 앞에서 그 도덕적 입장을 따를 것을 요구한다. 그것은 또한 자신이 받아들일 수 있는 것과 받아들일 수 없는 것에 관한 식별력을 함축하므로, 자신의 도덕적 성격과 정체성에 대한 근본적인 부분이다. 하지만 이런 의미의 고결함이 도덕적 비판, 반성 그리고 논변의 필요성을 제거하는 것은 아니다. 왜냐하면 도덕적으로 말해서 사람들은 그들이 받아들일 수 있는 것과 없는 것에 관한 의견들이 많이 다르므로 만일 막다른 골목에 이르거나 분쟁을 피하기 위해서는 이성적 반성이 필요하기 때문이다. 게다가 그러한 반성과 비판 없이 어떻게 자신이 도덕행위자가 되어야 한다고 결정할 수 있는가? 아니면 우리는 그러한 반성과 비판 없이 우리가 양육받고 교육받은 대로 살아야 하는가?

비록 마지막 질문에 대한 대답이 "예"라 하더라도 그 대답은 그러한 반성과 비판을 하고나서 할 수 있는 것이다. 아이리스 머독Iris Murdoch은 칸트의 이성적 행위자와 밀턴Milton의 『실낙원』에 나오는 타락한 천사 루시퍼Lucifer를 동일시하며, 그러한 이성적 반성과 비판이 적절하지 않다고 설득력 있게 논변한다.[8] 매킨타이어MacIntyre는 아리스토텔레스의 덕 이론(Aristotellian virtue theory)의 중요성을 강력하게 논변한다.[9] 하지만 이 두 이론가는 그들의 입장이 철학적으로 정당화될 필요가 있다는 것을 인정한다.

철학자 버나드 윌리엄스Bernard Williams는 "고결한 사람은 자신의 가장 깊은 성향과 동기들에서 비롯한 행동을 하고 그렇게 행동할 수 있도록 하는 덕을 가진 사람이"[10]라고 말하고 있다. 윌리엄스가 사용하는 고결함의 개념은 고결함의 두번째 의미인 전체성과 첫번째 의미에 가까운 특정한 덕들을 동시에 포함하는 듯하다.

훌륭한 인격

이제 우리는 훌륭한 인격 또는 "덕 있는virtuous" 인격을 논의할 것이다. (좋은 양심과 고결함과 함께) 훌륭한 인격 또는 덕 있는 인격에 의지하는 것이 의료윤리를 위해 충분하고, 철학적 의료윤리의 필요성을 제거하는가? 이 질문에 긍정적인 대답이 될 만한 두 가지 길이 있는 듯하다. 첫번째는 도덕철학은 우선 덕과 관련이 있으므로 도덕철학의 다른 종류들(예를 들어 의무론적 윤리이론들과 공리주의적 도덕이론들)을 연구하는 것이 부적절하다고 주장하는 것이다. 두번째는 의사들이 그들 도덕의 철학적 근거에 대해 알 필요가 없고 단지 좋은 인격 또는 덕 있는 인격을 가지기만 하면 된다고 주장하는 것이다.

하지만 도덕철학에서 덕이 가장 중심인가 아닌가 하는 질문은 철학적 질문이다. 따라서 도덕철학이 무엇보다도 덕에 관한 것이라 하더라도(이 문제는 현대철학에서 다시 돌출된 것이다), 그 주장이 누군가 덕에 관한 비판적 연구에 관심을 쏟아야 하지만 의사들은 그럴 필요가 없고 단지 좋은 인격을 갖기만 하면 된다는 것이 아니라면, 도덕철학 없이 의료윤리가 가능하다고 제안하는 것은 이치에 맞지 않는다.

그런 주장의 문제점들은 그 내용들과 관련해서 다시 한번 발생한다. 좋은 의사의 덕은 무엇인가? 이것은 많은 의료교육자들이 계속 제기하는 질문이며 아주 다양한 대답들이 나온다는 것이 이런 논의의 특징이다.[11)-14)] 이 질문이 의사라는 직업에 적절한 관심사가 아니라고 생각하는 것은 의사는 덕에 관한 비판적 연구에 관심을 가질 필요가 없다고 주장하는 의사들에게 호소력을 갖지 못할 것 같다. 하지만 의료실천의 도덕적 전제와 목표들에 관해 비판적이고 철학적인 연구를 하지 않고 그 질문에 답하는 것은 치료학therapeutics에 관한 강의계획서를 상술하면서 의과대학 학생들이나 그 강의계획서를 만든 의사들이 약리학pharma-cology에 대해 알 필요가 없다고 주장하는 것과 같다. 물론 실제로 그러한 무지한 시대가 있었지만, 우리는 그러한 시대를 후회하며 돌아본다. 지금 자발적으로 비판적 도덕철학을 피하려 하는 것을 우리는 미래에 후회스럽게 돌아보지 않을까?

(이 장의 많은 부분은 《의료윤리지 *Journal of Medical Ethics*》 1984;
10: 115-6에 게재한 나의 사설에 기초하고 있다. 사설을 이용하도록 허
락해준 출판인들에게 감사한다.)

주(註)

1) British Medical Association. *The handbook of medical ethics*: London:
   BMA Pulications, 1984.
2) Watt J. Conscience and responsibility. *Br Med J* 1980; 281:1687-8
3) Swales JD. Medical ethics: some reservations. *J Med Ethics* 1982;8:117.
4) Little W, Fowler HW, Coulson J, Onions CT, ed. *Oxford English
   Dictionary*. Oxford: Oxford University Press, 1933.
5) Freud S. The ego and the id and other works, 1923-1925. In: Strachey
   J, Freud A, Strachey A, Tyson A eds. *The standard edition of the works
   of Sigmund Freud*. Vol XIX (1923-5). London: Hogarth Press and
   Institute of Psychoanalysis, 1961: 49.
6) Hughes G. *Moral decisions*. London: Darton Longman and Todd,
   1980:26.
7) Beauchamp TL, Childress JF. *Principles of biomedical ethics*. 2nd ed.
   Oxford: Oxford University Press, 1983: 265-8.
8) Murdoch I. *The sovereignty of good*. London: Routledge and Kegan
   Paul, 1970:80
9) MacIntyre A. *After virtue — a study in moral theory*. London:
   Duckworth, 1981: 216.
10) Williams B. *Moral Luck*, Cambridge: Cambridge University Press,
    1981:49. *See also* Willams B. Integrity. In: Smart JJC, Williams B.

Utilitarianism for and against. Cambridge: Cambridge University Press, 1973: 108–118.

11) Crisp AH. Selection of medical students——is intelligence enough? A discussion paper. *JR Soc Med* 1984; 77:35–9.

12) Linger M. Doing what "needs" to be done. *N Eng J Med* 1984; 310:469–70.

13) Gelfland M. *Philosophy and ethics of medicine.* Edinburgh: Livingsotne, 1968: 54–60.

14) May WF. Professional ethics: setting, terrain, and teacher. In: Callahan D, Bok S, eds. *Ethics teaching in higher education.* Hastings on Hudson: Hastings Centre, 1980:230–3.

참고문헌

D'arcy E. Conscience. *J Med Ethics* 1977; 3:98–9.

Harris J. *Violence and responsibility.* London: Routledge and Kegan Paul, 1980.

제6장

의료윤리의 가능성 또는 유용성에 관한 회의주의. "그것은 너무 주관적이야"

제5장에서 나는 의학이 도덕철학을 필요로 하지 않는다는 논변들을 살펴보았다. 제6장에서 나는 의료윤리에 관한 유용한 논의가 가능하지 않다는 여러 가지 일반적인 논변들을 살펴보려 한다. 이들 논변들 중의 몇몇은 이 장의 제목을 변형한 것이다—즉 과학과 달리 어떤 종류의 윤리학이든 주관적이고, 어떤 사람의 주장도 다른 사람의 주장만큼 좋다("이것이 나의 도덕인데 너의 도덕은 무엇이냐?")는 의견의 문제일 뿐이다.

아마도 가장 흔한 형태의 논변은 내가 "의견의 불일치에서 비롯된 논변(argument from disagreement)"이라고 하는 것이다. 이 논변에 따르면 우리는 객관적인 사실들—과학자가 관심을 가지는 종류의 것들—에는 의견이 일치하지만 도덕 문제 전반에 걸쳐서는 의견이 불일치하고, 그러한 의견의 불일치는 해결될 수 없다는 것이다.

이 입장에 대해 여러 가지 반대 논변들이 제기되어왔다. 첫번째 반대 논변은 객관적인 과학적 주장들도 종종 근본적인 의견의 불일치에 직면한다는 것이며, 심지어는 과학계 내에서도 그렇다는 것을 보이려 한다. 명백히 진리로 보이기 때문에 더 이상 고려하지 않을 두번째 반대 논변은 의견의 불일치 그 자체는 (1) 논쟁 중인 주장이 참인지 거짓인지 또는 (2) 참이나 거짓일 수 있는 것인지 또는 (3) 참이거나 거짓인 것을 알 수 있는 것인지에 관해 어떤 대답도 하지 않는다는 것이다. 세번째 반대 논변은 사실 도덕적인 주장들에 관해 광범위한 의견의 일치가 존재한다는 것이다.

과학과 윤리학에서의 의견 불일치

철학자 렌포드 밤브로Renford Bambrough가 지적한 바대로[1] 윤리학과 과학에서 의견의 불일치를 고려할 때에는 같은 것끼리 비교해야 한다. 대개 의견의 불일치에서 나온 논변을 주장하는 사람들은 윤리학의 복잡한 문제와 과학의 단순한 문제를 비교한다. 내가 제1장에서 보여주고 싶었던 것처럼 중증 장애아를 치료하지 않는 문제는 복잡한 도덕 문제이다. 따라서 그 문제를 명확한 과학의 주장들, 예를 들어 인간세포에 전형적으로 있는 염색체 수 등과 비교하고 그것에 관한 의견의 일치가 광범위하다고 지적하는 것은 적절하지 않다. 대신 적절한 비교는 암의 병인학aetiology, 유전적 표현genetic expression의 메커니즘이나 아마도 우주의 기원과 비교하는 것이다!

과학의 여러 분야에서도 근본적인 의견의 불일치들이 많다. 어떤 의견의 불일치는 명백히 무지에서 나온 것이고,[2][3] 어떤 의견의 불일치는 도덕에서 전형적으로 나타나는 의견의 불일치처럼, 논변과 반대 논변이 지지하는 주장과 반대 주장으로 이루어진다. 만일 그러한 무지와 근본적인 의견의 불일치가 과학의 가능성이나 유용성, 객관성을 손상시키지 않는다면 왜 그것들이 윤리학에서는 왜 그래야 하는가?

복잡한 과학의 주장들에서는 근본적인 불일치가 존재할 수 있지만 단순한 과학적 주장들에서는 그러한 근본적인 불일치가 존재하지 않는 데 반해 모든 도덕적 주장들에서는 근본적인 불일치가 존재한다고 논변할 수도 있다. 하지만 물질적 대상들이 존재하고 그 속성이 그것을 지각하는 우리와 무관하다는 주장을 생각해보라. 만일 이런 주장들을 단순한 과학적 주장들로 분류할 수 없다면 무엇을 할 수 있겠는가? 하지만 명백히 설득력 있는 논변들을 제시한 고대부터 현대에 이르는 철학자들(그중에서 버클리 Berkeley가 가장 잘 알려져 있다[4])을 차치하고라도, 이런 주장들을 비판하는 유명한 현대의 이론물리학자도 적어도 우리에게 보이는 형태로서 물질적 대상이 존재한다는 것에 관하여 이론적인 의문을 제기하고 있다.[5] 또한 우리가 상식적으로 받아들이는 많은 것들, 시간과 공간에 관한 단순한 믿음들이 잘못된 것이라고 논변하고 있다. 널리 받아들여지는 과학적 주장들에 관해 사려 깊지 않고 추론되지 않은 형태의 근본적인 의견의 불일치——예를 들어 지구의 모양이 평평하다는 주장——도 존재한다. 이런 경우

지구의 모양에 관한 의견의 불일치가 회의주의나 상대주의로 귀결되지 않는다면 왜 도덕적 문제들에 관한 의견의 불일치가 도덕적 회의주의나 상대주의로 귀결되어야 하는가?

도덕적 일치

세번째 반대 논변으로 돌아가서, 모든 도덕적 주장들에 근본적인 의견의 불일치가 존재한다는 것이 참일까? 충분한 이유 없이 다른 사람들에게 고통이나 상해를 가하는 것은 옳지 않다는 것, 충분한 이유 없이 사람을 죽이는 것은 옳지 않다는 것, 충분한 이유 없이 사람들에게 자유를 빼앗는 것은 옳지 않다는 것, 충분한 이유 없이 사람들의 의사에 어긋나는 일을 하게 시키는 것은 옳지 않다는 주장들에 관해서는 사실 광범위한 의견의 일치가 있지 않은가? 그리고 이런 목록은 더 확대할 수도 있다.

나는 이런 도덕원칙들이 단지 우리 사회뿐 아니라 다른 사회에서도 광범위하게 받아들여지고 있다고 생각한다.(라이히Reich의 『생명윤리백과사전』의[6] 여러 항목들과 에델Edel과 에델Edel의 『인류학과 윤리학』을[7] 보라.) 물론 나는 이런 도덕적 주장들을 조심해서 표현했는데, "충분한 이유 없이"라는 구절이 없다면 위에 열거한 도덕원칙들을 거의 보편적으로 수용한다는 것은 어림도 없고, 광범위하게 수용하지도 않을 것이기 때문이다. 어쨌든 모든 도덕원칙들에 관해 의견이 불일치한다는 주장은 개연성이 무척 적어 보인다. 또한 "충분한 이유 없이"라는 구절을 받아들인다면, 비록 이 도덕원칙들을 수용한다는 것을 주장하기 위해 필요한 실제적 관행들이actual practices 다를지라도, 많은 도덕원칙들에 관한 광범위한 의견의 일치가 존재한다는 주장은 적절한 경험적 조사를 할 만한 가치가 충분한 듯하다. 하지만 다양한 실제 관행들이야말로 바로 도덕원칙들에 대한 광범위한 의견의 일치가 있다는 나의 주장이 거짓임을 보인다고 말할 수도 있다.

버틀러Butler 주교는 어디에선가 아마도 사람들이 가장하는 것에서 참된 도덕을 발견할 수 있을 것이라고 말했다. 히틀러는 유대인, 집시, 그리고 정신병자들을 제거하고자 하였을 때, 그의 행동을 두 가지 도덕적 기초에서 "정당화했다." 첫째는 그런 사람들이 없다면 세계가 더 좋아질 것이라는 조야한 공리주의적 주장이고, 두번째는 우리가 서로를 절멸시키지 말라는 정상적 도덕법칙이 이들에게는 적용되지 않는데, 그들은 인간 이하의 존재 subhuman이고, 따라서 도덕의 영역 밖에 있으므로 완전한 도덕적 권리를 갖는 사람들인 주인종족의 이익을 위해 파괴할 수 있는 하층동물로 정당하게 간주될 수 있다는 주장이다. 내가 말하고자 하는 것은 비록 히틀러와 나치가 특정한 행동들을 도덕적으로 용납할 수 있는가에 관해서는 대부분의 사람들과 의견이 달랐지만 그들조차도 암묵적으로 도덕원칙을 어기는 행동들에 대해 "충분한 이유"를 제시할 필요를 받아들였다는 것이다.

(어떤 부류의 정신병자들만을 예외로 하고) 일반적으로 대부분의 사람들은——가장 악한 사람들까지도——내가 위에서 개괄한 도덕원칙들을 수용하리라고 생각한다. 의견의 불일치는 실제적 문제들에 직면해서 그들이 도덕원칙들을 해석하고 적용할 때에 일어

나는 경향이 있다. 그러나 그것이 바로 도덕철학의 중요한 부분이다. 따라서 나는 도덕적인 "의견의 불일치에서 나온 논변"은 도덕철학이 불가능하거나 소용없다는 것을 보여주는 데 실패한다고 결론짓는다.

근본적인 도덕회의주의자들

때때로 우리는 모든 도덕원칙을 거부하고자 하는 도덕회의주의자들(특히 대학 1학년생 윤리학 교실에서)을 만난다. 나는 (철학적으로 세련된) 근본적인 도덕회의주의와 싸우는 데 만족할 만한 추론 방법이 있다고 믿지 않는다. 하지만 초보적인 도덕회의주의자는 그 자신이 어떤 실질적인 도덕적 입장을 표명하자마자(예를 들어 모든 흑인이나 유대인 혹은 그가 속한 세계에서 온 사람들을 의과대학에서 배제해야 한다는 교수의 제안에 대한 도덕적 분노를 표명하자마자), 그와 도덕적 토의를 시작할 수 있다. 게다가 내가 위에서 말한 "상식적인" 기본적 도덕원칙들을 부정하는 자칭 도덕회의주의자들이 상식적인 기본적 과학 주장들을 받아들이는 데 아무 불만이 없다는 것은 종종 놀라운 일이다. 우리는 그들이 상식적인 과학적 주장들을 받아들이면서 왜 상식적인 도덕적 주장을 거부하는지를, 반대로 그들이 상식적인 도덕적 주장을 거부한다면 왜 그들이 상식적인 과학 주장을 받아들이는지를 설명하라고 정당하게 요구할 수 있다.

의사들의 회의주의

의학이란 본질적으로 다른 사람들의 이익을 추구하는 도덕적인 일이기 때문에 의사들은 대부분 결코 근본적인 도덕회의주의자들이 아니다. 윤리학에 대한 의사들의 회의주의는 위에서 논의된 믿음들——즉 도덕은 개인적인 또는 주관적인 문제이다, 한 의사의 윤리는 다른 의사의 윤리만큼 좋다, 의견을 달리하기로 합의하는 것이 아니라면 의료실천에서 일어나는 도덕적인 의견의 불일치를 해결하는 합리적 방법은 없다——에 근거하는 경향이 있다.

이런 믿음들은 너무 비관적이다. 나는 도덕적인 의견의 불일치가 완전히 해소될 수 있다고 믿는 사람들 중의 하나는 아니다. 하지만 아주 적은 도덕적 의견 일치의 결과로서(그 의견 일치라는 것이 반대되는 도덕적 입장을 이해하려고 노력하는 것이 좋은 일이라는 것 정도일 수도 있다) 일단 도덕에 관한 대화가 가능해지면, 종종 주의 깊은 분석만으로도 도덕적 문제를 해결하기 위한 상당한 진전이 이루어질 수 있다.

그러한 분석은 도덕적인 의견의 불일치는 결코 의견의 불일치가 아니고, 대개 애매한 용어들을 사용하기 때문에 논쟁하는 사람들 간에 의견이 상충한다고 잘못 생각하는 것임을 보여줄 수도 있다. (의사 두 사람이 "수동적 안락사"가 도덕적으로 용납될 수 있는가에 관해 심하게 의견이 불일치 한다 해도 분석해보면 그들 모두 비슷한 경우들에서 같은 이유들로 "환자들을 죽게 두고" 거꾸로 "생명을 유지하기 위해서 의료적 간섭을 한다"는 것을 깨닫게 될지 모른다.)

때때로 논쟁 중인 도덕적 의견의 불일치가 도덕 외적 사실에 관한 의견의 불일치로 판명되기도 한다. 예를 들어 비록 어떤 의사들은 장애를 가진 유아를 죽게 두어야 한다는 원칙에 동의하지만 어떤 특정한 경우에는 장애아를 죽게 두는 것에 도덕적 분노를 느낀다. 왜냐하면 그들이 장애의 정도를 평가하는 견해가 다르기 때문이다. 하지만 그들은 장애아들을 죽게 내버려두는 의사들과 자신들 간에 도덕적 접점이 없는 것처럼 분노를 표현한다. 나는 사실 모든 의사들이 어떤 장애를 가진 유아들을——무뇌아와 다른 "괴물들"을 생각해보라——죽도록 둘 것이라고 생각한다. 이 문제에 대해 서로 반대하는 입장들의 명확하고 근본적인 차이는 어느 정도의 장애가 그러한 행동을 정당화하는지, 왜 정당화하는지, 그리고 특정한 경우에 유아가 적당한 정도의 장애를 갖는지의 차이들에 근거하고 있다. 일단 논쟁자들이 이것을 인식하다면, 토론을 위한 장애가 종종 제거될 수 있고 유익한 도덕적 토론을 할 수 있다.

도덕적인 의견이 일치하지 않는 경우에 사용된 실제 논변들의 논리적 타당성을 분석하는 것도 유익할 수 있다. 의사들은 과학적 토론을 할 때는 논리적으로 부주의한 추론을 엄격하게 피하려 하지만, 의료윤리적 입장을 토론할 때는 놀랍게도 논리적으로 오류인 추론들을 자주 사용한다. 한 예를 들어보면, 자연은 염색체 결함이 있는 태아들을 대부분 유산시키기 때문에 염색체 결함이 있는 태아들을 인공적으로 유산시키는 것을 도덕적으로 허용할 수 있다는 논변을 자주 들을 수 있다. 하지만 이 논변은 전제에서 결론이 도출되지 않는데, 이 논변을 주장하는 사람들에게 이 논변을 타당하게 하는 숨어 있는 전제를 제공하라고 요구할 때(예를 들어 숨어 있는 전제는 자연에서 일어나는 모든 일을 도덕적으로 허용할 수 있다는 것이다) 이 논변의 약점은 이 논변을 하는 사람들에게도 명백해진다.

어쩌면 도덕적 의견의 불일치를 해결하고자 하는 더 유익한 방법은 특정한 도덕적 주장을 하는 사람이 그 주장을 적용해야 하는 다른 도덕적 상황에서 그 주장이 함축하는 바를 고려하여 그 주장을 확증하거나 거부하는 방법이다. 예를 들어 만일 부모에게 버림받은 다운증후군을 가진 신생아를 죽게 두는 것이 도덕적으로 허용될 수 있다면 다른 도덕적 전제들을 덧붙이지 않는 한 부모에게 버림받은 유아들과 어른들까지도 죽게 두는 것이 도덕적으로 허용될 수 있어야 한다.

그런 분석은 그 논변을 하는 사람에게 다시 한번 그가 견지하고 있는 다른 도덕적 믿음들과 자신의 논변을 일관되게 만들 수 있는 추가전제들을 찾도록 이끌 것이다. 만일 필요한 추가전제들이 그의 다른 도덕적 믿음들과 충돌한다면, 그는 추가전제들을 거부하거나 그의 다른 도덕적 믿음들을 수정해야 한다. 하지만 만일 그가 도덕적 일관성이 필요하다고 인정한다면 그는 이전의 입장을 유지할 수 없다.

결론

결론적으로 과학적 주장은 객관적이고 검증하거나 반증할 수 있는 데 반해, 도덕적 주장은 주관적이고 검증하거나 반증할 수 없기 때문에 도덕적 주장들이 본질적으로 과학적 주장들과 다르 다는 것을 보이고자 하는 일반적인 논변은 비판을 극복하지 못한 다. 또한 도덕적 의견 차이를 해결할 수 없음을 보이고자 하는 여 러 가지 다른 논변들 역시 비판을 극복하지 못한다. 과학적 추론 과 도덕적 추론은 아주 다르다고 자주 가정되어왔다. 하지만 그 런 일반적인 가정이 주장하는 것처럼 과학적 추론과 도덕적 추론 은 다르지 않다. 이 장은 렌포드 밤브로의 뛰어난 저작에 많이 의 존하고 있다.

주(註)

1) Bambrough R. *Moral scepticism and moral knowledge*. London: Routledge Kegan Paul, 1979.
2) Duncan R, Weston-Smith M, eds. *The encyclopedia of ignorance*. Oxford Pregamon Press, 1977.
3) Thomas E. *From quarks to quasars—an outline of modern physics*. London: Athlone Press, 1977:250-80.
4) Berkeley G. Three dialogues between Hylas and Philonous. In: Warnock GJ,ed. *The principles of human knowledge and three dialogues between Hylas and Philonous*. London: Fontana, 1962.
5) Davies P. *Other worlds-space, superspace and the quantum universe*. London: Abacus, 1982:107-27.
6) Reich WT, ed. *The encyclopedia of bioethics*. London: Collier Macmillan, 1978.
7) Edel M, Edel A. *Anthropology and ethics*. Cleveland: Case Western Reserve University Press, 1968.

제7장

도덕적 의무의 범위는 어디까지인가. 우리는 그 의무를 왜 가지는가? (I)

아서 박사의 처벌을 찬성하는 검찰의 도덕적 논고는 죄 없는 인간들은 생명에 대한 기본 권리(생명권)가 있고, 이 원칙은 그들을 죽이거나 그들의 생명을 위협하는 조건들로부터 그들을 직접 보호하지 않는 것은(제1장의 전제 1, 1a, 1b) 나쁘다는 것을 함축한다고 주장한다. 권리에 대해서는 차후에 살펴보기로 하고, 여기서 나는 이런 주장들로 인해 제기되는 다른 심오한 도덕적 문제들을 살펴보고 싶다. 그 질문은 우리가 무엇에게 도덕적 의무를 가지며, 왜 갖는가이다. 예를 들어 우리가 외계인을 만났을 때 어떤 기준에 의해서 그를 저녁식사로 먹을 것인지 아니면 저녁식사에 초대할 것인지를 결정할 수 있는가?[1]

만일 농부를 사냥하는 것은 나쁘고 꿩을 사냥하는 것은 괜찮다면, 이것은 꿩과 농부의 본질과 관계없는 문제일지도 모른다. 그것은 꿩 사냥은 허용하고 농부 사냥은 허용하지 않는 사람들의 결정들로부터 생겨난 임의적인(즉 선택할 수 있는) 문제일지 모른다. 어떤 도덕 의무들은 확실히 이런 방식으로 생긴다. 만일 내가 옥스팜Oxfam이나 국민전선National Front에 50파운드를 기부할 것을 약속했다면 나는 약속을 지킬 도덕적 의무가 있다. 하지만 이것은 옥스팜이나 국가전선의 본질과 상관없이 내가 임의적으로 행하기로 결정하고 실행한 것으로부터 발생한다. 다른 한편으로 어떤 도덕 의무들은 임의적이지 않고 우리가 도덕적 의무를 가지는 실체들의 본질에서 발생한다.

어떤 것들에게 도덕적 의무를 가지는가?

농부를 사냥해서는 안 된다는 도덕적 의무는 우리가 자유롭게 받아들이거나 거부할 수 있는 종류의 도덕적 의무가 아니고, 농부의 본질, 특히 인간 본질에 기초하고 있다는 것에 광범위한 의견이 일치가 있다. 반대로 꿩에 대한 우리의 도덕적 의무에 대해서는 광범위한 의견의 불일치가 있다. "동물의 권리"를 지지하는 사람들은 꿩의 본질 그 자체가 우리에게 사냥하지 않을(여러 가지 주장들이 있는데 그중의 하나는 적어도 재미 삼아 사냥하지 않을 도덕적 의무가 있다는 것이다) 도덕적 의무를 부과한다고 주장하고, 꿩을 사냥하는 것이 도덕적으로 허용된다고 주장하는 사람들은 농부의 본질과 달리 꿩의 본질은 사냥하는 것을(꿩 사냥이 허용되는 경우에 대해서는 논란의 여지가 있다) 도덕적으로 허용케 한다는 것이다.

아서 박사를 처벌하자는 검찰 측의 도덕적 논고는 모든 죄 없는 인간들은 죽임을 당하지 않을 권리가 있고 이 권리는 생명을 위협하는 조건들에 직면했을 때 직접적인 도움을 받을 권리를 포함한다는 것이다. 다운증후군이 있는 유아는 분명히 죄 없는 인간이므로 이러한 권리를 가진다. 마찬가지로 낙태 반대론자들은 대부분 태아와 수정된 후의 인간배아는 죄 없는 인간들이므로 이런 권리를 가진다는 것이다. 동물 권리 옹호자들은 모든 동물이 이런 권리를 가지고, 진정으로 "삶의 신성함"을 믿는 사람들은 모든 생물이 이런 권리를 가진다고 믿는다. 사실 이것이 불교[2]에 함축된 전제이고 슈바이처Albert Schweitzer 철학의[3] 중심이다. 이 모든 경우에 우리가 어떤 실체에 가지는 도덕적 의무의 기초는 그 실체의 본질이다.

네 가지 도덕적 입장

이 장과 다음 장에서 나는 실체의 본질이 다르기 때문에 다른 종류의 실체를 도덕적으로 다르게 대하는 것을 정당화하는 네 가지 도덕적 입장을 고려하겠다. 즉 나는 실체의 특징에 기초해서 도덕적 의무의 범위를 결정하는, 특히 죽이지 않는 의무를 결정하는 방식을 고려할 것이다. 분명히 내가 선택한 네 가지 방법보다 많은 도덕적 입장들이 있지만, 특히 이 네 가지 입장이 의료윤리의 맥락에서 적절한 것으로 보인다. 나는 또한 각각의 입장이 갖는 이상한 논리적 함축을 지적할 것이다.

내가 고려할 네 가지 입장 중에서 첫번째는 쾌락과 고통을 느낄 수 있는 모든 존재들은 도덕적으로 평등하며 그것을 죽이느냐 아니냐는 전적으로 그 행동에 의해 영향받는 존재들이 느끼는 쾌락과 고통에 근거한다는 입장이다. 두번째는 호모 사피엔스의 성원은 고유한 도덕적 중요성을 가지며, 모든 (살아 있고 무죄한) 인간들은 죽임을 당하지 않을 권리와 생명을 위협하는 조건들 속에서 직접적인 도움을 거절당하지 않을 권리가 있다는 것이다(간략하게 이 모든 것을 나는 "생명권right to life"이라고 부를 텐데, 이 명칭은 권리와 행위와 비행위를 다루는 후속 장에서 문제가 있는 것으로 드러날 것이다).

세번째 입장은 "체외에서 생존가능한viable" 모든 죄 없는 인간들이 생명권을 가진다는 견해이다. 대개 낙태를 받아들이지만 임신 후기의 태아에게는 생명권이 있다고 믿는 의사들이 지지하는 견해이다.

네번째 입장은 쾌락과 고통을 느낄 수 있는 존재 중에서도 인간은 특별한 속성을 가지고 있어서 생명권뿐만 아니라 다른 도덕적인 중요성을 가진다는 견해이다.

쾌락과 고통을 느낄 수 있는 능력

근대 공리주의의 기초를 세운 벤담은 쾌락과 고통을 느낄 수 있는 능력이 근본적인 도덕 기준이며 다른 모든 기준들은 궁극적으로 쾌락과 고통을 느낄 수 있는 능력에 환원된다고 주장했다. 그는 동물이 도덕적으로 인간과 평등하고 도덕의 기초인 공리주의 계산이 인간뿐만 아니라 동물에게도 적용된다고 믿었다. "문제는 동물이 추론할 수 있는가가 아니라 고통받을 수 있는가이다." 그는 "인간이 아닌 동물이 정당한 이유 없이 그것들에게 거절되었던 권리들을 얻는 날이 올 것"이라고 생각했다.[4] (이 책의 뒷부분에서 보겠지만 현대의 많은 공리주의자들처럼 벤담도 권리의 개념을 무의미하다고 생각했다. 그러나 벤담같이 권리의 개념에 대해 비판적인 이론가들도 그 용어를 계속 사용하였다).

공리주의에 대한 장에서 말한 것처럼, 모든 쾌락과 고통을 느낄 수 있는 존재들이 도덕적으로 평등하다는 이 단순한 주장은 우리의 일반적인 믿음과 충돌한다. 비록 대부분의 사람들이 고통을 제거하고 쾌락을 증진시키는 것이 도덕적으로 중요하다는 것을 인정하지만, 이것이 인간과 동물에게 똑같이 중요한 것이라고 받아들일 준비가 되어 있는 사람들, 그리고 이것이 유일하고 가장 높은 도덕적 의무라고 받아들일 준비가 되어 있는 사람들은 많지 않다. 대부분의 사람들은 인간이 다른 동물보다 도덕적으로 더 중요하고, 이것은 고통과 쾌락을 고려하는 것과는 다른 이유들 때문에 그렇다고 주장할 것이다. 하지만 어떻게 그런 직관들을 정당화할 수 있는가?

인간종의 성원

가톨릭 신학이 전형화한 표준적인 대답은 모든 죄 없는 살아 있는 인간은 처음부터 끝까지 평등한 자연권을 갖기 때문에(이 자연권은 평등한 생존권을 포함한다) 도덕적으로 평등하다고 주장한다. 이 주장이 단지 호모 사피엔스종의 성원이라는 사실에 기초한다고 보는 것은 잘못이다. 오히려 이 주장은 사람은 도덕적으로 중요한 선물인 영혼을 가지고 있으므로 특별한 도덕적 범주에 속하고, 사람으로서 그들의 생명은 "영혼화ensoulment"나 "인간화hominisation" 순간에 시작된다는 주장이다.

정확하게 영혼화나 인간화가 언제 발생하느냐 하는 것은 가톨릭교회의 역사를 통하여 오늘날까지도 의견이 불일치하는 문제이다. 존 마호니John Mahoney 신부에 따르면, 현재의 정통 견해는 의도적으로 이 문제를 해결하지 않고 내버려두지만(제2차 바티칸 공의회는 "영혼이 언제 사람에게 들어가는지 의도적으로 명시하지 않고 내버려둔다." 그리고 신앙의 교리를 위한 추기경회의는(Roman Congregation for the Doctrine of Faith) 이 시점에 대한 불일치를 인정하고 "해결하려 하지 않는다."), 가톨릭 신자들은 영혼화가 수정될 때 일어나는 것처럼 행동하므로, 피임 방법을 이용해서 착상 전에 수정된 난자를 파괴하는 것을 포함해서 어떠한 조기 낙태도 금지한다.[5]

예수회 철학자이며 신학자, 그리고 런던대학교의 예수회 히드롭 대학의 전 학장이었던 마호니 신부 자신은 수정할 때 인간화나 영혼화가 이루어진다는 것은 별로 개연성이 없다고 주장한다. 그것보다 인간화나 영혼화는 (a) 발달하는 배아가 더 이상 쌍둥이로 분리될 수 없을 때, (b) 배아의 융합coalescence이 더 이상 가능하지 않을 때, 그리고 (c) 세포분열보다는 세포분화differentiation가 시작되는 때나 그 이후에 일어나는 과정으로 이해하는 것이 더 일관성 있는 견해라고 주장한다.[6]

다른 가톨릭 신학자들은 토마스 아퀴나스의 고전적 논변들을 전개하면서, 인간화나 영혼화는 아마 신경조직이 발달할 때까지는 발생할 수 없다고 주장한다.[7] 다른 한편으로 오늘날 가톨릭의 낙태 반대 입장을 강력하게 옹호하는 이글레시아즈 Iglesiaz,[8] 그리세즈 Grisez와 보일 Boyle은 도덕적인 인격이 수정 이후에 발달한 인간과 "결합"한다는 이론은 철학적으로 강력하게 비판을 받는 심신이원론을 함축한다고 논변한다.[9] 이글레시아즈, 그리세즈와 보일의 이런 주장에 반대하는 가톨릭의 반대 논변은 아퀴나스가 인간의 영혼을 대단히 복잡한 인간 육체의 형상(덜 복잡한 인간 육체는 가질 수 없는 형상)으로 보는 아리스토텔레스의 질료형상론 hylomorphism을 채택한 데 따라, 이원론을 위한 필요를 부정하거나, 철학적으로 더 이상 관심을 끌지는 못하지만 에클스 Eccles와 포퍼 Popper가 보여준 것처럼 여전히 철학적 대안인 심신이원론을 주장할 수 있다.[10]

이러한 의견의 불일치는 가톨릭에서 새로운 것이 아니다. 오래 전에 가톨릭교회의 가장 위대한 철학자인 토마스 아퀴나스는 아리스토텔레스의 견해와 유사한 토대에서 남자아이는 40일, 여자아이는 90일이 되기 전까지 영혼화가 일어나지 않는다고 제안했다.[11] 하지만 실제적인 문제에 관련된 한, 가톨릭 신앙 내에서는 수정 이후 모든 살아 있는 인간은 도덕적으로 평등하고, 생명권을 포함하여 모든 사람이 가지는 완전한 인간의 권리를 가진다는 견해를 널리 받아들이고 있다.

널리 퍼진 도덕적 직관

위의 견해가 가톨릭에만 한정된 것은 아니다. 어떤 개신교도들도 이런 견해를 받아들인다.[12)13)] 하지만 그런 입장을 모든 종파의 개신교와,[14)15)] 유대교나[16)] 회교가[17)] 일반적으로 공유하는 것은 아니다. 일반적으로 수정 이후 인간 생명을 죽이지 말아야 한다는 입장은 새로 수정된 난자와 발달되는 배아 그리고 태아는 인간과 같은 도덕적 범주에 속하지 않고, 다른 사람들의 (충분한) 이익을 위하여 정당하게 죽임을 당할 수 있다는 직관과 충돌한다고 말하는 것이 공정할 것이다. 게다가 모든 인간 생명이 수정 후부터 생명권을 가진다는 견해와 인간이 다른 동물에 대하여 (죽일 수 있는 권리를 포함하는) "지배권dominion"을 갖는다는 견해가 결합할 때, 그것은 우리 인간종과 다른 동물 종들이 도덕적으로 전혀 다르다는 구별을 방어할 수 없다는 견해와 충돌한다. 그러나 그런 도덕적 직관들이 어떻게 정당화될 수 있을까?

다음 장에서 나는 인간 중심적인 종차별주의pro-human speciesism에 대해 찬성하는 논변과 반대하는 논변들, 그리고 "체외생존가능성"이 죽일 수 있는 인간과 죽일 수 없는 인간들을 차별하는 정당한 기준이라는 주장, 그리고 "인격personhood"이 도덕적으로 적절한 차별의 기준이라는 주장들을 살펴볼 것이다.

1) Harris J. *The value of life: an introduction to medical ethics.* London: Routledge Kegan Paul, 1985.

2) Edwards P, ed. *The encyclopedia of philosophy.* London: Collier Macmillan, 1967:1, 417.

3) Schweitzer A. *Philosophy of civilisation.* Part 2: *Civilisation and ethics.* Chapters 19-22. London: A and C Black, 1929.

4) Bentham J. Introduction to the principles of morals and legislation. In: Harrison W, ed. *Jeremy Bentham's fragment on government and introduction to the principles of morals and legislation.* Oxford: Balckwell, 1948.

5) Mahoney J. *Bioethics and belief.* London: Sheed and Ward, 1984:52-86.

6) Mahoney J. *Bioethics and belief.* London: Sheed and Ward, 1984: 67,69, 85.

7) Donceel FJ. Immediate animation and delayed hominisation. *Theological studies* 1970;31:76-105.

8) Iglesias T. In vitro fertilisation: the major issues. *J Med Ethics* 1984;10:32-7.

9) Grisez G, Boyle JM. *Life and death with liberty and justice.* Notre Dame, Indiana: University of Notre Dame Press, 1979:375-80.

10) Popper K, Eccles J. *The self and its brain.* New York: Springer International, 1977.

11) Mahoney J. *Bioethics and belief.* London: Sheed and Ward, 1984:58-9, 71.

12) Stirrat G. From your letters. *Journal of the Christian Medical Fellowship* 1984;30:23.

13) Vere DW. Working out salvation: is there a Christian Ethic? *Journal of the Christian Medical Fellowship* 1984;30:14.

14) Dunstan GR. The moral status of the human embryo: a tradition recalled. *J Med Ethics* 1984;10:38-44.

15) Church of England Board for Social Responsibility. *Abortion: an ethical discussion.* London: Church Information Office, 1965.

16) Jakobovits I. *Jewish medical ethics:* New York: Bloch Publishing Company, 1975:273−5.

17) Musalam BF. Population ethics: Islamic perspectives. In Reich WT, ed. *Encyclopedia of bioethics.* vol 3. London: Collier Macmillan, 1978: 1267.

제8장

도덕적 의무의 범위는 어디까지인가 우리는 그 의무를 왜 가지는가? (II)

앞 장에서 나는 모든 살아 있는 인간들은 단지 살아 있기 때문에 "생명권"을 포함한 특별한 도덕적 중요성을 가진다는 주장들을 살펴보았다. 나는 이 주장들을 공리주의의 고전적 형태인 벤담주의의 주장과 대비시켰는데, 벤담주의에 따르면 고통과 쾌락을 경험할 수 있는 모든 생명체는 도덕적으로 평등하고, 생명권을 포함한 모든 도덕적 문제는 종species의 차이를 무시하고 전체적인 쾌락과 고통의 계산에 전적으로 기초한다는 것이다. 나는 이제 인간임being human, 체외생존가능성viability 그리고 인격being a person의 도덕적 중요성에 관한 논변들을 살펴보겠다.

"종차별주의"

현대의 공리주의자인 피터 싱어Peter Singer 교수는 인간과 다른 쾌락과 고통을 느낄 수 있는sentient 동물들을 도덕적으로 평등하게 보는 단순한 벤담적 입장과 그가 "종차별주의speciesism" 적 편견이라 부른 입장(이 새로운 용어는 리처드 라이더Richard Ryder가 만들었다고 하는데 인종차별주의나 성차별주의와 유사하게 경멸하는 뜻을 담고 있다) 모두에 반대한다. 따라서 쾌락과 고통에 관련해서 보면 싱어는 "인간이든 동물이든 같은 강도와 같은 길이의 고통을 느끼는 것은 똑같이 나쁘다"고 주장한다.[1] 동일한 상황에 처했을 때, 인간이 아니라 동물에게 고통을 가할 준비가 되어 있는 것은 구제의 여지없이 종차별주의적이다. 다른 한편 인간은 대부분의 동물들이 갖지도 않고 가질 수도 없는 많은 이해관계 interests를 가지고 있다. 이 사실이 바로 인간이 대부분의 동물과 다른 도덕적 권리를 가지고 다른 도덕적 평가를 받는 것을 기초하는 것이다. 따라서 자의식을 위한 능력, 미래를 계획할 수 있는 능력, 다른 사람들과 관계를 맺을 수 있고 가까운 가족과 사적인 관계를 맺을 수 있는 능력, 그의 행동에 영향을 받는 다른 인간들이 중요하다고 여길 수 있는 능력, 그리고 추상적 사고와 복잡한 의사소통 능력을 가진 인간들은 이런 능력을 갖지 않는 다른 생명들보다 마땅히 좀 더 가치 있는 것으로 여겨질 수 있다고 싱어는 주장한다.

하지만 이런 사실은 어떤 도덕적 결정을 내릴 때 그 결정에 의해 영향받는 쾌락과 고통을 느낄 수 있는 모든 존재의 이익을 평등하게 계산해야 한다는 원칙을 결코 손상시키지 않는다고 싱어는 주장한다. 단지 인간과 다른 쾌락과 고통을 느낄 수 있는 존재들의 이해관계가 아주 다를 뿐이다. 하지만 단순히 어떤 종의 성원이 되는 것으로 그 이해관계의 차이를 결정해서는 안 된다. 예를 들어 생명권과 관련하여 "단지 인간 종에 속한다는 것이 도덕적으로 적절한 기준이 될 수 없다. …예를 들어 침팬지, 개 또는 돼지가 중증 정신지체나 치매 말기 상태에 있는 사람보다 자의식이 높고 더 의미 있는 관계를 위한 능력을 가질 것이다. 따라서 만일 우리가 이들 능력에 생명권을 둔다면 우리는 이 동물들이 정신지체나 치매에 걸린 인간만큼, 아니면 그들보다 더 나은 생명권을 가진다는 것을 인정해야 한다."[2]

워녹Mary Warnock 여사는 종차별주의에 반대하는 논변들을 "부조리"한 것이라고 거부하는데, 워녹 여사의 견해는 틀림없이 많은 사람의 의견을 대변한다. 그러한 종차별주의는 근거 없는 편견이 아니고 "가장 중요한 도덕원칙이다. … 우리는 진정으로 종과 무관한species-indifferent 우주에 살 수는 없으며, 만일 가능하다고 해도 결코 바람직하지 않다."[3]

워녹 여사는 많은 논변을 제시하지 않았지만 많은 의사들처럼 여러 상황에서 의사들이 죽도록 두거나 죽일 준비가 되어 있는 아주 어린 인간들과, 그렇게 하지 못하게 하는 생명권을 가진 아주 어린 인간들을 도덕적으로 구별하고 싶어한다. 그녀의 대답은 명백하지 않지만 배아나 태아가 (1) "명백하게 인간plainly human"인지(이 맥락에서 그녀는 "고통을 경험하는 능력과 환경을 지각하는 능력"을 두 가지 예시 기준으로 제시하고 있다), 그리고 (2) "완전한 인간a full human being"인지(유감스럽게도 그녀는 이 말이 무엇을 의미하는지 밝히지 않는다)에 기초하여 구별해 달라는 듯하다. 발달하는 인간 배아나 태아의 본질에 기초한 구별을 넘어서, 그녀는 또한 어떤 행위에 대한 다른 사람들의 도덕적 분노를 존중할 것을 강조한다.

워녹 여사의 견해는 정합성이 없다는 데 문제가 있다. 워녹 여사가 쓴 대로, "인간human은 생물학적 용어이다." 그러나 생물학적 용어로서의 인간은 다른 도덕적 기준들을 추가하지 않고서는 그녀가 원하는 "가장 중요한" 도덕원칙들을 위한 기초가 될 수 없다. 어떤 경우이든 만일 그녀의 인간중심적pro-human 원칙을 생물학적으로 이해한다면 모든 인간 존재가 동일한 도덕적 중요성을 가지게 되는데, 이것은 그녀가 거부하는 견해이다. 게다가 고통을 경험할 수 있고 환경을 지각하는 그녀의 기준들은 생물학적으로 이해하거나 도덕적으로 이해하는 것 자체로는 배아나 태아를 "명백하게 인간plainly human"으로 만들 수 없다. 왜냐하면 생물학적으로 보면 인간을 제외한 많은 생물학적 종들이 그러한 특성을 가지고 있고, 도덕적으로 보면 고통을 경험할 수 있고 환경을 지각하는 것이 특별히 인간적인 것은 아니기 때문이다. 그녀가 감각 있는 인간 배아를 실험하기 위해 마취시키는 것을 "절대 금지해야 한다"고 덧붙일 때, 그녀도 이런 비판을 암묵적으로 받아들이는지 모르겠다. 하지만 만일 고통의 경험과 환경의 지각이 발달하는 배아의 도덕적인 기준점(cut off points)이 된다면 (1) 그녀는 더 이상 자신이 말한 대로 특별히 인간적인 속성들에 의존하지 않고 (2) 다른 동물 종들과 관련해서 동일한 도덕적 기준점들을 거부하는 것을 정당화하지 못한다.

기술적 종차

워녹 여사의 분리선들dividing lines은 발달의 다른 단계에서 배아와 태아를 도덕적으로 구분하려고 제안된 다양한 분리선 중의 하나이다.[4] 단순하고 널리 받아들여진 제안은 태어나지 않은 것과 태어난 것 사이의 분리선이다. 하지만 이 문제에 관해서 비판적으로 생각하는 사람들 중에 (본질적으로 산모의 외음vulva과 관련된 위치에 기초한) 이 간단한 구별에 도덕적 중요성이 있다고 정당화할 수 있는 사람은 거의 없다.

의학에서 보통 사용하는 입장은 도덕적 차이를 만드는 것이 태아의 체외생존가능성이라는 것이다. 체외에서 생존이 가능하기 전에 태아를 낙태하는 것은 도덕적으로 받아들일 수 있고, 체외에서 생존이 가능한 이후의 낙태는 도덕적으로 받아들일 수 없다는 것이다.(이 입장의 덜 극단적인 해석이 미국 연방대법원 판례에 따라 미국 법에 반영되어 있다.[5])

이 입장은 여러 가지 문제점을 가지고 있는데, 그중의 하나는 체외생존가능성의 개념이 모호하거나 비정합적이라는 것이다. 만일 체외생존가능성이 태아가 자궁을 떠난 후에 생명을 유지할 수 있는 태아의 발달 단계를 가리킨다면 이 도덕적 기준은 (단지) 기술적 기준이 되며, 의료기술이 조산아의 생명을 유지할 수 있는 확률이 커지면서 언제나 변하는 기준이 된다. 이론상 어떤 단계의 인간 배아도 적절한 기술에 의해 생존할 수 있다. 인간이 기술을 발달시키는 엄청난 능력이 있다고 가정할 때, 헉슬리Aldous Huxley의 예언같이 인간 배아의 완벽한 기계적 인큐베이션 incubation이 현실적으로 불가능할 아무런 이유가 없는 듯하며, 그 경우 체외생존가능성의 기준은 가톨릭의 정통 기준인 수정으로 환원될 것이다.

다른 많은 기술적 종차technical differentia들처럼 체외생존가능성도 생존할 수 있는 태아와 생존할 수 없는 태아를 다르게 대하는 것을 정당화하는 (직접적인) 도덕적 정당화를 제공하지 않는다. 어떤 경우든 기술technology이 없더라도 태아를 자궁 안에서 발달하도록 내버려두면, 일상적인 의미에서 태아들은 대부분 체외에서 생존가능하지 않은가?[6]

인격

지금까지 나는 쾌락과 고통을 느낄 수 있는 능력이나 인간종의 성원이 됨, 또는 생존가능성 같은 기술적 종차 같은 것들에 의존하는 것만이 (생명권을 인정하는 것을 포함해서) 우리의 도덕적 의무들의 범위를 기초하는 적절한 초석이 될 수 없음을 제안해왔다.

이제 나는 도덕의 범위에 관한 문제들에 대해 근본적으로 다른 이론적 접근들을 살펴보고자 한다. 칸트에 따르면 도덕적 의무의 대상이 되는 것들과 아닌 것들을 구별하는 것은 이성적 의지를 지닌 행위 주체(rational willing agency)이다. 칸트는 그러한 이성적 의지 주체를 인격person이라 불렀다. 가장 유명한 의사-철학자인 존 로크John Locke 역시 칭찬과 비난, 그리고 다른 법적인 태도를 부여하기에 적절한 "법적인" 범주인 인격(인격이라는 법적인 범주)과 그렇지 않은 실체를 구별했다. 많은 현대 철학자들과 달리, 로크는 칸트와 마찬가지로 인간이라는 개념에서 도덕적 또는 법적인 흐름과 존재론적 흐름(존재론은 무엇이 존재하는가에 관한 철학의 분과이다)이라 불릴 수 있는 것들을 구별했다. 칸트가 이성적 의지 주체를 인격의 본질적 특성으로 보았다면 로크는 시간의 흐름을 통해서 자기에 관한 의식과 결합된, 생각할 수 있는 능력을 인격의 본질로 보았다. 따라서 로크에 따르면 인격은 "이성과 반성을 가지고 그 자체를 자체라고 생각할 수 있는 지성적인 존재, 다른 시간과 장소에서 사고하는 동일한 존재이다. 그것은 생각과 분리할 수 없는 의식에 의해서만 그렇게 한다."[7]

인격에 대한 로크 또는 칸트의 기준을 채택한 결과 중의 하나는 모든 살아 있는 인간 존재들이 인격이 아니라는 것이다. 배아, 태아, 그리고 매우 어린 영아, 그리고 뇌가 심하게 손상되거나 결함 있는 뇌를 가진 사람들은 생각할 수도 없고 자기의식을 갖지 못할 수도 있다. 만일 이성적인 의지 주체라는 칸트의 요구 조건이 충족되어야 한다면 나이 많은 어린이들과 어떤 어른들은 인격의 범위에 들지 못할 것이다. 하지만 살아 있는 인간 존재가 인격이 아닌 존재로 출발하고, 인격으로 발전하며 비록 살아 있는 인간 존재이기는 하지만 어떤 단계들에서는 인격이 되지 않는다는 생각은 실제로 발생하는 사태를 설명할 수 있고, 적어도 어떤 종류의 중요한 도덕적 구별을 하기 위한 기초가 된다는 것은 개연성이 있다. 사실 이러한 가정들이 세계의학협회가 (죽음에 관한) 시드니 선언에서 "의학적 관심은 고립된 세포들의 보존에 있는 것이 아니라 인간의 운명을 보존하는 데 있다"고 선언하는 추동력이 되었을 수도 있다.[8]

하지만 이런 종류의 상충하는 도덕적 직관들이 생긴다는 것은 차치하고, 살아 있는 인간 존재가 어떤 단계에서는 인격이고 다른 단계에서는 인격이 아닐 수 있다는 것은 다른 종류의 철학적 어려움, 특히 자기동일성의 개념을 둘러싼 문제들을 낳는다. 이러한 어려움을 극복하기 위한 철학적 시도들이 많은데, 세 가지 범주로 분류할 수 있다.

첫번째는 심신이원론에 의지하는 것이다. 심신이원론에 의하면 육체는 영적 실체인 마음이나 영혼 등의 정신적 실체와 존재론적으로 다른 실체로서 구성되는데, 인격은 반드시 어떤 비물질적인 실체를 요구한다. (데카르트가 제일철학을 위한 명상에서 고전적인 이원론적 입장을 제시했고, 최근에는 포퍼와 에클스가 이원론을 위한 현대적인 주장을 한다.[9] 하지만 일반적으로 말해서 이원론은 철학적으로 선호되는 입장이 아니다.)

두번째는 인격은 그 육체 또는 육체의 부분, 특히 뇌와 동일하다는 심신동일론을 사용한다.[10]

세번째 접근은 인격이 어느 인간 존재의 내재적 속성이라는 것을 부정하고 그것이 "사회적 구성물"——즉 다른 사람들에 의해서 모든 인간이 아니라 단지 일부의 인간들에게만 부여된——이라는 것이다. 이 접근들과 연관된 문제는 종종 상상의 경우들을 사용하면서 인격 동일성 문제를 논의하는 많은 수의 철학적 저작들에서 볼 수 있다.[11] 이런 예들은 왕자와 가죽공이 영혼을 교환하는 로크 자신의 예 같은 상상의 경우들과 "다중인격증후군" 같은 실제 경우들을 포함한다.

어떤 철학자들은 인격은 본질적으로 자기 의식적이라는 로크의 직관에 기초하여 인격에 관한 도덕적이고 철학적인 문제들을 해결할 수 있다고 주장해왔다. 예를 들어 마이클 툴리Michael Tooley 교수는 자의식이야말로 도덕적으로 중요한 의미에서 생명권을 가지는 인격이 되기 위한 필요조건이라고 주장한다.[12] 태아는 자의식이 없는 한 생명권이 없다. 그는 이 입장에 대해 명백히 직관적인 반대들에 정면으로 맞선다. 신생아들 역시 자의식이 없기 때문에 같은 추론에 의해 생명권이 없고, 따라서 영아살해를 도덕적으로 허용할 수 있다는 것이다. 툴리는 이것이 자신의 이론의 불리한 점이 아니라 오히려 광범위한 도덕적 직관과 상응하는 이점이 있다고 논변한다. 그 직관이란 "대부분의 사람들은 심한 기형이나 육체적, 감정적, 지적인 장애를 심하게 앓지 않는 아이들을 기르는 것을 선호한다. 만일 유아살해에 대한 도덕적인 반대가 없다는 것을 보일 수 있다면 사회의 행복이 의미 있고 정당하게 증대될 수 있을 것"이라는 것이다.[13] 최근에 그가 의견을 바꾸기는 하였지만,[14] 그 변화는 철학적으로 기술적인 구별에 기초하고, 그의 새로운 공식화에서도 인격은 반드시 지금 또는 과거에 시간 의식, 정신 상태의 계속적인 주체 개념, 내용이 있는 사고를 위한 능력을 가져야 한다."[15]

미국의 의사이며 철학자인 잉글하트Tristram Engelhardt 교수 역시 자의식이 인격이 되기 위한 충분조건은 아니지만 필요조건이라고 주장한다.[16] 영국의 철학자인 위긴스David Wiggins 교수도 그렇게 주장한다.[17] 이런 입장이 직면하는 많은 문제들 중에는 다음과 같은 직관들이 있다. (a) 신생아는 우리와 같은 도덕적 중요성을 가지고 같은 생명권을 가지며 (b) 장애아가 생명권이 없다면 다른 유아들과 다른 장애를 가진 사람들의 권리도 위태롭고, 궁극적으로는 모든 인간 존재들의 권리가 위태롭게 된다는 직관이다. 사실 이 이론들과 관련해서 어떤 속성이 생명권의 기초가 되느냐에 관한 심각한 문제들이 있는데, 이런 문제들은 매우 어린 인간 존재들, 뇌사자들, 영구적으로 의식불명인 사람들, 그리고 다양한 속성의 동물들의 도덕적 지위를 고려할 때 특히 명백하게 나타난다. 비록 이런 문제들이 최근에 상당한 철학적 관심을 받았지만, 이 주제는 아직도 윤리학 전체에서 그리고 특히 의료윤리에서 공백으로 남아 있는 부분이다.

주(註)

1) Singer P. *Animal Liberation*, Wellingborough: Thorsons, 1976: 19.
2) Singer P. *Animal Liberation*, Wellingborough: Thorsons, 1976: 22.
3) Warnock M. In vitro fertilisation: the ethical issues. II. *The Philosophical Quarterly* 1983;33: 238-49
4) Veatch RM. Case studies in medical ethics. London: Harvard University

Press, 1977: 170.

5) Finnis JM. Abortion: legal aspects. In: Reich WT, ed. *Encyclopedia of bioehtics*. Vol 1. London: Collier Macmillan, 1978: 30.

6) Engelhardt TH. Viability and the use of the fetus. In: Bondeson WB, Engelhardt HT, Spicker SF, Winship DH. *Abortion and the status of the fetus*. Dordrecht: Reidel, 1983: 183-208. 이 책은 도덕적 기준으로서 생존 가증성에 아주 조금 더 공감하는 접근을 하고 있다.

7) Locke J. *Essay concerning human understanding*. Book 2: Chapter 27, section 9. London, 1690.

8) World Medical Association. Declaration of Sydney—a statement on death. In: Duncan AS, Dunstan GR, Welbourn RB, eds. *Dictionary of medical ethics*. London: Darton Longman and Todd, 1981: 135-6.

9) Popper K, Eccles J. *The self and its brain*. New York: Springer International, 1977.

10) Borst CV, ed. *The mind brain identity theory*. London: Macmillan, 1970.

11) Rorty AD, ed. *The identities of persons*. London: University of California Press, 1976.

12) Tooley M. Abortion and infanticide. *Philosophy and Public Affairs*. 1972; 2: 37-65, 특히 44.

13) Tooley M. Abortion and infanticide. *Philosophy and Public Affairs*. 1972; 2:39.

14) Tooley M. *Abortion and infanticide*. Oxford: Clarendon Press, 1983:142-6.

15) Tooley M. *Abortion and infanticide*. Oxford: Clarendon Press, 1983:419-20.

16) Engelhardt HT. Some persons are humans, some humans are persons, and the world is what we persons make of it. In: Spicker SF, Engelhardtg HT, eds. *Philosophical medical ethics: its nature and significance*, Dordrecht: Reidel, 1977; 183-98, especially 190-3.

17) Wiggins D., *Sameness and substance*. Oxford: Blackwell, 1980: 148-89.

참고문헌

Downie RS, Telfer E. *Respect for persons*. London: George Allen and
    Unwin, 1969.
Vesey GNA. *Body and mind, Readings in philosophy*. London: George
    Allen and Unwin, 1970.

제9장

권리

아서 박사를 처벌하고자 하는 검찰 측의 도덕적인 논고는 "모든 죄 없는 인간 존재는 생명권을 가진다"고 주장한다. 이 점에서 나는 "인간 존재"라는 용어와 관련된 문제들을 앞의 두 장에서 논의했다. 이 장에서는 "권리"라는 용어와 관련된 문제들을 살펴보겠다.

본질적으로 권리란 다른 사람들에게 행동이나 금지restraint를 요구하는—즉 다른 사람들에게 긍정적이거나 부정적인 의무를 부과하는—정당화된 주장이다. 이른바 기본적인 인권으로부터 실업 수당과 무료 제약 처방에 대한 권리, 주빈석에 앉을 권리나 경영자의 화장실을 이용할 권리 등에 이르기까지 많은 종류의 권리가 주장된다.

권리에 관해서 의미 있게 논의하기 위해서는 반드시 모종의 구별을 해야 한다. 철학과 법학에서 나오는 많은 종류의 구별 중에 서[1)-7)] 나는 권리와 관련하여 특히 중요한 두 가지 구별에 초점을 맞출 것을 제안한다. 첫번째 구별은 한편으로 법적인 권리와 비법률적인non-legal 제도적 권리, 다른 한편으로 도덕적 권리의 구별이다. 도덕적 권리의 범주 내에서 나는 모든 사람들이 갖는 보편적 권리와, 모든 사람이 아니라 일부 사람들만이 약속이나 계약을 체결하는 등 이전의 행동 결과를 통해서 또는 특별한 관계나 특별한 사회적 역할에서 생기는 권리를 구별하려 한다. 이런 구별의 맥락에서 나는 "양도할 수 없는", "인간의" 그리고 "기본권"이 무엇을 의미하는지 간략히 고려할 것이다. 내가 염두에 둘 두번째 구별은 다른 사람들이 어떤 행동을 할 것을 요구하는 권리와 다른 사람들이 어떤 행동을 하지 않을 것을 요구하는 권리 사이의 구별이다.

법적, 제도적 권리 대 도덕적 권리

법적인 권리와 제도적인 권리가 있다는 것에는 의문의 여지가 없다. 예를 들어 영국에는 무료(즉 세금으로 재원을 조달하는) 의료 혜택, 교육, 그리고 다른 복지 서비스들을 받을 법적 권리들이 있다. 위에 언급한 대로 여러 사회기관들은 그 성원들이나 일부 성원들에게 많은 비법률적인 제도적 권리들을 수여한다. 법적 그리고 제도적 권리의 공통된 특징은 적절한 사람들, 이를 테면 국회, 위원회, 또는 독재자들이 결정하여 그것들을 만들거나 없앨 수 있다는 것이다. 이런 법적 그리고 제도적 권리들만이 유일한 종류의 권리들이고, 도덕적 권리 또는 자연권(간략히 말해 모든 사람이 "자연적으로" 가지는 도덕적 권리)을 논한다는 것은 말이 되지 않으며, 양도할 수 없거나 빼앗을 수 없는 권리라는 개념은 "더 말도 되지 않는다nonsense on stilts"는 벤담의 말에 많은 사람들이 동의할 것이다.[8] 벤담이 도덕적 권리를 부정하는 것에 동의하지 않을 수 있는 어떤 이유가 있을까?

아마도 가장 중요한 이유는 사람들은 개인적이나 집단적으로 자신들보다 강해서 자신들에게 잘못을 저지를 수 있는 다른 사람들, 특히 부당한 대우를 할 수 있는 법과 규칙을 만들 수 있는 다른 사람들의 경향에 대항할 수 있는 기본적인 도덕적 권리, 내재적 권리를 가진다는 강력한 도덕적 직관이다. 독재자나 독재 정권이 어떤 사람들을 죽이거나 노예로 삼거나 재산을 몰수하는 것을 허용하는 법률을 시행하고자 결정할지도 모른다는 바로 그 생각이야말로 법률이 무엇이라 하건 사람들은 죽임을 당하지 않고 노예가 되지 않으며 재산을 빼앗기지 않을 권리가 있다는 강력한 도덕적 직관을 불러일으킨다.

많은 국가헌법이나 국제헌장이 그러한 도덕적 권리들을 주장하였다. 프랑스 헌법과 미국 헌법에 자리 잡은 권리들은 뛰어난 의사 겸 철학자 존 로크의 저작에 많이 의존하고 있다. 1688년에 일어난 영국혁명의 강력한 지지자인 로크는 자연적 인권 개념을 전파하는 데 가장 영향력을 미쳤던 사람 중의 하나였는데, 자연적 인권이라는 개념은 중세 말기까지는 도덕철학에서 거의 존재하지 않았던 개념이었다. (사실 고전적인 그리스 철학자들은 권리에

해당하는 말을 가지고 있지도 않은 듯하다.[9])

로크는 이전의 자연법 이론들, 특히 아퀴나스의 이론이 "인간의 권리와 의무에 관한 완전한 장치"를 제공한다고 주장하면서,[10] "생명, 자유, 그리고 소유"에 대한 권리는 신이 부여한 인간의 권리이며 필요하다면 힘으로 지킬 권리가 있는 도덕적 권리라고 옹호했다.(로크는 "재산"이라는 용어를 "생명, 자유, 그리고 재산"이라는 용어들의 단축어로 사용한다고 명백히 말했지만, 소유권에 대한 "자본주의적" 집착을 가지고 있다고 자주 비판받는다.[11])

만일 누군가 위와 같은 도덕적 직관의 타당성을 받아들인다면 그는 도덕적 권리의 존재를 인정하는 것이다. 태아나 심하게 결함이 있는 신생아들 모두 생명권이 있다고 믿는 낙태반대주의자들의 도덕적 입장, 남아프리카공화국의 인종차별적 법률이 흑인들의 자유에 대한 평등권을 침해한다고 믿고 인종차별주의에 반대하는 사람들의 도덕적 입장, 세금이 "자기 자신의 노동의 과실"을 지키는 권리를 침해한다고 믿는 자유지상주의적 자본주의자들의 도덕적 견해, 그리고 자본주의가 다른 사람들에게 착취당하지 않을 권리를 침해한다고 믿는 마르크스주의자들의 도덕적 입장 등의 다양한 도덕적 입장들이 이런 직관들을 수용한다.

하지만 다른 사람들은 권리의 개념을 받아들이지 않거나 아니면 일부 공리주의자들처럼 권리를 편리한 허구convenient fiction라고 본다. 이 공리주의자들은 편리한 허구로서의 권리를 일반적으로 받아들이는 것이 복지를 증진시키므로 도덕적으로 정당화된다고 본다. 비공리주의자이면서 권리에 반대하는 사람들은 인권이 함축하는 도덕의무들을 받아들이면서, 의무 그 자체로 도덕적으로 충분하다는 이유에서 권리를 말할 필요가 없다고 주장한다. 그들은 권리를 강조하면 사람들이 그들의 도덕적 의무를 소홀히 하면서 자신을 위해서 도덕적 요구를 하게 만드는 경향이 있다고 덧붙일 수도 있다.

보편적 도덕권리

만일 사람들이 도덕적 권리를 갖는다는 것을 받아들인다면, 권리의 범주들을 구별할 만한 가치가 있다. 권리의 범주 중 하나는 모든 사람들이 가지는 보편적 도덕권리이다.(그러므로 인권이라고 불리고, 앞의 두 장에서 개관한 것처럼 권리의 범위 문제가 발생한다.) 어떤 사람들은 종차별주의자라고 부르겠지만 법률가 하트H L A Hart 교수는 만일 어떤 보편적인 인권이 있다면 그것은 근본적인(다른 도덕적 권리에 의존하지 않는다는 의미에서 근본적인) 인권, 즉 "모든 사람의 평등한 자유권"에 의존하는 것이라고 주장한다.[12] (어떤 사람들은 하트의 언어가 종차별주의적일 뿐 아니라 성차별주의적이라 할 것이다.)

문맥상으로 볼 때 하트 교수가 말하는 모든 사람의 자유권은 다른 사람이 자율성을 행사하는 자유와 양립 가능한 한도 내에서 어떤 사람이 자율성을 행사하는 자유에 대한 권리를 말한다. 나는 다음 장에서 자율성의 문제를 다시 논의할 것이다. 중요한(물론 논란의 여지가 있는) 점은 만일 어떤 권리들이 존재한다면 그 권리는 자율적인 주체가 되는 기본적인 권리에서 나오고, 이 기본적인 권리는 우리가 서로의 자율성을 존중하므로 자신의 자율성에 대한 제한을 받아들이는 기본적인 도덕적 의무를 발생시킨다는 것으로 무척 칸트적인 입장이다.

특별한 도덕적 권리

보편적 도덕 권리와 대비되는 특별한 도덕적 권리도 있는데, 이런 특별한 도덕적 권리는 모든 사람들이 아닌 어떤 사람들만 갖는다. 그러한 권리 중 어떤 것들은 이전의 행위에서 발생한다. 만일 스미스가 존스에게 10파운드를 약속했으면 존스는 스미스에게 10파운드를 지불받을 권리가 있다. 비록 이 권리가 어떤 것을 약속받은 사람은 그것을 약속한 사람에게 받을 권리가 있다는 의미에서 도덕적 권리로서 보편화될 수 있지만, 보편적인 도덕적 권리는 아니다.(헤어Hare는 도덕철학의 맥락에서 보편화 가능성의 중요성을 명쾌하게 논변하고 있다.[13]) 사람들간의 계약도 본질적으로 상호 약속에 기초한 특별한 도덕적 권리를 발생시킨다.

두번째 종류의 도덕적 권리들은 특별한 사회적 관계에서 발생한다. 예를 들어 아이들이 그 부모에게 보살핌을 받을 권리이다.(부모는 유전학적 부모일 수도 있고 아닐 수도 있다. 따라서 내가 제안한 도덕적 권리는 유전학적 관계가 아니라 사회적 관계에서 발생한다는 것이다.) 하트 교수는 우리의 사회정치학적 관계들의 전체 네트워크가 특별한 권리의 원천이며, 제도적, 법적 권리가 그 예라고 설득력 있게 주장한다. 철학자 리처드 브랜트Richard Brandt 교수는 "세계적으로 통용되는 권리들"을 포함해서 모든 권리는 사

회적 체계의 기능이라고 주장한다.[14]

권리에 상호 연관된 의무 유형들

어떤 권리는 다른 사람에게 무엇을 할 의무를 부과한다. 다른 권리는 단순히 다른 사람에게 어떤 일을 하지 말도록 요구한다.(다른 사람에게 어떤 일을 하지 말도록 요구하는 권리는 때때로 권리라고 불리기보다는 수여된 자유vested liberties라고 불린다.[15]) 지불받을 권리는 첫번째의 확실한 예이고 노예가 되지 않을 권리는 두번째의 확실한 예이다. 권리가 있는 사람은 권리에 상응하는 의무를 가질 수 있을지도 모르지만, 권리 그 자체가 권리를 가진 사람에게 의무를 부과하지 않는다는 것을 주목할 만하다(예를 들어 밀Mill은 사람은 노예가 되지 않을 권리가 있을 뿐 아니라, 자신을 노예로 팔지 않을 의무가 있다고 주장한다.[16])

중요한 질문은 다른 사람에게 무엇을 하라고 요구하는 보편적인 권리가 있는지, 그리고 정말 있을 수 있는지, 그리고 그럴 수 있다면 무엇인지이다. 따라서 비록 생명, 자유, 그리고 재산에 관해 주장되는 보편적 도덕권리가 모든 사람에게 어떤 종류의 행동을 금지하는 도덕적 의무를 부여한다는 것이 명백할지라도, 많은 사람들은 그 권리가 모든 사람에게 무엇을 하도록 도덕적 의무를 부여한다는 생각을 개연성이 없다고 여긴다. 그리고 그 권리가 누군가에게 무엇을 하라고 요구한다고 믿지 않는다. 예를 들어 X의 생명권은 (다른 도덕적 고려가 돌출하지 않는 한) 분명히 모든 사람에게 X를 죽이지 않을 도덕적 의무를 부과한다. 하지만 마찬가지로 X의 생명권은 분명히 모든 사람에게 X의 생명을 유지하기 위해 무엇을 해야 하는 도덕적 의무를 부과할 수 없다. 하지만 모든 사람이 누군가의 생명을 유지하기 위해 행동해야 하는 도덕적 의무를 가지는 보편적인 생명권이 있을까? 만일 있다면 어떻게 그런 도덕적 의무를 지닌 사람들을 찾아낼 수 있으며 그들의 의무 한도는 무엇인가?

나는 여기서 이런 어려운 질문에 답변하려고 하지 않을 것이다. (비록 내가 죽임과 죽게 둠에 관해 다루는 뒷장에서 간접적으로 이 문제를 고려하겠지만) 하지만 만일 도덕적으로 다른 사람들에게 모든 사람의 생명을 유지하도록 적극적으로 행동해야 하는 의무를 부과하는 보편적 생명권이 있다면, 다음 사실들이 명백한 것으로 보인다. (1) 그것은 다른 사람들에게 죽임을 당하지 않는 것으로 이해되는 보편적 생명권보다 복잡하고 특별하며, (2) 그것은 사람들의 행위 대부분에 대해서 급진적인 함축을 가질 것이다. 정기적으로 구호단체 옥스팜에 수표를 보내는 것만으로는 그 도덕적 요구를 거의 만족시키지 못할 것이다.

마지막으로 권리들을—근본적인 보편적 도덕권리들조차도—절대적이라고 생각할 필요가 없다. 의무론적 도덕이론에 관한 장에서 나는 절대주의가 절대적 도덕원칙들이 충돌할 때 올바르게 행동할 수 없게 되므로, 많은 사람들이 지지할 수 없는 결과를 초래한다고 말했다. 다른 사람의 도덕적 권리를 존중하라는 도덕적 의무를 포함해서 도덕원칙은 조건부로 절대적인 것으로—즉 다른 조건부 도덕원칙들과 충돌하지 않을 때에만 절대적인 것으

로——생각하는 것이 더 적절하다.[17]

확실히 권리에 대한 얘기는 다른 사람이 가지는 도덕적 의무 (예를 들어 해를 입히지 않을 의무, 자율성을 존중하는 의무, 정의를 추구하는 의무, 그리고 다른 사람을 도울 의무 등)에 관한 얘기로 전환할 수 있다. 하지만 권리는 그런 도덕적 원칙을 적용하는 것의 부분집합일 뿐이다. 권리라는 부분집합의 중요한 특징은 다른 사람들에게 도덕적 고려를 하라고 요구한다는 것이다. 권리에 대해 논란의 여지를 일으키는 데 일조하는 것이 바로 이 특징이다. 도덕의무는 종종 한 사람이 개인적으로 결정해야 하는 문제로 여겨진다(즉 다른 사람이 방해하지 말아야 할 문제로 여겨진다). 하지만 어떤 사람의 도덕적 결정이 다른 사람의 권리를 침해하는 행동이 될 때, 도덕적 의무가 개인적 결정의 문제이므로 방해하지 말아야 한다는 것은 부적절하다. 브랜트 교수가 지적한 대로 도덕적 권리의 언어는 권리를 침해당하는 사람들이 분개하고, 항의하고, 결연히 저항하는 것을 도덕적으로 정당화하고, 사실 적극적으로 격려한다. 이것이 다른 사람에게는 불편할지 몰라도, "압박받는 사람들과 잘 대우받지 못하는 사람들이 자신을 위하여 일어서는 것이 장기적으로는 사회에 이익이 된다는 것은 새삼 지적할 필요조차 없을 것이다."[18] 드워킨Dworkin 교수가 다른 방식으로 표현한 대로 "개인의 권리는 개인이 가지고 있는 최후의 정치적 보호수단이다." 권리는 "다수가 소수의 존엄성과 평등을 존중하겠다는 약속을" 표현하는 데 중요하다.[19]

1) Feinberg J. Rights—systematic analysis. In Reich WT, ed. *Encyclopedia of bioethics.* London:Collier Macmillan, 1978:1507−10.

2) Macklin R. Rights in bioethics: In: Reich WT, ed. *Encyclopedia of bioethics.* London:Collier Macmillan, 1978:1511−16.

3) Dworkin R. *Taking rights seriously.* 3rd imp. London:Duckworth, 1981.

4) Melden AI. *Rights and persons.* Oxford: Blackwell, 1977.

5) Benn SI. *Rights.* In:Edwards P, ed. *The encyclopedia of philosophy.* Vol. 7. London:Collier Macmillan,1967:195−9.

6) Frey RG. ed. *Utility and rights.* Oxford: Blackwell, 1984.

7) Finnis J. *Natural law and natural rights.* Oxford:Clarendon Press, 1984.

8) Bentham J. Anarchical fallacies:Reprinted in:Melden AI, ed. *Human rights.* Belmont: Wadsworth, 1970:32.

9) Golding MP. The concept of rights:an historical sketch. In:Bandman EL, Bandman B eds. *Bioethics and human rights.* Boston:Little Brown, 1978: 46.

10) Sabine GH. *A history of political theory.* 3rd ed. London:Harrap, 1971: 526.

11) Locke J. Of civil government, two treatises. In:Carpenter WS, ed. *Of civil government by John Locke.* Vol 2. London:Dent Everyman's Library, 1925: 159, 180.

12) Hart HLA. Are there any natural rights? Reprinted in:Melden AI, ed. *Human rights:* Belmont:Wadsworth, 1970: 61−75.

13) Hare RM. *Freedom and Reason.* Oxford:Oxford University Press, 1963: 2.2−2.4.

14) Brandt RB. The concept of moral right and its function. *Journal of Philosophy* 1983; 80: 29−45.

15) Lockwood M. Rights. *J Med Ethics* 1981; 7:150−2.

16) Mill JS. *On liberty.* In:Warnock M, ed. Utilitarianism. Glasgow:

Collins/Fontana, 1974: 236.

17) Vlastos G. Justice and equality. In: Melden AI, ed. *Human rights*:
Belmont: Wadsworth, 1970:82-4.

18) Brandt RB. The concept of moral right and its function. *Journal of Philosophy* 1983; 80: 29-45.

19) Dworkin R. *Taking rights seriously*. 3rd imp. London: Duckworth, 1981: xi, 205.

제10장

자율성과 자율성 존중의 원칙

아서 박사를 처벌하면 안 된다는 변호인 측의 도덕적 변호의
한 부분은 의사가 자신의 견해를 부모에게 강요해서는 안 된다는
것이다. 오히려 의사의 역할은 부모가 결정할 능력이 있고 악의
를 갖고 행동하지 않는다고 가정할 때, 여러 가지 선택할 수 있는
것들에 대해 전문가로서 조언을 해주는 것이고, 부모의 결정이
어떤 것이든 그것을 지지해주는 것이다. 이 주장이 내포하는 바
는 인간의 자율성을 존중해야 한다는 원칙에 기반한다. 이 장에
서 나는 자율성과 자율성 존중의 원칙이 무엇을 의미하는지 개관
하고자 한다.

정의

자율성(문자 그대로 자기지배self-rule)은 자유롭고 독립적으로,

그리고 영국 여권에 써 있는 것처럼 아무런 장애도 없이 생각하고 결정하며 그러한 생각과 결정에 근거해서 행동하는 능력이다. (자율성이라는 말은 때때로 다른 것들, 예를 들어 도덕적 고찰을 의미하기도 한다.[1] 그러나 도덕적 고찰이란 단지 사고의 자율성의 한 국면이기 때문에 나는 이 개념들을 구별하는 것이 최선이라고 생각한다.) 행위의 영역에서는 한편으로 자유, 방종 또는 단순히 자기가 원하는 것을 하는 것과, 다른 한편으로 비록 자기가 원하는 것을 하는 것일 수 있지만 그것을 사고나 추론에 근거하여 자율적으로 행동하는 것을 구별하는 것이 중요하다. 우리는 동물들이 자율성을 가진다고 말하지 않는다. 하지만 만일 동물들이 아무런 제약을 받지 않는다면(예를 들어 우리에 갇히거나 약물에 의해 영향받거나, 어린아이들이 새들의 날개를 잡아당기거나 하지 않는다면) 아주 약한 의미에서 자유롭다고 할 수 있을 것이다.

자율성은 자유의 부분집합이지만, 모든 자유가 자율성은 아니다. 자율성의 개념은 아리스토텔레스가 인간의 고유한 속성이라고 한 이성을 사용한다는 뜻을 포함한다.

세 가지 자율성

자율성은 때때로 행위의 자율성, 의지의 자율성, 그리고 생각의 자율성으로 구별된다.

생각의 자율성은 결정을 내리고, 어떤 것을 믿고, 미적인 선호를 가지고, 도덕적 평가를 하는 것을 포함해서 "자기 스스로를 위해 생각한다"고 불릴 수 있는 지성적인 행위의 광범위한 영역을 포함한다.

의지의 자율성(혹은 아마도 의도intention의 자율성)은 어떤 일들을 할 때 자신이 숙고한 바를 근거로 하여 그것을 하기로 결정하는 자유이다. 비록 "의지"라는 개념이 철학적으로는 많이 비판받아왔지만, 지금은 부활하는 것 같다.[2] 하지만 의사를 포함해서 일반인들은(예를 들어 강력한 반대 욕구가 있으면서도 어떤 일을 할 것인지 여부를 결정할 수 있다는) 의지력의 개념에 상응하는 인간 능력이 있다는 것을 의심하지 않는다. 마찬가지로 어떤 사람은 다른 사람보다 의지의 자율성을 더 많이 갖고, 자율성은 사람마다 차이가 있으며 질병과 마약 등의 화학적 제재들chemical agents에 의해 감소될 수도 있다는 사실도 별로 의심하지 않는다.

행위의 자율성——수의근은 큐라레포름curariforms에 의해 마비되었지만 마취의사가 아산화질소를 사용하지 않는 바람에 의식이 있는 환자는 외과의가 자신의 몸을 절개하는 것을 중지시키려는 방법을 찾아내려 하지만 성공하지 못한다. 아마도 이 경우가 사고와 의지의 자율성은 활동하지만 행위의 자율성이 일시적으로 전혀 없는 예일 것이다.

특정한 행위들은 사고의 즉각적이고 직접적인 결과가 아니더라도 자율적일 수 있다는 것을 언급해야 한다. 우리는 무엇을 하는지 생각하지 않고도 직장까지 완벽하게 자율적으로 운전할 수 있다. 하지만 우리는 추론에 기초하여 그렇게 하고 우리의 행동은 모든 단계에서 추론에 반응한다. 예를 들어 우리는 켜놓고 온 다리미를 기억해서 집으로 돌아가기로 결정할 수 있다.[3] 사고, 의지(또는 의도), 그리고 행위의 자율성은 추론에 기초해야 한다.

덕으로서의 자율성

철학자인 벤슨John Benson 교수는 자율성에 관한 뛰어난 논문에서[4] 자율성이란 행동, 선택, 그리고 의견을 형성할 때에 자기자신의 힘을 신뢰하는 성격의 상태라고 기술한다. 그는 자율성을 덕으로 보면서, 아리스토텔레스의 입장에서 자율성이란 한편으로는 자기가 다른 사람들에게 지나치게 영향을 받는 타율성(예를 들어 쉽게 믿고, 순응하며, 수동적이고, 복종하며, 지나치게 의존하거나 비굴한)의 결여와, 다른 한편으로는 거만한 자기충족 또는 더 나아가 유아론(오직 자신에 대한 관심만 보이는 여러 가지 이론들) 사이에 있는 중용이라고 주장한다.

나는 자율성이 덕이라는 의견을 받아들이고 싶지 않다──악당이 자율성이 있다고 해서 그 사실이 그를 덕 있는 사람으로 만들지는 않는다. 오히려 덕이 되려면 깊이 생각해서 내린 결정에 기초해야 하기 때문에 자율성은 덕이 되기 위한 전제조건이다.(이것이 바로 인간이 아닌 비이성적 동물에게는 덕의 개념이 오직 비유적으로만 적용된다고 생각하는 이유이다.) 이런 입장을 채택하는 것에 관계없이, 우리는 벤슨 교수와 철학자 오닐 박사와[5] 같이 자율성이란 사람마다 서로 다르게 갖고 있는 특징이라는 점에 동의할 수 있다.

자율성 존중의 원칙

자율성은 자율성의 원칙, 더 명확하게 자율성 존중의 원칙과 구별되어야 한다. 자율성 존중의 원칙은 본질적으로 다른 사람의 자율성을 존중하라는 도덕적 요구이다. 현실에서 모든 사람은 어느 정도 이 원칙을 받아들인다. 우리 모두는 자신의 자율성을 존중받아야 한다고 믿고(이유 없이 투옥되었을 때 누가 도덕적으로 분개하지 않겠는가?) 어떤 상황에 부딪쳤을 때 적어도 다른 사람들의 자율성을 존중해야 한다고 받아들일 준비가 되어 있다. 하지만 행위의 자율성의 경우에는 자율성의 존중에 제한을 가할 필요가 있다는 것이 명백하다. 만일 그렇지 않다면 우리는 어떤 사람이 깊이 사고한 후의 행위가 다른 사람들에게 얼마나 무서운 결과를 초래하든 간에 그 행위를 존중하도록 도덕적으로 요구받을 것이다. 하지만 그러한 직관이 어떻게 정당화될 수 있는가?

공리주의의 아버지인 밀과 의무론적 도덕론자의 대표자인 칸트는 자율성 존중의 원칙이 도덕적으로 중요하다고 주장하면서, 이 원칙에서 자율성에 대한 제한 조건들을 고심하여 만들어냈다. 밀에 따르면 모든 인간의 복지를 극대화하기 위해서는 다른 사람들의 자율성을 존중하는 것이 필요하다. 하지만 이런 자율성의 존중은 어떤 제한 조건을 충족할 때에만 존중되어야 한다. 제한 조건은 사람들의 자율성을 존중하는 것이 다른 사람들을 해치지 않고, 자율성을 존중받은 사람들이 기본적인 성숙함("자유로운 토론에 의해 향상될 수 있는 능력")[6]을 가지는 것이다. 칸트는 자율성과 다른 모든 자율적 주체들의 자율성을 존중하는 것 모두 이성적 주체의 필수적인 특징이라 주장한다. 나는 다음에서 칸트와 밀의 논변을 간략하게 개괄하겠다.

칸트의 논변

칸트의 형이상학은 존재하는 것을 두 영역으로 나눈다. 두 영역은 이성적 세계noumenal world와 현상적 세계phenomenal world인데, "이성적" 세계는 이성의 세계이고 현상계는 감관지각 sense perception의 세계이다. 이 두 영역에서 모두 존재하는 것은 보편적 법칙에 따라서 작동한다.[7] 이성적 존재는 법칙에 대한 그들 자신의 이념에 의해서 자율적으로 행동할 수 있다. 비이성적 존재는 외부 원인에 의해 인과적으로 결정되며 그들의 행위는 타율적이다. 인간 존재는 이성적인 것과 비이성적인 것의 혼합물이고, 의지가 이성적인 것과 비이성적인 것을 연결해서 인간에게 이성을 사용해서 비이성적 세계에(인간 자신의 비이성적 세계를 포함해서) 영향을 미치게 한다.[8]

이성이 인정하는 다양한 종류의 객관적이고 보편적인 법칙들이 있는데(수학과 논리학을 생각해보라), 그중에 하나는 도덕 법칙이다. (우리가 의무론적 윤리학에 관한 장에서 본 것처럼, 칸트는 이 도덕 법칙을 세 가지 다른 정식으로 표현할 수 있다고 믿었다.) 정언명령이라 불리는 이 도덕 법칙은 우리에게 "자신의 의지의 준칙이 항상 동시에 모든 사람을 위한 보편적 법칙 수립의 원칙으로서 타당할 수 있도록 행동하라"고 요구한다. 그의 논변을 요약하자면 객관적이고 보편적인 도덕 법칙은 모든 이성적 주체들에게 적용되어야 하는데, (사실 우리가 행동하는 원칙의 근거인) 어떤 의지의 준칙이 모든 이성적 주체들의 준칙이 될 수 없다면 어떤 준칙도 그런 도덕 법칙과 합치될 수 없다.

그러나 우리가 그러한 준칙에 따라 행동하는 것만으로는 충분치 않고 그렇게 하기로 작정하거나 선택해야 한다. 그렇지 않다면 우리는 자율성을 가지고 행동하는 것이 아닌데, 행위 주체가 자율성을 가지고 행동하는 것이 이성적인 주체의 필수적인 특징이다. 이성적으로 도덕 법칙의 타당성을 인정하는 것과, 그 도덕 법칙을 의지하거나 선택하는 것, 두 가지에 의해 우리는 보편적 도덕 법칙에 복종할 수 있으며 동시에 그 도덕 법칙의 창조자가 될 수 있다.

게다가 이성적 주체는 반드시 의지를 가지기 때문에 필연적으로 목적 그 자체이다. 이와 달리 의지를 갖지 않은 존재는 기껏해야 목적에 대한 수단일 따름이다. 이것은 이성적 주체가 반드시 자기 자신을 목적 그 자체로 생각할 수밖에 없다는 점에서 객관적으로뿐만 아니라 주관적으로도 참이라고 칸트는 주장한다. 칸트는 사람들이 목적 그 자체라는 사실과 정언명령으로부터 "언제나 자신이나 다른 사람의 인격에 있는 인간성을 절대 수단으로만 대하지 말고 동시에 목적으로 대하도록 행위하라"는 것이 도출된다고 주장한다. 따라서 칸트에 따르면 자율성에 대한 존중은 이성적 주체가 되는 필수 조건일 뿐 아니라, 개인적인 이성적 주체의 자율성을 존중하는 것은 다른 모든 이성적 주체들을 존중하는 맥락에서만 행사될 수 있다.

밀의 논변

밀 역시 (다른 사람의 자율성을 존중하는 것이 다른 사람에게 해를 끼치지 않는 한) 다른 사람의 자율성을 존중하는 도덕적 의무를 주장한다. 현대의 공리주의자인 헤어RM Hare처럼,[8)9)] 밀은 자율성을 존중하는 것이 인간 복지를 극대화한다는 공리주의적 이유에서 이런 주장을 지지한다.[10)] 밀은 자유(밀은 자유라는 말로 분명하게 자율성을 나타낸다)를 절대적으로 존중해야 한다는 원칙과 전체적인 복지를 극대화해야 한다는 공리주의의 원칙을 모두 지지하는 불가능한 일을 시도한다고 비판받아왔지만, 철학자 존 그레이 John Gray는 밀의 이론이 일관성이 있다고 다음과 같이 설득력 있게 주장한다.[11)]

첫째로 밀의 "절대주의"는 단지 외관상으로만 그럴 뿐인데, 밀은 개인의 자율성이 절대적으로 지배해야 한다는 원칙에 제한 조건을 붙이기 때문이다. 그 제한 조건이란 개인의 자율성을 존중하는 것이 다른 사람에게 해악을 주지 않거나[12)] "그가 수행하도록 정당하게 강제될 수 있는"[13)] 이로운 행동들을 박탈하지 않을 경우에만 절대적으로 지배한다는 것이다. 둘째로 극대화되어야 할 복지란 "가장 넓은 의미에서 진보하는 존재로서 인간의 항구적인 이익에 기초하기"[14)] 때문에 (전체 공리를 극대화하는) 공리의 원칙이 자율성 존중을 함축한다고 주장하는 것으로 해석할 수 있다. (아리스토텔레스가 말하는 인간적 번영 혹은 인간적 성공이라는 의미에서) 인간의 행복이란 개인이 자율성을 행사하는 정도에 따라 좌우되고, 개인의 자율적 요구는 많이 다른데다가 사실상 개인적이기 때문에 복지의 극대화라는 공리주의적 목표를 달성하려면 개인의 자율성을 존중하는 것이 언제나 중요한 의무가 된다는 것이 논리적으로 도출된다.

위에 언급된 제한조건들을 염두에 두면 공리주의자인 밀이 어떻게 자율성 존중의 원칙을(칸트보다 약하지 않게) 옹호할 수 있는지를 이해할 수 있다. 밀은 다음과 같이 쓰고 있다.

이 글의 목적은 사회가 강제와 통제로써 개인을 다루는 것을 절대적으로 지배하는 매우 단순한 원칙을 주장하는 것이다. 그 원칙은 인류가 그 사회의 구성원이 갖고 있는 행동의 자유를 개인적으로 또는 집단적으로 간섭하는 것을 보증하는데, 그 유일한 목적은 자기보호이다. 권력이 문명화된 사회의 어떤 구성원의 의지에 반해서 정당하게 적용되는 유일한 목적은 다른 사람들에 대한 해악을 막는 것이다. 그 자신의 선은, 그것이 육체적인 것이건 정신적인 것이건, 충분한 근거는 아니다.[15]

다음 장에서 나는 이 입장에 대한 반대 논변들을 살펴볼 것이다.

주 3)의 매킨타이어의 논변에 관심을 갖게 해준 데 대해 록우드Michael Lockwood 박사에게 감사한다.

1) Miller. B Autonomy and the refusal of lifesaving treatment. *Hastings Center Report* 1981;11:22-8.

2) O'Shaughnessy B. *The will: a dual aspect theory.* Cambridge: Cambridge University Press, 1980.

3) MacIntyre A. Determinism. *Mind* 1957;66:28-41.

4) Benson J. Who is the autonomous man? *Philosophy* 1983;58:5-17.

5) O'Neill O. Paternalism and partial autonomy. *J Med Ethics* 1984;10:173-8.

6) Mill JS. On liberty. In:Warnock M, ed. Utilitarianism. Glasgow: Collins/Fontana, 1974:135.

7) Kant I. Groundwork of the metaphysics of morals. In: Paton HJ, ed. *The moral law.* London: Hutchinson University Library, 1964: 80.

8) Walsh WH. Kant I. In: Edwards P, ed. *The encyclopedia of philosophy.* New York and London: Collier—Macmillan, 1972: 305-24

9) Hare RM. What is wrong with slavery? *Philosophy and Public Affairs* 1979;8:103-21.
Hare RM. *Moral thinking: its levels, method and point.* Oxford: Oxford University Press, 1981:155-6, 167-8.

10) Mill JS. On liberty. In:Warnock M, ed. *Utilitarianism.* Glasgow: Collins/Fontana, 1974:138.

11) Gray J. *Mill on liberty: a defence.* London: Routledge and Kegan Paul, 1983.

12) Mill JS. On liberty. In:Warnock M, ed. *Utilitarianism.* Glasgow: Collins/Fontana, 1974:135.

13) Mill JS. On liberty. In:Warnock M, ed. *Utilitarianism.* Glasgow: Collins/Fontana, 1974:136-7.

14) Mill JS. On liberty. In:Warnock M, ed. *Utilitarianism.* Glasgow: Collins/Fontana, 1974:136-7.

15) Mill JS. On liberty. In:Warnock M, ed. *Utilitarianism.* Glasgow: Collins/Fontana, 1974:135.

제11장

부권주의와 의료윤리

앞 장에서 나는 사람들의 자율성을 존중하는 원칙과 사람들을 단지 목적을 위한 수단이 아니라 목적 자체로 대하라는 칸트의 요구를 지지하는 여러 논변들을 개관했다. 이런 논변들에 대한 반대 주장은 비록 자율성을 존중하는 것이 중요하지만, 사람들, 특히 환자들을 위해 최선을 다하는 것—아니면 적어도 그들이 겪는 해harm를 최소화하는 것—이 종종 더 중요하다는 것이다. 그러기 위해서는 그들이 바라는 것을 무시하고 그들을 단지 목적을 위한 수단으로서—예를 들어 그들 자신의 회복을 위한 수단으로서—대하는 것이 필요할 수도 있다는 것이다.

의사들은 때때로 자신의 환자에게 부권주의적이어야 한다. 즉 의사는 환자들의 즉각적인 소망에 어긋나는 일을 하거나 아니면 그들에게 묻지도 말고, 심지어 속임수를 쓰면서까지 환자들에게 최선의 이익이 되는 것을 행해야 한다(문헌목록을 보라). 부모가 때때로 자식의 의지에 반대해서, 속이거나 말하지 않고 자식에게 최선의 이익이 되도록 중요한 결정을 해야 하듯이 의사들도 자신이 맡은 환자들의 최선의 이익을 위해서 행동해야 한다. 잉글핑거Ingelfinger 박사가 말하는 것처럼, "만일 당신이 의사의 주요 역할이 환자를 기분 좋게 하는 것이라는 데에 동의한다면, 어느 정도의 권위주의, 부권주의와 우월주의domination가 의사의 효율성의 본질이다."[1] 나는 뒤에 나오는 여러 장들에서 일반적인 선행의 원칙과 악행 금지의 원칙을 살펴볼 것이지만, 여기서는 의학적 부권주의를 지지하는 논변들을 살펴보겠다.

의학적 부권주의를 위한 논변들

첫번째 논변은 히포크라테스 이후의 의료윤리는 의사가 자신의 환자를 위해 최선을 다할 것을 요구한다는 것이다. 히포크라테스 선서는 "나의 능력과 판단에 따라 나는 환자들의 이익이라고 생각하는 방식이나 식이요법을 따를 것"을 요구한다.[2] 하지만 히포크라테스 선서는 환자들이 원하는 대로 하고, 그들을 속이지 않으며, 그들이 바라는 것에 관해 묻고, 일어날 것 같은 결과나 대안적인 치료를 설명하는 것에 관해서 아무 말도 하지 않는다.

환자를 위하여 최선을 다하는 의무를 위와 같이 표현한다면, 그 의무는 매력적으로 들리지 않을 것이다. 하지만 이 의무를 질병 때문에 공포를 느끼는 환자들이 심한 고통과 무호흡증, 다루기 힘든 가려움증, 착란된 감각disordered sensation, 비참과 우울, 그리고 종종 어리둥절함 등을 겪고 있는 실제 삶의 상황들을 통해 표현할 때, 특히 환자의 의사로서 하지 말아야 할 것은 생체 조직검사의 결과, 치료의 위험, 만족스럽지 못한 대안들, 또 다른 고약한 정보를 환자에게 제공해서 실의에 빠지고 걱정에 휩싸이게 하는 것이다. 이렇게 표현한다면 환자를 위하여 최선을 다하는 의무가 좀 더 그럴듯하게 들리기는 하겠지만, 그 의무가 얼마나 정당화될 수 있는가?

의사에게 부여되는 최고의 도덕적 요구가 환자들의 건강을 향상시키고, 그들의 고통을 최소화하며 생명을 연장시키도록 최선을 다하는 것이라는 주장을 누군가 받아들인다 해도, 가령 거짓된 신뢰, 부권주의적 의사결정, 회피, 속임, 그리고 명백한 거짓말들에 의해서 이런 목적들이 증진된다는 것은 분명하지 않다. 물론 그러한 행동(따뜻하게 등을 두드리며, "물론 우리는 마술사가 아니지만, 최선을 다할 겁니다. 당신은 안심해도 됩니다. 좋은 결과들이 있어왔으니까요.")을 함으로써 의사들은 부담이 아주 많이 줄어든다. 예를 들어 치명적인 병에 걸린 사람들과 그들의 상태와 전망에 관해 솔직하게 논의하는 것은 감정적으로 부담이 많다. 그후에 필연적으로 따르는 것도 마찬가지이다. "밝은 면을 보는 것"이 훨씬 더 쉽다. 하지만 이것이 일반적으로 환자들을 더 행복하게 만든다는 가정은 무척 의심스럽다.

게다가 종종 환자의 친척이나 친척들은 진실을 듣고 환자만 속아서 그렇게 대우받는다는 것이다. 가족들이 환자를 속여야 하고, 다른 의료 종사자들과 간호원들이 환자를 속여야 한다는 것 자체가 상당히 마음의 부담이 될 수 있다.[3] 그뿐만 아니라 이런 속임이 정상적인 의료의 신뢰성을 손상시키고 그에 따르는 나쁜 결과를 가져올 수도 있다. 게다가 무언가 불쾌한 일이 진행되고 있다는 의심이 들지만 그것이 무엇인지 발견할 수 없는 환자의 고통이 있다. 마지막으로 치명적인 병을 앓는 환자가 의사와 가족들이 지금까지 자신을 속여왔다는 것을 발견하게 될 때 느끼는 고통이 있다.[4] 이것이 가야 할 길인가!

물론 어떤 환자들은 의사가 자신에게 어떤 불쾌한 정보도 제공하지 말고 자신의 병에 관한 모든 결정을 내려주기를 진정으로 원한다. 하지만 환자가 원하는 대로 하는 것이 (정의상) 부권주의는 아니다. 내가 말하고자 하는 바는 모든 환자들이 의사가 그렇게 행동하기를 원하는 것은 아니며, 그러한 환자들에게 의사가 그렇게 행동하는 것이 그 환자의 고통을 감소시키거나 건강을 향상시키거나 생명을 연장시킨다고 가정하는 것이 매우 의심스럽다는 것이다. 의료실천에서는 환자가 "알고 싶어하지 않는다"고 종종 가정하지만, 환자가 진정으로 원하는 것이 무엇인지를 찾아내기 위해서는 기술, 시간, 그리고 노력이 필요하다.[5][6]

부권주의적 행동을 정당화하는 두번째 방식은 환자들이 의학적 문제에 관해 결정을 내릴 능력이 없다고 주장하는 것이다. 의학적으로 얘기해서 환자들은 너무 무지하고 그들이 알고 있는 지식은 너무 부분적이고 편파적이다. 따라서 비록 상황을 설명해준다 하더라도 그들은 잘 이해하지 못하고 의사들보다 나쁜 결정을 내리기 쉽다.

여기서 문제는 누가 좋은 결정을 내릴 수 있는가인데, 의사가 환자보다 좋은 결정을 내릴 수 있는 영역도 있고 그렇지 않은 영역도 있다. 의사들은 특별하고 광범위하게 훈련받았기 때문에 의학적 혹은 기술적 영역에서 의학적으로 무지한 환자들보다 기술적으로, 의학적으로 정확한(따라서 그런 의미에서 더 좋은) 결정을 내릴 것이다. 의사가 환자에게 현재의 신체 상태로 보아 임신을 하면 상당히 위험하기 때문에 임신중절을 하는 것이 더 좋을 것이라고 말하는 것은 우월한 의료지식에 근거해서 의학적으로 건전한 조언을 하는 것이다. 그렇지만 의사가 도덕적 의미에서 임신중절을 하는 것이 좋다고 주장하거나 조언하는 것은 그의 능력의 범위를 넘어서는 것이다. 도덕결정의 영역에서 의사가 환자보다 전문적으로 더 잘 훈련받은 것은 아니다. 그러나 비록 그렇다 하더라도 많은 사람들은 의사가 환자를 위해 도덕적 결정을 내리는 것은 물론, 환자들이 도덕적 결정을 내리는 데 조언하는 것조차 의사의 역할이 아니라고 할 것이다.

행복의 평가자로서의 의사

위에서 살펴본 반대 논변은 의사가 환자들보다 더 좋은 결정을 내릴 수 있는 영역, 즉 기술적인 영역이 있다는 부권주의자들의 전제에 동의하며, 부권주의자들 자신의 기초 위에서 부권주의자들에게 정면으로 응수한다. 그 반대 논변은 도덕 영역을 포함한 다른 영역에서는 의사가 더 좋은 결정을 내릴 것이라고 기대할 이유가 거의 없다고 주장한다. 의사가 환자보다 더 좋은 결정을 내릴 것 같지 않은 다른 영역은 공리주의적 계산에 관련된 문제이다. 즉 모든 것을 고려할 때, 어떤 행동이 모든 사람을 위하여 더 많은 행복을 산출할 것인가 또는 최소한 더 적은 불행을 산출한 것인가에 관련된 문제이다.

어떤 의사들은 복잡한 의료윤리적 문제의 경우에(예를 들어 심각한 중증 장애를 가진 신생아에 관한 문제) 의사의 할 일은 어떤 행동이 최대의 이익을 산출하는지를 계산하고 그것을 실행하는 것이라고 믿는다. 한 소아과 의사는 다음과 같이 말한다. "보통 마지막으로 문제를 결정해야 하는 것은 의사이다. 부모에게 자식이 살기를 원하는지 아니면 죽기를 원하는지를 묻는 것은 잔인하다."[7]

철학자 뷰캐넌Allen Buchanan 교수는 만일 의사가 선택할 수 있는 여러 행위들 중(부모에게 선택할 수 있는 대안들을 알리고 그들이 무엇을 가장 좋아하는가를 묻는 것을 포함해서) 어떤 행위가 최대의 행복을 산출하는지를 계산한다면 그는 너무 많은 요소들을 고려해야 한다고 지적한다.[8]

우선 의사는 만일 정보가 알려질 경우 가족 구성원이 받는 해와 이익을 비교해야만 한다. 그런 후에 각 개인에 대한 판단을 이 정보를 알고나서 가족 전체가 받는 전체적인 해와 이익의 판단에 포함시켜야 한다. 그리고 나서 그는 진실을 말하지 않았을 경우에 발생하는 결과에 대한 개인의 주관intrapersonal과 개인의 상호주관적인 interpersonal 해와 이익의 총량을 계산해야 한다. 마지막으로 그는

이 결과들을 비교하고 어떤 행위가 가족 전체에게 끼치는 해를 최소화하는지 결정해야 한다.[9]

뷰캐넌은 죽어가는 환자에게 진실을 말하는 것이 최선인가를 평가하는 의사에 대해서도 비슷한 분석을 한다. 그러한 분석의 복잡성과 그러한 분석이 반드시 평가적이라는 것evaluative을 보여준 후에 뷰캐넌은 다음과 같이 결론짓는다.

> 게다가 일단 이런 판단들의 복잡성을 이해하고 그 판단들이 평가적evaluative이라는 것을 이해한다면 의사가 환자나 그 가족들보다 더 좋은 판단을 할 수 있는 위치에 있다는 것은 개연성이 적어 보인다. 의사가 의사로서 해와 이익을 적절히 판단할 수 있는지를 묻지 않는 것이 의료적 부권주의의 기본 특징이다.[10]

물론 이런 평가들은——도덕 평가와 선호 평가——누구든지 하기 힘들다. 중요한 점은 의사가 환자보다 더 좋은 판단을 할 것이라고 가정할 이유가 없다는 것이다. 의료적 부권주의를 내세우는 가장 좋은 근거인 기술적 의학적 평가의 경우에도 환자들이 무지하기 때문에 의사소통을 할 수 없어서 의료적 부권주의가 정당화된다는 주장은 의심스럽다. 왜냐하면 실제로는 많은 의사들이 기술적 의학적 문제를 환자에게 만족스럽게 설명할 수 있기 때문이다. 의사들은 대학원에서 좀 더 효과적인 의사소통 훈련을 받거나, 그런 능력을 가진 동료에게 환자와 의사소통을 하도록 위임

함으로써, 또는 두 경우 모두를 이용함으로써 환자와 성공적으로 의사소통을 이룰 수 있는 것처럼 보인다.

위에서 고려한 의학적 부권주의에 대한 반대 논변들은, 가장 중요한 도덕적 목표가 환자나 가족, 사회 전체의 행복을 극대화하는 것이라는 의학적 부권주의의 전제를 받아들임으로써, 의학적 부권주의 자체를 기초로 하여 의학적 부권주의에 정면으로 응수하고 있다. 자율성을 도덕적으로 궁극적인 것이라 생각하는 칸트주의자들과 (적절한 도덕이론은 자율성의 원칙을 포함하여 잠재적으로 상충하는 다양한 도덕원칙들을 요구한다고 믿는) 다원론적 의무주의자들은 자율성을 존중하는 것이 환자나 가족, 한 사회의 행복이라는 측면에서 명백히 더 나쁜 결정을 초래한다 하더라도, 많은 경우에는 자율성을 존중해야 한다고 주장할 것이다. 앞 장과 공리주의에 관한 장에서 본 것처럼 많은 공리주의자들도 이런 결론을 지지하는데, 그 이유는 인간의 복지를 극대화하기 위해서는 개인의 자율성을 존중해야 한다는 것이다.[11]~[15]

리처드 베일리스Richard Bayliss 경은 한 크리스천사이언스 신자의 경우를 다음과 같이 감동적으로 묘사하고 있다. 그는 갑상선중독증thyrotoxicosis을 치료하기 위해 정통 의학을 사용하자는 의사의 조언을 처음에는 거절했다가 나중에 받아들였다. 하지만 그가 결정을 너무 늦게 내렸기 때문에, 의사는 그의 생명을 구할 수 없었다.[16] 크리스천사이언스를 받아들이지 않는 사람들은 그가 자신의 종파를 위해 처음에 의사의 조언을 거절했을 때, 그가 자신의 건강을 위해 "더 좋은" 결정을 내렸다고 믿지 않을 것이다. 하지만 자율성 존중의 원칙이 중요하다고 믿는 사람들은 크리스천사이언스 신자가 의료적 도움을 거절하는 것이 그에게 치명적이고, 그의 가족과 의료진들에게 크나큰 고뇌를 줄 뿐만 아니라, 의학적 부권주의에 의한 간섭이 자신을 살릴 수도 있었을 테지만, 그의 자율성을 존중하는 것을 거부하지 않을 것이다.

주(註)

1) Ingelfinger FJ. Arrogance. *N Eng J Med* 1980; 303:1507–11.
2) British Medical Association. *The handbook of medical ethics.* London: BMA, 1984:69–70.
3) Kubler-Ross E. *On death and dying.* London: Tavistock Publications, 1970:149–50.
4) Kubler-Ross E. *On death and dying.* London: Tavistock Publications, 1970:32.
5) Nicholls J. Patients too timid to ask questions of their GPs. *Medical News* 1982 July1:23.
6) Hull FM, Hull FS. Time and the general practitioner; the patient's view. *J R Coll Gen Prac* 1984;34:71–5.
7) Shaw A, Shaw I. Dilemmas of "informed consent" in children. *N Eng J Med* 1973;289:885–90.
8) Buchanan A. Medical paternalism. *Philosophy and Public Affairs* 1978;7:370–90.
9) Buchanan A. Medical paternalism. *Philosophy and Public Affairs* 1978;7:380.
10) Buchanan A. Medical paternalism. *Philosophy and Public Affairs* 1978;7:383.
11) Mill JS. On liberty. In: Warnock M. ed. *Utilitarianism.* Galsgow:

Collins/Fontana,1974.

12) Hare RM. Ethical theory and utilitarianism. In:Lewis HD,ed. *Contemporary moral philosophy4*. London:Allen and Unwin, 1976.

13) Hare RM. *Moral thinking—its levels, method and point*. Oxford: Clarendon Press, 1981.

14) Singer P. *Practical ethics*. Cambridge:Cambridge University Press, 1979:72-92, 140-6.

15) Haworth L. Autonomy and utility: *Ethics* 1984; 95:5-19.

16) Bayliss R. health hazard. *Br Med J* 1982; 285:1824-5.

참고문헌

Gorovitz S, Jameton AL, Macklin R, et al. *Moral problems in medicine*. 1st ed. Engelwood Cliffs: Prentice-Hall, 1976:182-241.

Culver CM, Gert D. *Philosophy in medicine—conceptual and ethical issues in medicine and psychiatry*. New York/Oxford: Oxofrd University Press, 1982:126-63.

Sartorius RE, ed. *Paternalism*. Minneapolis: University of Minnesota Press, 1983.

제12장

선행의 의무
다른 사람을 위해서 선을 행하기

의료윤리를 논의할 때 자주 듣는 말 중의 하나는 "환자의 이익이 언제나 우선되어야 한다"는 것이다. 하지만 조금만 생각해보면 이 말은 의료실천에서 참도 아니고 도덕적 명령으로도 바람직하지 않다. 한 사람의 삶에는 많은 종류의 이해가 얽혀 있어서 서로 경쟁 관계에 있다. 자신과 자신이 사랑하는 사람들의 이해, 그리고 자신과 특별한 관계에 있는 사람들의 이해, 그리고 그가 속한 공동체의 이해들이다. 이해가 상충하는 가운데 어느 한 사람 또는 한 집단의 이익이 언제나 우선되어야 한다고 말하는 것은 근거 없는 절대주의이다. 사실 도덕이론가들은 선행이 도덕적으로 의무인지, 만일 그렇다면 어느 정도의 선행이 의무인지에 대해 논쟁해왔다(도서목록을 보라).[1] 어떤 이론가들은 선행은 분명히 미덕이고 도덕적으로 찬양받을 만하지만 도덕적 의무는 아니라

고 주장한다.[2]

일반적인 윤리학에서야 어떻든 간에 의료종사자들은 여러 상황에서 자신의 이익보다 환자의 이익을 우선한다고 약속한다. 이런 약속이 그들을 다른 직업에 종사하는 사람들과 구별한다. 예를 들어 상인은 고객의 이익을 우선하는 경우에도 자신의 장기적 이익을 증진시키기 위해서 그렇게 한다. 비록 그런 자기이익의 요소는 의료실천에도 존재하고, 환자들의 이익이 언제나 우선되어야 한다는 주장이 의료 현실에서 반드시 실천되는 것도 아니다. 또한 그 주장이 바람직한 규칙도 아니지만, 의사 스스로는 일반적으로 아픈 사람에게, 특별히 자신의 환자에게 선행의 의무가 있다고 생각해왔고 사회에서도 그렇게 인식해왔다. 우리는 무도회 중에 스피커에서 "건축가가 있으면 매니저의 사무실로 와 주십시오"라는 방송이 나오는 것을 듣지 못한다. 그리고 그런 방송이 나온다 하더라도, 그 자리에 있는 어떤 건축가도 그렇게 할 도덕적 의무가 있다고 생각하지 않을 것이다.

추측해보면 의사들이 지닌 이런 선행의 의무는 이타심, 선의, 아픈 사람을 위한 동정심에 기반을 두고 있는 것 같다. 분명히 어떤 의사들은 오직 돈, 권력 그리고 특권을 위해 의사가 된다. 이런 요소들이 의사가 된 동기의 한 부분일지도 모른다. 하지만 질병에 고통받는 사람들에 대한 동정심과 그들을 위해 헌신하겠다는 생각 없이 의사라는 직업을 시작하는 사람들은 많지 않을 것이다. 하지만 이런 선의가 진정한 선행이 되기 위해서는——즉 단지 기분이 좋거나, 공상적 사회주의자의 행동을 하거나, 간섭하거나 부정의하게 행동하는 것이 아니라 진정으로 선행을 하기 위해서는——여러 가지 제약들이 적용되어야 한다.

선행에 대한 제약들

세 가지 중요한 제약들은 (1) 자기가 도와주려고 하는 사람들의 자율성을 존중해야 할 필요, 특히 다른 사람들을 도울 때 그들이 원하는 것이 무엇인가를 알아야 할 필요이다.(선행의 의무는 자율성 존중의 의무에 의해 조절되어야 한다.) (2) 자기가 주는 도움이 너무 비싼 대가를 치르지 않게 해야 한다.(선행의 의무는 악행 금지 non-maleficence의 의무에 의해 조절되어야 한다.) (3) 다른 사람들의 소망, 필요와 권리들을 고려한다.(선행의 의무는 정의의 의무에 의해 조절되어야 한다.)

자율성 존중의 의무

의사는 환자를 대할 때 대부분 그들의 자율성을 존중해야 한다. 의사가 환자에게 선행을 하는 것에만 관심이 있을 때에도, 일반적으로 환자의 자율성을 존중해야 한다.

만일 의사가 환자를 위하여 선행을 하고자 한다면 그는 일반적으로 환자가 실제로 어떻게 해주기를 바라는지 알아야 한다. 종종 이것은 많이 연구할 필요도 없다. 팔이 부러진 사람은 그것을 고치고 고통이 사라지기를 원한다. 하지만 의사들은 환자에게 물어보지도 않고 환자가 원하는 것이 무엇인지, 환자들에게 가장 좋은 것이 무엇인지를 알 수 있다고 자주 가정한다. 하지만 비슷한 상황에서도 환자들은 의사에게 다른 것을 원한다. 목감기를 앓는 환자는 항생제를, 다른 환자는 진통제를, 세번째 환자는 무슨 병인지, 그것이 폐로 진행될 것인지, 악화되는 것을 방지할 수 있는지, 그렇다면 어떻게 그렇게 할 수 있는지 등에 관한 정보를 원하고, 네번째 환자는 고용주에게 제시할 진료증명서를 원하지만 치료는 하지 않고 자연적으로 치유되기를 원한다. 환자에게 물어보지 않고 환자가 원하는 것을 안다고 생각하는 의사는 잘못을 저지르기 쉽다.

때때로 환자들이 원하는 것과 환자에게 필요한 것이 상충할 수도 있다. 가령 목감기를 앓으며 항생제를 원하는 환자가 일반적인 경우처럼 바이러스에 감염되었다면, 그는 자신에게 이롭지 않은 것을 원할 수 있다. 반대로 이로운 것을 원하지 않을 수도 있다. 예를 들어 연쇄상구균감염streptococal infection이 있는 환자가 자기는 항생제를 견딜 수 없다며 페니실린을 거부하고 심장과 콩팥 손상의 위험을 감수하는 경우이다. 이 각각의 경우에 환자가 무엇을 원하는지를 발견하고, 왜 그가 원하지 않는 행동이 환자에게 더 이로운지 설명해야 하는 것이 선행의 의무이다. 선행의 의무는 자율성의 존중을 요구한다. 왜냐하면 환자가 원하는 행동이 환자에게 이익이 되지 않는다는 것을 의사가 설명하면, 환자는 의사가 최선이라고 생각하는 것을 선택하기 쉽기 때문이다. 반대로 의사도 환자 자신이 원하는 것을 알고 그것을 고려하다보면 진정으로 환자에게 이익이 되는 제안을 하기 쉽다.

(조건부) 선행의 의무는 그렇게 논의하고나서 의사에게 언제나

환자가 원하는 대로 하라고 하지 않는다. 의사들이 자신의 도덕적 자율성을 존중하는 것은 도덕적으로 적절한 일이다. 따라서 어떤 행동이 의사 자신의 도덕원칙에 위배된다면, 그는 적절하게 그 행동을 거절할 수 있다. 의사는 너무 해롭다고 생각하는 행동을 거절할 수 있다. 어떤 행동은 법률이나 자기 직업윤리의 규칙과 충돌하기 때문에, 의사는 그런 행동을 거절할 수 있다. 또 의사는 환자를 이롭게 하는 행동일지라도 그 행동이 부정의하다고 생각하기 때문에 거절할 수 있다. 환자는 비싼 약을 선호하지만, 동일한 효과가 있는 값싼 약이 있고, 다른 사람들이(납세자, 보험 기여자, 또는 자선가) 비싼 약의 약값을 지불한다면, 그런 비싼 약을 처방하는 것은 궁극적으로 부정의하다. 왜냐하면 그런 처방은 다른 사람에게 불필요한 부담을 주기 때문이다. 마찬가지로 어떤 환자가 원하는 대로 의사가 환자와 토론하는 데 시간을 쏟는 것도 부정의할 수 있다. 왜냐하면 그런 행동은 다른 환자들이 마땅히 가져야 할 적절한 시간을 빼앗기 때문이다. 하지만 위의 어떤 것도 선행의 의무가 환자가 원하는 것이 무엇인지를 알고 그 원하는 바를 충족시키기 위해 애쓰도록 한다는 것을 부정하지 않는다.

해를 입히지 않을 의무

선행의 의무를 조절해야 할 두번째 도덕적 의무는 해를 입히지 말아야 하는 의무(악행 금지의 의무)이다. 그 자체는 환자에게 도움이 되는 것이지만 만일 의사가 그것을 하면서 환자에게 심각한 해를 입힌다면 전체적으로 볼 때 그것은 환자에게 이익이 되지 않는다. 특히 오늘날의 의사들이 이런 위험에 많이 노출되어 있다. 여러 가지 의학적 의무들은 어떤 치료행위에서 기대되는 나쁜 효과와 좋은 효과를 비교할 필요에 기초하고 있다. 의사의 가장 명백한 의무는 유능한 의사가 되는 것이다. 따라서 선행의 원칙과 악행 금지의 원칙은 의사에게 효과적인 의학교육을 받고, 의과대학 졸업 후에도 계속 교육을 받도록 요구한다.[3] 마찬가지로 이 원칙들은 의료교육의 내용도 계속 개선해야 한다고 요구한다. 그러기 위해서 단지 생명을 연장하는 것이 아니라 질 높은 삶을(환자 자신의 인식을 포함한)[4][5] 위한 감사audit와[6] 임상실험을 해야 하며, 의사의 임상적 결정에서 초래되는 이익과 해의 유형, 그리고 그런 이익과 해의 양과 개연성을 적절히 평가하는 것이 반드시 필요하다.[7]

악행 금지의 의무는 선행의 의무와 마찬가지로 환자의 자율성을 존중할 것을 요구하는데, 왜냐하면 사람들이 자기에게 해롭다고 생각하는 것은 지극히 개인적이기 때문이다.[8][9] 예를 들어 후두암에 걸린 환자의 경우, 어떤 사람은 3년 생존율이 60%인 후두절제술laryngectomy을 선택할 것이고 다른 사람은 목소리를 보전하기 위해 3년 생존율이 단지 30-40%인 방사선 치료를 선택할 것이다.[10]

악행 금지의 의무는 적절한 의사소통 기술을 요구하는데, 부족한 의사소통 기술은 환자들에게 해를 입히기 쉽기 때문이다.[11][12] 이에 함께 선행의 원칙은 의사에게 친밀함, 따뜻함, 배려와 정중함(시간 잘 지키기를 포함해서) 등의 평범하고 전통적인 미덕들을 요구한다. 하지만 나는 영국의학계에서 이런 미덕들을 점점 더 가치가 적은 것으로 여기는 인상을 받았다. 이런 경향은 특히 영국의 공공의료 부문에서 심하다. 수입이 보장되기 때문에 의사들이 이런 미덕에 관심을 덜 쏟는 것은 아닌가?

정의의 의무

마지막으로 선행의 의무는 정의의 의무에 의해 조절되어야 한다. 만일 모든 의료자원이 아픈 사람들 중 일부(예를 들어 부자들, 특정 정당 당원들, 특정 인종의 사람들, 또는 의사가 선호하는 사람들)를 위해서만 사용된다면, 그런 치료가 얼마나 해를 입히지 않고 이익이 되든, 얼마나 탁월하든 간에 그 치료는 불공정하게 분배되었기 때문에 정의롭지 못하다.

의료자원이 희귀할 수밖에 없는 현실에서는 의료자원이 정의롭게 배분되어야 한다. 정의의 의무는 의료자원의 공정한 배분과 더불어 의료자원을 효율적으로 제공해야 한다고 요구한다. 이런 효율성과 관련해서 의학계는 의료윤리의 중요한 국면으로서 비용-이익 분석을 수용해야 한다.[13]-[17]

이런 문맥에서 의사들은 주요한 딜레마에 직면하게 된다.(딜레마는 두 개의 선택지가 있는 상황이다.) 딜레마의 첫번째 선택지로서 의사들은 부족한 의료자원을 다른 사람들과 공유하는 것이 그들의 일이 아니라 그들이 치료하고 있는 환자들을 위하여 최선을 다하고,[18][19] 그로 인해서 틀림없이 다른 환자들이 부족한 의료자원을 갖게 될 것임을 명백하게 하는 것이라고 논변하면서, 의사들이 환자를 도와야 하는 직업상의 의무가 정의의 의무가 요구하는 것보다 우위에 있다고 주장할 수 있다. 이 입장은 의사의 도덕적 의무가 환자의 이익을 증진시키는 것이라는 히포크라테스 선서의 제한된 선행 의무와 잘 부합된다. 이런 의사들은 자신의 입장이 변호사의 입장과 비슷하다고 생각할 것이다. 변호사는 그의 고객을 위하여 최선을 다하고, 소송 상대의 변호사도 그의 고객을 위하여 최선을 다할 것이라 가정하고, 그런 상호 적대적인 변호 체제에서 정의로운 결과가 나올 것이라고 가정한다. 이런 입장을 취하는 의사들이 자신이 아니라 (재판에서 판사나 배심원에 해당하는) 다른 사람들이 의료자원을 정의롭게 분배하는 방법에 관해 결정할 것이라는 논리적 귀결을 받아들인다면 이 입장은 합리적인 접근방식일 수 있다.

딜레마의 두번째 선택지로서 의사들은 "내 환자"의 건강뿐만 아니라 미래의 병든 사람들을 포함해서 모든 병든 사람들, 더 광범위하게 아직 드러나지 않은 모든 아픈 사람들의 건강을[20] 그들의 도덕적 목적으로 받아들일 수 있다. 만일 의사들이 그렇게 한다면, 그들의 환자뿐 아니라 그들 나라의 환자들, 현재와 미래의 전세계 환자들(심지어 잠재하는 전세계의 환자)을 위하여 의료자원을 정의롭게 분배해야 한다는 것을 받아들이는 것이다.

만일 두번째 선택지를 받아들인다면, 이미 의학적 치료를 잘 제공받은 사람에게서 의학적 자원을 삭감하고, 그 의료자원을 의학적으로 부족한 사람에게 재분배하는 매우 급진적인 결과를 초래할 것이다. 두번째 선택지의 이런 급진적인 결과를 고려해볼 때, 의사들이 첫번째 선택지를 더 선호하는 것은 놀랄 일이 아니다. 하지만 다른 한편으로 모든 사람을 위한 공정성을 지지하는 사람들이 의학계가 행사하고 있는 의료자원의 분배에 대한 통제권을 줄이려고 시도하는 것 역시 놀랄 일이 아니다. 이것이 우리 의학계가 회피해왔던 딜레마이다. 하지만 우리 자신이 이 딜레마를 해결하지 않는다면 다른 사람들이 우리를 위해 해결할 것이다.

주(註)

1) Beauchamp TL, Childress JF. *Principles of biomedical ethics*. 2nd ed. Oxford: Oxford University Press, 1983:148-58.

2) Nozick R. *Anarchy, state and utopia*. Oxford: Blackwell, 1974.

3) Crisp AH. Selection of medical students—is intelligence enough? *JR Soc Med* 1984;77:35-9.

4) Greer S. Ethics of cancer treatment. *Soc Sci Med* 1984;18:345-9.

5) Rosser P, Kind P. A scale of valuations of states of illness: is there a social consensus? *Int J Epidemiol* 1978;7:347-58.

6) McIntyre N, Popper K. The critical attitude in medicine: the need for a new ethics. *Br Med J* 1983;287:1919-23.

7) Wulff HR. *Rational diagnosis and treatment—an introduction to clinical decision-making*. 2nd ed. Oxford:Blackwell, 1981:especially 160-76.

8) Greer S. Ethics of cancer treatment. *Soc Sci Med* 1984;18:345-9.

9) Krupinski J. Health and quality of life. *Soc Sci Med* 1980;14A:203-11.

10) McNeil BJ, Weichselbaum R, Pauker SG. Speech and survival— tradeoffs between quality and quantity of life in laryngeal cancer. *N Eng J Med* 1981;305:982-7.

11) Anonymous. *Talking with patients—a teaching approach*. London:

The Nuffield Provincial Hospitals Trust, 1979. (Note the useful annotated bibliography by C Fletcher.)

12) Pendleton D, Hasler J, eds. *Doctor-patient communication:* London: Academic Press, 1983.

13) Teeling Smith G,ed. *Measuring the social benefits of medicine.* London: Office of Health Economics, 1983.

14) Mooney GH. Medical ethics: an excuse for inefficiency? *J Med Ethics* 1984;10:183-5.

15) Mooney GH. Cost-benefit analysis and medical ethics. *J Med Ethics* 1980;6:177-9./

16) Kletz TA. Benefits and risks: their assessment in relation to human needs. *Endeavour* 1980;4: 46-51.

17) Burchell A, Weeden R. Practical thoughts on cost-benefit analysis and health services. *Health Trends* 1982;14:56-60.

18) Levinsky NG. The doctor's master. *N Eng J Med* 1984;311:1573-5.

19) Parsons V, Lock P. Triage and patient with renal failure. *J Med Ethics* 1980;6:173-6.

20) Owen D, Medicine, morality and the market. *Can Med Assoc J* 1984;130:1341-5.

참고문헌

유용한 논문 모음은 Shelp EE, ed. *Beneficence and health care.* Dortrecht: Reidel, 1982.(특히 Buchanan의 논문 philosophical foundation of beneficence를 보라.)

제13장

"우선 해를 입히지 말라"와 악행 금지의 원칙

전통적인 의료윤리의 도덕원칙들 중의 하나로 "우선 해를 입히지 말라"는 도덕원칙이 있다. 정신분석 윤리학에 관한 최근의 한 교과서는 이 도덕원칙을 "의학에서 가장 중요한 신성 불가침의 도덕원칙"이라고 하고,[1] 비치Veatch는 현대의학에서도 이 도덕원칙이 여전히 존중되고 있다는 많은 사례들을 모아놓고 있다.[2] 이 장에서 나는 이 도덕원칙이 중요하기는 하지만, 얼핏 보는 것과 달리 단순성, 절대성, 또는 우선성priority을 갖지 않는다고 주장할 것이다.

아무도 "우선 해를 입히지 말라"는 구절의 기원에 대해 알지 못한다. 이것은 히포크라테스 선서를 문자 그대로 번역한 것이 아니다. 히포크라테스 선서는 의사가 환자에게 이롭다고 생각하는 일을 하고 "해롭고 유해한 것을 하지 말라고" 요구한다.[3] "우선" 또는 "무엇보다도"라는 단어는 나타나지 않는다. 그 밖에 생각할 수 있는 기원은 히포크라테스의 저작인 『전염병학 *the Epidemics*』이다.[4] 하지만 관련된 구절을 문자 그대로 번역해보면 단순히 "질병에 대해 두 가지를 해라: 돕거나 해를 입히지 말라"이다. 존스Jones가 표준 영어로 이 구절을 번역한 바에 따르면 "질병에 대해 두 가지 일을 하는 것을 습관으로 삼아라. 돕거나 최소한 해를 입히지 말라"고 되어 있다. 세번째 추측할 수 있는 기원은 갈렌Galen이 번역한 히포크라테스의 『전염병학』이다. 하지만 갈렌은 "무엇보다도 도와라"라고 했을 뿐 "무엇보다도 해를 입히지 말라"고 번역하지 않았다.[5] 따라서 의료윤리에서 먼저 해를 입히지 말아야 한다는 주장은 히포크라테스 전통의 정통성을 가지고 있지 않다. 비록 그렇게 주장하더라도, 나는 지지할 수 없다고 논변할 것이다.

해를 입히지 않는 것 대 이롭게 하는 것

해를 입히지 않는 것이 이롭게 하는 것보다 우선해야 한다는 주장은 도덕철학 내에서 오랫동안 논쟁거리가 되어왔다. 그중에 흥미 있는 예로 나는 필리파 푸트Philippa Foot와 낸시 데이비스Nancy Davis의 논쟁을 살펴보겠다. 푸트는 "사람들을 이롭게 할 의무보다 해를 입히지 않을 의무가 엄격하다"고 주장한다.[6] 데이비스는 주로 반례를 들면서 그러한 일반적인 우선성을 방어할 수 없다고 주장한다.[7] 처음에는 푸트의 논지가 아주 그럴듯하게 들린다. 우리는 모든 사람에게 해를 입히지 않을 완전한 의무를 가지고 있는 것 같다. 하지만 모든 사람을 이롭게 하는 의무를 갖지는 않는다. 무엇보다도 모든 사람을 이롭게 하는 의무는 성취할 수 없고, 성취할 수 없는 의무를 말한다는 것은 논리에 맞지 않는다. 우리가 다른 사람을 이롭게 하는 것은 기껏해야 일부의 사람만을 돕는 불완전한 의무이다. 이에 반해 우리는 모든 사람에게 해를 입히지 말아야 하는 완전한 의무를 갖는다.

우리가 모든 사람에게 선행의 의무가 아닌 악행 금지 의무를 가진다는 것은 개연성이 있지만, 이것으로부터 다른 사람들에게 해를 입히지 않는 것(즉 악행 금지)이 다른 사람들을 이롭게 하는 것(선행)에 우선한다는 것은 논리적으로 도출되지 않는다. 선행의 범위는 일부 사람들에게만 적용되기 때문에 좀 더 특정한 데 반해, 악행 금지의 범위는 모든 사람을 포함하기 때문에 좀 더 일반적이라는 사실이 논리적으로 도출될 뿐이다. 따라서 우리는 악행 금지의 의무가 다른 의무보다 우선해야 한다는 것을 받아들이지 않고도, 악행 금지의 의무가 다른 의무(예를 들어 선행의 의무)와 충돌할 때, 우리 각자가 악행 금지의 의무를 가진다는 것을 받아들일 수 있다.

악행 금지의 의무가 반드시 우선하지는 않는다

데이비스 같은 도덕이론가들은 반례를 들면서 악행 금지의 의무가 우선한다는 주장이 개연성이 없다고 주장한다. 실제 의료실천에서는 환자에게 더 큰 이익을 주기 위해서 어느 정도 해를 입히거나 그 해의 위험을 감수해야 하는 경우가 종종 있다. 만일 의사가 악행 금지의 의무가 선행의 의무보다 우선하기 때문에 그런 위험한 치료 방법을 택하면 안 된다고 환자에게 말한다면, 환자는 그런 제안에 의문을 제기할 것이다.(물론 어떤 경우에 환자들은 해를 입을 위험이 예상되는 이익보다 더 크다고 생각할 것이다.) 예방접종 프로그램은 더 많은 사람들을 이롭게 하느라 예방접종에 의해 심하게 고생하거나 치명적인 부작용을 경험하는 소수의 사람들에게는 해를 입힌다. 자동차를 운행하는 것은 많은 사람들을 이롭게 하지만 교통사고 희생자들 같은 일부 사람들에게는 해를 입힌다. 재산에 비례해서 부과하는 세금은 대개 아픈 사람들, 굶주린 사람들과 가난한 사람들을 이롭게 하기 위해 납세자들에게 해를 입힌다. 하지만 미국 철학자 로버트 노직Nozick같이 이런 선행의 목적을 위해 세금을 부과해서 사람들에게 해를 입히는 것이 나쁘다고 주장하는 사람은 별로 없을 것이다.[8]

악행 금지의 우선성을 주장하는 사람들은 위와 같은 반례들에 대응하기 위해 여러 가지 이론들을 내놓았다. "이중효과 이론", "행위가 비행위에 우선한다는 이론", "행동하는 것이 허용하는 것에 우선한다는 이론", "부정적 의무가 긍정적 의무에 우선한다는 이론", "보통 방법이 특별 방법에 우선한다는 이론" 등이 그것이다. 나는 뒤에 나오는 장들에서 이 이론들을 살펴볼 것이다. 여기에서는 악행 금지 원칙의 우선성은 상당한 정도의 제한 조건 없이는 지지될 수 없다고 말하는 것으로 충분할 것이다. 하지만 많은 사람들은 이보다 더 나아가 악행 금지 원칙의 우선성은 전혀 지지될 수 없다고 주장할 것이다.

치료허무주의

의료윤리의 경우에 악행 금지 원칙의 우선성은 더욱 유지되기 어려운데, 다양한 임상 경우에서 선행과 악행 금지를 구별하는 것이 무의미하기 때문이다.(어떤 철학자들은 선행과 악행 금지를 나누는 것이 무의미하다고 믿고 악행 금지를 단지 선행의 한 국면으로 보기도 한다.[9]) 히포크라테스 선서가 말하듯, 의학의 도덕적 목표는 선행(아프고 고통받는 사람들을 돕는 것)과 해를 방지하는 것(현재의 아픔, 상해와 질병의 악화를 방지하고 그것들을 처음부터 예방하는 길을 발견하는 것)이다. 선행과 해를 방지하는 두 종류의 행동에서 해는 이익을 얻기 위해서 필요할 수 있고, 개연성 있는 이익을 위해 해를 감수하는 것이 필요할 수 있다. 발에 흑색종melanoma이 있는 환자는 목숨을 구하기 위해서 발을 절단해야 할 수도 있다. 임파선이 비대해지는 호지킨 병Hodgkin's disease을 앓는 환자는 적당한 생존 기회를 얻기 위해 불임은 물론 더 심한 위험을 감수해야 할 수도 있다. 의료실천에서 우리는 선행과 악행 금지를 같이 고려하고 "저울질해야" 한다. 하지만 "우선 해를 입히지 말라"는 도덕명령이 의학적 결정을 지배하는 원칙이 된다면, 선행과 악행 금지를 저울질하는 것이 금지될 것이며, 환자들에게 해를 입힐 위험이 있을 때 치료를 중지해야 할 것이다. 그렇게 되면 우리는 적은 위험을 감수해서 얻을 수 있는 큰 잠재적 이익을 무시하는 치료허무주의, 또는 치료최소주의에 빠지게 된다. 정말로 미국의 한 의사는 미국 연방약품관리청Federal Drugs Administration이 외국에서 철저하게 조사되고 (피할 수 없는 위험은 있지만 더 큰 이익을 가져올 수 있기 때문에) 허용된 약품을 처방하지 못하게 하는 것은 연방약품관리청이 일종의 악행 금지 우선성의 원칙 같은 것을 따르기 때문이라고 말한다.[10]

나는 "우선 해를 입히지 말라"는 원칙을 비판하기는 하지만, 다른 사람들에게 해를 입히는 것을 피해야 한다는 중요한 도덕원칙을 반대하는 것은 아니다. 단지 그것이 절대적인 도덕원칙이 아니라고 주장하는 것이다. 즉 그 도덕원칙이 다른 도덕원칙들과 충돌할 때 그것이 언제나 우선해야 하는 것은 아니다. 예를 들어 그것이 선행 원칙과 충돌할 때 언제나 선행 원칙에 우선해야 하는 것은 아니다. 그리고 악행 금지의 원칙은 선행의 원칙과 마찬가지로 자율성 존중의 원칙 및 정의의 원칙과 충돌할 수 있다. 악행 금지의 원칙이 자율성 존중의 원칙과 충돌하는 예를 들면, 환자는 의사가 조언하는 것 이상으로 치료에서 오는 이익을 추구하기 위해 좀 더 큰 위험을 감수하고 싶어할 수 있다. 악행 금지의 원칙이 정의의 원칙과 충돌하는 예를 들면, 라사Lassa 열병을 앓는 환자가 격리된 병원에 가기를 거절할 때에 정의의 의무는 다른 사람들을 위해서 그 환자를 강제로 격리시킬 수 있다. "우선 해를 입히지 말라"는 지나치게 단순한 정식은 이런 모든 복잡함과 제한들을 감춘다. 하지만 이 정식에서 지나친 단순화를 제거하면, "해를 입히지 말라"는 원칙은 의료윤리를 위한 중요한 도덕원칙이다.

해와 이익을 저울질하기

의료윤리에서 "해를 입히지 말라"는 원칙의 가장 중요한 역할은 환자를 이롭게 해야 하는 의사의 특별한 의무에 대해 균형추역할을 하는 것이다. 의사가 환자를 이롭게 하고자 할 때, 즉 환자의 이익을 도모하고자 할 때에는 때때로 어쩔 수 없이 환자에게 해를 입힐 수도 있고 해를 입힐 위험을 감수해야 할 때도 있기때문에, 그런 환자의 이익은 환자에 대한 해와 비교해서 계산해야 한다. 게다가 환자를 위한 이익을 계산할 때 환자의 자율성을존중해야 하는 것처럼, 환자에 대한 해를 계산할 때도 환자의 자율성을 존중해야 한다. 사람들이 자신의 이익이라고 생각하는 것이 지극히 개인적인idiosyncratic 것처럼 사람들이 자신의 해라고생각하는 것도 지극히 개인적이다. 사람들이 자신이 입는 해에대해 생각하는 바는 그들 자신을 보는 방식과 그들의 삶의 계획을 이루는 중요한 부분이다. 미국의 법률가 프리드Charles Fried는 인생 계획의 한 국면을 위험 예산risk budget이라 한다. 사람들은 위험 예산에 따라 그들이 성취하고 싶은 목적과 그 목적을추구하기 위해 감수하는 여러 위험——죽음의 위험을 포함해서——을 결정한다. 사람들의 위험 예산은 어느 정도 유사하지만, 각개인의 위험 예산은 독특하다. 따라서 해를 입히지 말라는 원칙을 적용할 때 각 개인이 생각하는 해가 무엇인지 아는 것이 중요하다. 악행 금지의 원칙에 대한 이 제한 조건은 공리주의나 칸트주의적 기초에서 정당화될 수 있다.

미국의 의료윤리학자인 존슨Albert Jonsen은 해를 입히지 말라는 원칙에는 여러 가지 중요한 도덕적 생각들이 뒤섞여 있다고 주장하고 이 여러 가지 생각들을 구별해서 밝히고 있다. 그중 한 생각은 의사들에게 의학이란 본질적으로 도덕적인 일로, 실제 의료행위에서 의사는 때로 사람들에게 해를 입혀야 하는데, 이렇게 의사가 해를 입히는 것은 사람들에게 이익을 주려고 할 때에만 정당화된다는 것이다.(여기에서 환자에 대한 이익과——의사의 기본적인 특수 의무——다른 사람들에 대한 이익——환자의 가족, 다른 환자들, 더 나아가 사람들——을 구별하는 것이 중요하다.) 두번째 생각은 의사들은 치료를 할 때 적절한 치료를 해야 할 의무를 가진다는 것이다. 이를 위해서 악행 금지의 원칙은 의과대학 재학 중의 적절한 의학교육뿐 아니라 졸업 이후에도 계속적인 의료교육, 그리고 의료실천에 대한 감사audit를 요구한다. 세번째 생각은 의사가 환자를 위하여 의도하는 이익이 환자가 받거나 받게 될지 모르는 신체적 또는 심리적 해와 균형을 맞추어야 한다는 것이다. 이때 해는 단지 의사들이 평가하는 것이 아니라 환자들과 사회에서도 평가해야 한다. 네번째 생각은 의사가 환자를 위하여 하려고 하는 좋은 행동이 위험을 내포하고 있거나, 나쁜 효과를 일으킬 수 있을 때, 우리가 어떻게 행동해야 할지를 평가해야 한다는 것이다. 사실 가톨릭에서 말하는 이중효과 원리는 이 문제에 대답하려는 노력이다. 다섯번째 생각은 "해를 입히지 말라"는 원칙은 역설적으로 회복 불능한 혼수상태에 빠져서 죽어가는 환자를 더 이상 치료하지 않도록 정당화할 수 있다는 것이다.[11]

결론적으로 악행 금지의 원칙은 의료윤리의 중요한 원칙이다. 하지만 그 의무는 절대적으로 우선하는 의무가 아니라, 다른 의무들(예를 들어 선행의 의무, 자율성 존중의 의무, 정의의 의무)과 관련된 점에서 고려되어야 한다. 하지만 "우선 해를 입히지 말라"는 전통적인 의료윤리의 원칙은 현재 쓰일 수 있는 의료윤리의 원칙이 아니라 과거에 쓰였던 원칙으로서 의학사를 다룬 책들에 기록되는 것이 가장 좋을 것이다.

주(註)

1) McGarry L, Chodoff P. The ethics of involuntary hospitalization. In : Bloch S, Chodoff P, eds. *Psychiatric ethics.* Oxford:Oxford University Press, 1981:217.

2) Veatch RM. *A theory of medical ethics.* New York : Basic Books, 1981:159−62,344 (footnote 8)

3) British Medical Association. *The handbook of medical ethics.* London : BMA,1984:69.

4) Jonsen AR. Do no harm: axiom of medical ethics. In: Spicker SF, Engelhardt HT, eds. *Philosophical medical ethics: its nature and significance.* Dordrecht: Reidel, 1977:27−41.

5) Foot P. The problem of abortion and the doctrine of double effect: Reprinted in: Steinbock B, ed. *Killing and letting die:* Engelwood Cliffs: Prentice−Hall, 1980:156−65.

6) Davis N. The priority of avoiding harm. In: Steinbock B, ed. *Killing and letting die:* Engelwood Cliffs: Prenctice−Hall, 1980:172−214.

7) Nozick R. *Anarchy, state and utopia.* Oxford: Blackwell, 1974.

8) Frankena WK. *Ethics* (2nd ed). Englewood Cliffs: Prentice−Hall,

1973:45-8.

9) Gifford RW. "Primium non nocere." JAMA 1977;238:589-90.

10) Fried C *An anatomy of values*, Cambridge, Massachusetts: Harvard University Press, 1970: 155-82.

11) Jonsen AR. Do no harm: axiom of medical ethics. In: Spicker SF, Engelhardt HT, eds. *Philosophical medical ethics: its nature and significance*. Dordrecht: Reidel, 1977:27-41.

제14장

정의와 의료윤리

어떤 의사들은 의료윤리는 정의의 문제와 관계가 없다고 주장한다. 여기서 정의란 여러 가지 상충하는 요구나 주장들을 공정하게 중재한다는 의미로 쓰인다. 그들은 희소한 의료자원을 분배하는 맥락에서 의사의 적절한 역할은 히포크라테스와 같은 입장으로, 자신의 환자를 위하여 할 수 있는 최선을 다하는 것이고, 의사들이 공정성이나 정의를 고려해서 이 의무를 완화하면 환자들이 불이익을 받게 된다고 주장한다.[1]-[4]

선행에 관한 장에서 나는 의사들이 의료윤리에서 정의에 관한 문제에 관여하지 않는다면, 다른 사람들이 의사들을 대신해서 관여할 것이므로 의사들이 정의의 문제에 관여해야 한다고 지적했다. 의사들이 정의의 문제에 관여할 필요가 없다고 생각하는 것은 잘못인데, 실제 의료실천에서 자신의 환자들이 의료자원에 대해 상충하는 요구를 하고 의사들은 이런 상충하는 요구들을 중재해야 하기 때문이다. 이렇게 상충하는 요구를 중재할 때, 의사들은 암묵적이든 명시적이든 어떤 정의에 관한 이론을 가지고 있는 것 같다. 외래환자를 진료하지 않고 수술실에 머무는 의사는 어떤 정의이론을 가지고 있는데, 그 이론에 따라 그는 수술대에 누운 환자에 대한 자신의 의무가 외래환자에 대한 의무를 공정하게 압도할 수 있다고 결정한다. 자식을 잃은 어머니를 위해서는 30분을 소비하지만 목감기를 앓는 외로운 할머니를 위해서는 5분만 소비하는 일반 진료의도 마찬가지이다.

정의의 한 국면인 분배적 정의(이익과 부담의 적절한 분배)만 의료윤리와 관련된 것은 아니다. 정의의 다른 국면들도 의료윤리와 관련이 있다. 아서 박사 재판의 경우 검찰 측은 보상적reparative, 응보적retributive, 또는 교정적corrective 정의──즉 법을 위반한 사람이 처벌받아야 한다는 것──에 관심이 있었다. 범죄를 저지른 의뢰인이 정신이상은 아닌지 또는 "법적으로 능력이 있는지"를 결정하는 법심리 분석의는 보상적 정의의 차원에서 책임의 문제와 관련이 있다. 도쿄 선언에서 의사가 고문에 참여하는 것을 절대 금지하는 것은 권리에 기초한 정의의 개념을 주장하는 것이다. 권리에 기초한 정의란 어떤 행동을 하는 것이 사회적으로 큰 이익이 된다 하더라도 그런 행동을 하지 말아야 한다는 것이다. 일반의료위원회The General Medical Council는 법정과 유사한데, 특히 정의의 법률적 측면에 관여한다. 의과대학의 학생 선발이나 새로운 동료의사의 임명, 연로한 동료의사의 해고까지도 정의를 요구한다. 따라서 정의가 의사들이 무시할 수 있는 도덕 문제라는 생각은 분명히 잘못된 것이다.

아리스토텔레스의 정의의 원칙

정의는 언제나 철학자들의 중요한 관심사 중의 하나였으며 아리스토텔레스가 주장한 형식적인 정의의 원칙은 여전히 널리 받아들여지고 있다. 아리스토텔레스의 형식적인 정의이론을 이해하기 위해서는 아리스토텔레스가 어떤 견해를 논박하면서 자신의 견해를 개진했는지를 아는 것이 중요하다. 아리스토텔레스 당시에 성행했던 주장에 따르면 정의란 사람을 평등하게 대우하는 것을 의미한다. 하지만 많은 사람들이 이 주장을 다르게 해석했다. 아테네의 민주적 당파는 이 주장이 모든 사람(모든 자유로운 남자)이 평등한 몫을 가져야 하는 것을 의미한다고 해석했다. 아리스토텔레스는 아테네 민주적 당파의 해석을 거부했다. 아리스토텔레스에 따르면 "사람들을 평등하게 대하는 것은 이익이나 부담을 단지 평등하게 분배하는 것만 의미할 수 없는데, 평등한 사람들이 불평등한 몫을 가질 때, 또는 불평등한 사람들이 평등한 몫을 가질 때에 불평과 분쟁이 생겨난다는 것이다."[5] 아리스토텔레스에 의하면 사람을 평등하게 대한다는 것은 도덕적 공과에 비례해서 대우하는 것을 의미한다. 즉 도덕적으로 공이 더 많은 사람은 더 많은 것을 받아야 하고, 도덕적으로 공이 적은 사람은 더 적은 것을 받아야 한다. 그리고 도덕적으로 공과가 같은 사람들은 같은 대우를 받아야 하고, 도덕적으로 공과가 다른 사람들은 다른 대우를 받아야 한다. 따라서 아리스토텔레스의 형식적인 정의의 원칙은 (도덕적으로) 평등한 사람들은 평등하게 대우받아야 하고 (도덕적으로) 불평등한 사람들은 불평등하게 대우받아야 한다는 것이다.[6]

아리스토텔레스의 형식적인 정의의 원칙이 그렇게 널리 받아들여지는 이유는 실질적인 내용을 거의 갖고 있지 않기 때문이다. 그 원칙은 사람들에 대한 평등한 고려를(equality of consideration) 요구한다.(평등의 개념에 관한 현대의 탁월한 분석을 위해서는 버나드 윌리엄스의 논문 "평등의 개념"을 보라.[7]) 그 원리는 공정함을 요구하는데, 여기서 공정함이란 사람들 사이에 분쟁이 있을 때, 서로 합의한 정의의 원칙에 따라 그 분쟁을 해결해야 한다는 의미이다.(공정함과 공정한 플레이에 대한 설명을 위해서는 존 롤즈의 논문 「공정으로서의 정의」를 보라.[8]) 그리고 그 원칙은 사람들에 대한 불평등한 대우가 자의적이어서는(예를 들어 개인적인 의견이나 선호 또는 당파성에 기초해서 자의적이어서는) 안 되고, 적절한 불평등의 근거에 의해 정당화되어야 한다고 요구한다.[9] (적절성의 개념에 관한 유용한 분석을 위해서는 헤어 R.M. Hare의 논문 「적절성Relevance」을 보라.[10]) 여기서 이들 공정성과 불편부당성이라는 개념들 역시 형식적인데, 여기서 형식적이라는 의미는 그 개념들이 "적절한 불평등"이나 합의된 원리들의 내용을 구체적으로 명확히 하지 않는다는 의미이다.

아리스토텔레스 이후에 나온 여러 가지 정의론들은 아리스토텔레스의 형식적인 정의의 원칙에 실질적인 내용을 부가하려 한 노력이라고 볼 수 있다. 여러 가지 정의론들은 서로 다른데, 이 이론들이 다른 도덕원칙들에 기초해서 사람들의 도덕적 공과를 평가하기 때문이다. 나는 현대의 다섯 가지 중요한 정의론을 논의하겠다.

자유지상주의 이론들

자유지상주의 정의론은 사람들의 개인적 자유를 최대한으로 존중해야 한다는 것을 강조한다. 보통 이 이론은 사람들의 개인적 권리를 보호하기 위해 고안된 로크의 사회계약론에서 시작한다.[11] 그러나 로크가 생명, 건강, 자유, 그리고 소유에 대한 인간의 자연권을 강조한 것과 달리, 이 이론은 종종 소유권만을 강조한다. 그 결과로 나오는 이론은 경제적 자유지상주의라고 불릴 수 있는데, 이 이론은 애덤 스미스의 이론에서 시작해서[12] 하이에크A Hayek의 이론,[13] 대처 수상과 레이건 대통령 정부의 이론, 그리고 현대의 미국 철학자 노직Nozick의 이론에 이른다.

노직은 자신의 이론의 기초가 로크의 자연권들을 방어하는 데에 있다고 주장하지만, 그는 생명권(부정의하지 않게 죽임을 당하지 않는 권리)과 재산권(재산을 소유할 수 있는 권리)의 두 가지 권리만을 강조한다. 노직에 따르면 사람들이 다른 사람의 권리를 침해하지 않고 자신이 "소유한 것들을holdings 획득하고 교환한다면 아무도 그런 소유물들을 빼앗을 자격이 없다는 것이다. 이런 기본적인 생각에 근거해서 노직은 생명과 소유를 보호하는 "최소한의 국가"를 유지하는 데 필요한 것보다 많은 세금은 "강제노동과

같은 것이라"고 주장한다.[14)

노직의 주장은 열띤 철학적 논쟁을 불러일으켰다.[15) 노직을 비판하는 논변들 중 하나는 만일 노직이 관심을 가지고 있다고 주장한 로크가 내세운 권리들을 보호해야 한다면, 가난한 사람들과 아픈 사람들 그리고 다른 면에서 불이익이 있는 사람들에게 혜택을 주기 위한 세금에 반대하는 노직의 결론은 그 자신의 이론이 지지하지 않는다는 것이다. 즉 노직의 이론은 정합성이 없다는 것이다.

공리주의 이론들

공리주의 이론들은 사람들의 전체적인 복지를 극대화해야 한다고 강조한다. 공리주의 이론들이(특히 단순한 공리주의 이론들이) 가지는 위험성은 로크가 내세운 개인적 권리들에 너무 적은 중요성만을 부여한다는 것이다. 공리주의 이론들은 사람들의 전체적인 복지를 극대화한다면 언제든지 개인의 권리를 무시한다. 내가 공리주의와 자율성에 관한 장에서 이미 지적한 대로, 밀Mill에서 시작해서 세련된 공리주의자들은 이런 위험성을 인식해왔으며, 그들은 복지를 극대화하기 위한 조건으로서 개인의 자율성을 존중해야 한다는 것을 강조하고 있다. 헤어 교수가 주장하는 공리주의는 아리스토텔레스의 형식적인 정의의 원칙이 "도덕원칙들이 보편화될 수 있어야 한다는 요구를 말한 것에 불과하다"고 본다. 그리고 헤어 교수는 도덕원칙들이 보편화될 수 있어야 한다는 원칙은 "어떤 사람도 하나로 계산되어야 하고 어떤 사람도 하

나보다 더한 것으로 계산될 수 없다"는 벤담의 원칙에 표현되어 있다고 주장한다.[16]

마르크스주의 이론들

마르크스주의 정의론들은 사람들의 필요needs를 충족해야 한다는 것을 강조한다. 따라서 사람들의 "도덕적 공과desert"는 그들의 필요에 직접 비례한다. 필요가 무엇인가 하는 개념적 문제는 차치하고, 마르크스주의 도덕이론은 공리주의에 대한 반론과 비슷한 반론에 직면한다──즉 사람들의 필요를 만족시키기 위해 개인의 자율성을 무시할 수도 있다는 것이다. 레닌에 따르면 "각자의 능력에 따라" 생산하고 "각자의 필요에 따라" 소비한다는 마르크스주의의 정의의 원칙이 실행되면, 명목적인 평등이 아니라 "실질적인 평등"이 실현된다는 것이다.[17] 공산주의자들은 이 원칙이 문자 그대로 전적으로 실현되어야 한다고 주장한다. (공산주의자들은 그들의 견해와 목적을 은폐하는 것을 경멸한다. 그래서 그들은 모든 현존하는 조건들을 강제로 전복해야만 그들의 목적을 달성할 수 있다는 것을 공개적으로 천명한다.[18])

다시 한번 우리는 마르크스주의 정의론의 단순한 해석들과 세련된 해석들을 구별해야 한다. 왜냐하면 세련된 마르크스주의자들은 개인의 자율성이나 자유를 충분히 존중하지 않는 것이 위험한 결과를 초래할 수 있음을 분명히 의식하고 있기 때문이다.[19]–[21] 마르크스 자신도 자율적인 사람들이 평화, 조화, 참된 의식 속에서 함께 살아가는 공동체를 역사의 흔들림 없는 행진의 유토피

아적 "목표"로 보았다.

롤즈의 정의론

미국의 철학자 존 롤즈Rawls 교수의 정의론은 복지의 극대화를 존중하는 공리주의 정의론들, 자율성을 존중하는 의무론적 정의론들, 필요의 요소를 강조하는 마르크스주의 정의론들을 포괄하려 하는 정의론이다.[22)23)] 롤즈 교수는 사람들이 사회계약을 통해 자신들의 사회를 지배할 정의의 원칙을 선택한다는 사회계약론의 전통에서 그의 정의론을 구축하고 있다. 사람들은 자신들이 살 사회를 지배할 정의의 원칙을 만들기 위해 함께 모이고, 그 사회에서 자신들이 어떤 역할을 할지, 그리고 어떤 지위를 차지할지 모르는 상태에서(이것을 롤즈는 "무지의 베일a veil of ignorance"이라 한다), 그들의 사회를 지배할 정의의 원칙을 선택한다는 것이다. 롤즈에 따르면 이런 사회계약을 통하여 두 가지 정의의 원칙이 채택된다. 첫번째 원칙은 모든 사람들의 자유가 양립 가능한 한 사람들이 최대한의 자유를 누려야 한다는 것이고, 두번째 원칙은 사회경제적 불평등은 사회에서 가장 못사는 사람들의 이익을 증진하기 위해서 꼭 필요한 것이 아니면 정당화되지 않는다는 것이다.

장점에 대한 보상

마지막으로 정의란 본질적으로 개인의 장점에 대한 보상의 문제라는 주장——예를 들어 W D Ross의 견해——은 적어도 어떤 상황에서는 개연성이 있다.[24] 예를 들어 의과대학에 들어가기 위한 경쟁이나 의사라는 직업을 얻기 위한 경쟁을 포함하여 기술skill에 기초한 모든 경쟁은 장점에 기초한 정의의 원칙을 전제하고 있다. 운동경기들은 "최선의 사람이 이긴다"는 것을 전제한다. 숙련된 노동이 비숙련 노동보다 더 높게 보상받는 자본주의 사회의 임금 구조도 기술이 장점을 수여하고 장점이 보상받아야 한다는 것을 전제한다. 하지만 모든 이익과 부담의 분배가 장점과 단점에 따라 공정하게 또는 정의롭게 결정될 수 있을까? 특히 아픈 것은 장점이 아닌데, 의료자원들이 질병보다 장점에 따라 할당되어야 할까?

위에서 살펴본 것처럼 정의론들은 너무 다양하고 복잡해서, 일반적으로 받아들일 만한 실질적 입장을 제안하는 것조차 희망이 없어 보인다. 대신에 사람들이 주장하는 여러 가지 정의론들은 계속해서 다를 것이라고 인정하는 것이 더 나을 것이다. 내가 보기에 여러 가지 정의론들이 다른 이유는 이 정의론들이 다양한 도덕원칙들(예를 들어 자율성의 존중, 선행, 악행 금지 등의 원칙들)에 다른 중요성을 부과하기 때문이다 . 다음 장에서 나는 이런 다양한 정의론들의 차원에서, 그리고 이 모든 이론들이 받아들이는 아리스토텔레스의 형식적 정의 원칙의 차원에서 희소한 의료자원의 할당에 관한 문제를 살펴볼 것이다.

1) Levinsky NG. The doctor' s master. *N Engel J Med* 1984;311:1573-5.

2) Kemperman CJF. Clinical decisions. *Lancet* 1982;ii:1222.

3) Parsons V, Lock P. Triage and the patient with renal failure. *J Med Ethics* 1980;6:173-6.

4) Macara S, reported by Edwards S. No room for triage in NHS. *Medical News* 1983;15-22 December:27.

5) Aristotle. *Nicomachean ethics*. 1131a:22-5.

6) Aristotle. *Nicomachean ethics*, Book 5 and *Politics*, Book 3, Chapter 9

7) Williams B. The idea of equality. In: Williams B, ed. *Problems of the self*. Cambridge: Cambridge University Press, 1976: 230-49.

8) Rawls J. Justice as fairness. *The Philosophical Review* 1958;67:164-94.

9) Benn S. Justice. In: Edwards P, ed. *The encyclopedia of philosophy*. New York, London: Collier Macmillan, 1967:298-302.

10) Hare RM. Relevance. In: Goldman AI, Kim J, eds. *Values and morals*. Dordrecht:Reidel, 1978:73-90.

11) Locke J. *Second treatise on government*. 1960. Chapter 2;section 6.

12) Smith A. *The wealth of nations*. 1776.

13) Hayek F. *Individualism and economic order*. Chicago: Chicago University Press, 1948.

14) Nozik R. *Anarchy, state, and utopia*. Oxford: Blackwell, 1974:169.

15) Paul J, ed. *Reading Nozik*. Oxford: Blackwell, 1981.

16) Hare RM. *Moral thinking: its levels, method and point*. Oxford: Clarendon Press, 1981:147-68.

17) Lenin VI. *The state and revolution*. Moscow: Progress Publishers, 1972:91.

18) Marx K, Engels F. Manifesto of the Communist Party. In: Hobsbawm EJ, ed. *The age of revolution*. London: Cardinal/Sphere, 1973:285.

19) Marcuse H. Freedom and the historical imperative. In: Marcuse H, ed. *Studies in critical philosophy*. London: Verso/NLB, 1972.

20) Kamenka E. *Marxism and ethics*. London: Macmillan, 1969.

21) Bottomore T, ed. *A dictionary of Marxist thought*. Oxford: Blackwell, 1985.

22) Rawls J. *A theory of justice*. Oxford: Oxford University Press, 1976.

23) Daniels N, ed. *Reading Rawls*. Oxford: Blackwell, 1975.

24) Ross WD. *The right and the good*. Oxford: Clarendon Press, 1930:26-7.

참고문헌

Beauchamp TL. Justice. In: Beauchamp TL, ed. *Philosophical ethics: an introduction to moral phiosophy*. New York: McGraw-Hill, 1982:219-58.

President's Commission for the study of ethical problems in medicine. *Securing access to health care*. Washington: US Government Printing Office, 1983.

Campbell AV. *Medicine, health and justice—the problem of priorities*. Edinburgh: Churchill Livingstone, 1978.

제15장

정의와 의료자원의 할당

앞 장에서 나는 의료윤리의 차원에서 정의에 관한 광범위한 문제들을 지적했다. 분배적 정의의 영역에서도 그 범위는 굉장히 넓다. 한쪽 영역에는 경제학자들이 미시할당 결정microallocation decisions이라고 부르는 것들이 있는데, 그중에 가장 극적인 것은 권리를 경쟁하는 주장자들 간에 혈관 분리haemodialysis같이 생명을 구하는 희소한 자원의 할당을 다룬다. 다른 한쪽의 영역에는 거시할당 결정이 있는데, 이것은 예를 들어 건강, 복지, 교육, 예술, 국방 예산들 간에 국가의 "케이크cake"를 분할하는 데 관해 정부가 내리는 결정들이다. 그 영역의 가운데에 중간할당 mesoallocation 결정이라고 불릴 수 있는 것들이 있다. 이 결정은 할당된 국가의 보건 예산을 어떻게 배분할 것인가 하는 문제들을 포함한다——이것이 블랙Black 보고서의 주제인데, 블랙 보고서는 가난하고 사회적 지위가 낮은 사람들이 일반적으로 건강상태가 나쁘다는 것을 명백하게, 충격적으로 보여준다.[1] (그러면서 그것은 국가의 건강 문제를 결정할 때, 사회적 경제적 결정을 무시한 채 좁은 의미의 "건강관리" 결정만을 유일하게 또는 가장 중요한 것이라고 가정하는 것이 부적절하다는 것을 보여준다.) 중간할당 결정은 보건 당국자들 수준에서 의학 분야와 다른 건강관리 분야 간에 의료자원을 어떻게 할당할 것인지, 그리고 한 병원에서 경쟁하는 전문 분야들 사이에서 의료자원을 어떻게 할당할 것인지, 그리고 합작병원들hospital firm 사이에서 의료자원을 어떻게 할당할 것인지 하는 문제들을 포함한다. 좀 더 특정한 것은 합작병원과 건강센터의 다른 성원들 사이에 의료자원의 할당에 관한 결정들이다. 그리고 의사나 건강 분야 종사자가 특정한 환자들 사이에 그 자원을 어떻게 할당할 것인가 하는 미시할당 결정이 있다. 비록 결정의 범위가 다르기는 하지만, 모든 결정들은 경쟁하는 주장들을 어떻게 공정하게 중재할 수 있는가 하는 도덕적 평가에 기초하고 있다. 따라서 그런 결정들은 명시적으로든 암묵적으로든 어떤 종류의 정의론에 기초하고 있다.

예비적 구별들

정의론을 자원의 할당 문제에 적용할 때, 정의론에 대한 예비적 구별을 해야 한다. 첫번째 구별은 정의론의 형식적 내용과 실질적 내용의 구별이다. 내가 앞 장에서 지적한 것처럼, (평등한 사람은 평등하게 대우받아야 하고 불평등한 사람들은 적절한 불평등에 따라 불평등하게 대우받아야 한다는) 아리스토텔레스의 형식적 원칙과 그것이 함축하는 공평성과 공정성은 실질적 내용이 많이 다른 정의론들도 널리 받아들이고 있다. 두번째 구별은 방법론에 관한 구별인데, 한 정의론이 그 자체를 정당화하는 방법과 여러 가지 정의론 중에서 한 정의론을 공정하게 선택하는 방법을 구별하는 것이다. 여러 가지 정의론 중에서 한 정의론을 공정하게 선택하는 방법 그 자체도 아리스토텔레스의 형식적 정의의 요건들을 충족해야 한다. 예를 들어 민주주의의 투표 시스템은 민주주의 사회의 다양한 성원들이 선호하는 정의론 사이에서 어떤 정의론을 공정하게 선택하는 방법이 될 수 있다. 마지막으로 정의론 자체와 그 정의론을 적용하는 것이 실제적으로 실행될 수 있는지를 구별하는 것이 중요하다. 정의란 자원 할당을 위한 체계가 단지 좋은 정의론에 기초해서 성취되는 것이 아니라, 그 정의론에 의한 결정들을 실행할 수 있어야만 성취된다.

우리는 실질적인 내용을 가진 정의론에 합의하지는 못하지만, 적어도 아리스토텔레스의 형식적 정의론에 널리 동의한다. 그리고 아리스토텔레스의 형식적 정의론을 수용하는 것은 의료자원의 배분을 위하여 중요한 의미를 내포한다. 첫째로, 그것은 의료자원을 도덕적 근거에 따라 배분해야 한다고 요구하며 편파적이거나 자의적인 방식으로 배분하는 것을 금지한다. 예를 들어 의사들이나 정부가 금발이나 백인을 선호하기 때문에, 그들의 선호에 따라 의료자원을 정의롭게 배분한다고 결정할 수 없다. 왜냐하면 금발과 백인은 도덕적 불평등을 정당화할 수 있는 적절한 특징들이 아

니기 때문이다.(헤어의 도덕적 적절성에 관한 논문을 보라.[2])

둘째로 아리스토텔레스의 형식적 정의의 원칙은 정의를 행해야 할 뿐 아니라 정의를 행하는 것이 보여야 한다는 법률 격언을 실행하라고 요구하는 듯하다. 왜냐하면 사람들의 본성을 고려할 때, 그러한 합의만 획득되고 유지될 것이고, 그렇게 합의된 원칙들만 일관되고 공평하게 실행될 수 있을 것이다.

어떤 도덕원칙들이 우선되어야 하는가?

실질적인 정의론은 "의료자원을 어떤 사람들에게는 좀 더 많이 할당하고 다른 사람들에게는 좀 더 적게 할당하는 것을 정당화하는 적절한 불평등이 무엇인가"라는 질문에 대답하려는 이론이라고 이해할 수 있다. 의료자원의 할당에 관한 실질적인 정의론들을 논의하면서 우리는 어떤 도덕원칙들이 우선되어야 하는가에 관해 여러 정의론들 간에 의견이 서로 일치되지 않는다는 것을 깨닫는다. 그러나 주요한 대안들은 여덟 살짜리 내 딸이 일깨워준 것처럼 아주 단순하다. 세 사람이 죽어가고 있고 이들의 생명을 구하는 기계가 단 한 대 있을 때, 어떤 기준으로 세 사람 중에 한 사람에게 그 기계를 제공해야 하는가?

내 딸은 자기가 보고 있던 텔레비전 프로그램을 1, 2분쯤 희생하면서, "아빠는 그 기계를 가장 어린 사람에게 줄 수 있는데 그 사람이 가장 오래 살 것이기 때문이고(복지의 극대화), 가장 아픈 사람에게 줄 수 있는데 그것이 그 사람에게 가장 필요하기 때문이고(의학적 필요), 가장 친절한 사람에게 줄 수 있는데 친절한 사람이 잘 대우받아야 하기 때문이야(도덕적 공과)"라고 말했다. 하지만 "아빠가 가장 좋아하는 사람에게는 줄 수 없는데 그것은 불공정하기 때문이야." 또한 "추첨에 의한 배분도 공정하지 않은데 그것이 가장 필요하거나 가장 젊거나 가장 친절한 사람이 받지 못할 수 있기 때문이야." 놀랍게도 내 딸은 영국 여왕과 가난한 사람 중에서 선택해야 할 때, 가난한 사람보다 여왕에게 그것을 주어야 한다고 생각하지 않았다(사회적 가치). "왜냐하면 여왕은 이미 너무 많이 가지고 있지만 가난한 사람은 그렇지 않기 때문"이라는 것이다. 이 모든 대안들 중에서 내 딸이 가장 선호하는 방법은 가장 아픈 사람을 선택해야 한다는 것이었다. 내 딸이 그것이 왜 다른 대안들보다 좋은 선택인지 말할 수 없었던 것은 놀랄 만한 일이 아니다. 하지만 내 딸의 선택 목록은 놀랄 정도로 표준적이고, 선택 기준인 의학적 필요 역시 많은 의사들이 동의하는 것이다.

의료적 자원분배의 기준인 의학적 필요

의학적 필요는 명백하게 마르크스주의적 정의의 기준——"각자 그의 필요에 따라"——과 서로 연결된다. (물론 이 기준이 독점적으로 마르크스주의인 것도 아니고, 마르크스주의자인 의사들도 거의 없고, 마르크스주의 구호의 첫번째 반인——"각자는 그의 능력으로부터"——을 받아들이는 사람도 거의 없다.) 불행히도 필요——예를 들어 욕망과 구별되는 필요——라는 개념은 명료한 개념이 아니다.[3] 게다가 필요를 주장하는 것은 필요가 함축하는 가치를 주장하는 것인데, 그 경우에 의학적 필요가 함축하는 가치는 무엇인가? 생명의 연장, 질병의 제거와 건강의 성취, 그리고 (고통의 감소와 번영의 증가라는 의미에서) 향상된 삶의 질 모두가 의료적 필요가 함축하는 가치를 내세우는 후보들인데, 우리가 어떻게 그것들을 선택하고 순서를 매길 수 있으며, 무엇보다도 이 용어들이 정확하게 무엇을 의미하는가? 따라서 얼핏 단순해 보이는 의학적 필요라는 기준은 분명히 의료자원을 정의롭게 배분하기 위해 필요한 기준이지만,[4] 이 기준을 지지하는 사람들은 그 기준이 포괄하는 도덕적 가치들을 명료하게 해야 한다. 하지만 그런 도덕적 가치들이 명료해진다 하더라도 그것들을 선택하고 순서짓는 것이 더 쉬워지지도 않을 것이다.

의료적 자원분배의 기준인 의학적 성공

또 다른 의료적 자원분배의 기준은 의학적 성공이다. 많은 사람들이 의료자원은 의학적 성공의 개연성에 따라 배분되어야 한다고 주장한다. 의학적 성공이라는 기준은 의학적 필요의 기준에 효율성이라는 기준을 덧붙인 것인데, 이 기준은 공리주의적 정의론들이 강조하는 복지의 극대화라는 목표에 상당히 상응한다. 물론 이 기준이 전혀 문제없는 경우들이 있다. 희귀한 종류의 혈액을 혈액형이 맞지 않는 환자에게 수혈하는 것은 부조리할 뿐 아니라 옳지 않다. 하지만 의학적 성공이라는 기준은 의학적 필요가 가지고 있는 문제들뿐 아니라 어떻게 의학적 성공을 결정할 것인가, 어떤 기준들이 의학적 성공을 결정하는 데 적절하고 어떻게 의학적 성공을 측정할 수 있는가 하는 등의 문제들을 가지고 있다. (이 면에서 "삶의 질을 참작한 수명quality adjusted life years" (QUALYs)[5]을 통해 다른 기술들을 비교하는 경제학자들의 방법이 의학에 도움을 줄 수 있을 듯하다.)

의료적 자원분배의 기준인 장점

내 딸이 분석한 세번째 것은 장점merit과 공과desert에 관련되어 있다——가장 친절한 사람의 목숨을 구해야 하는 이유는 친절한 사람들이 보살핌을 받을 만하기 때문이다. 다른 공과와 관련된 기준들은 과거보다는 미래를 고려한다. 상담의사consultant physician는 "주거가 일정치 않은 실업자보다 적절한 직업에서 고정된 일을 계속할 수 있거나 결혼해서 어린애들이 있는 여자"를 선택할 것이다.[6] 임상 신장생리학 분야의 상담의사는 신장투석을 할 사람을 선택하는 데 대해 다음과 같이 말한다. "최선의 결과를 성취하기 위해서는 잘 선택된 직업에서 유급직을 가진 사람이 필요하다. 단지 소수의 사람들이 자선에 의존해서 살고 싶어한다."[7] (비록 죽음이 대안일 때에도?) 아주 최근에 정신착란이 있고, 간헐적으로 폭력을 행사하고, 비협조적이고, 더럽고, 실금이며, 진료받을 때 신체를 노출하고 자위하는 경향이 있는 것으로 묘사된 한 남자는 "환자의 최선의 이익을 위해서" 신장투석치료를 박탈당했다.[8] 치료를 중단할 만한 이유가 되는 환자의 정신착란과 불편함은 어느 정도인가, 그리고 반대 행위는 어느 정도가 되어야 하는가?

일반적으로 생명을 구하는 치료를 받기 위하여 선택되는 것에 영향을 미치는 환자의 개인적 또는 사회적 장점과 단점은 어느 정도인가? 전쟁 때 부상자분류법triage에서는 부상자를 전투의무에 복귀시키는 것이 치료를 위해 확립된 의료군사적 기준이 되어 왔다.[9] 하지만 평상시에 환자들의 비의료적 장점들을 근거로 해서 의료자원을 할당하는 것은 거부해야 할 것으로 받아들여진다. 어떻게 그렇게 상충하는 직관들을 설명할 수 있는가? 샤크만 Shackman의 예에 나오는 대로 두 사람 중에 한 사람만 치료받을 수 있을 때, 두 사람이 플레밍Fleming과 히틀러Hitler라면 누구를 선택해야 하는가?[10]

가능한 접근

위에서 본 것처럼 의료자원을 할당하는 데 어떤 기준을 선택해야 하는가에 대해 의견이 심하게 일치하지 않을 때 의사들이 그 문제를 회피하고 환자들을 위해서 최선을 다하는 것에만 집중한다는 것은 전혀 놀라운 일이 아니다. 이 복잡한 문제를 해결하고자 하는 노력들 중에 다음의 두 가지 방법도 주목할 만하다. 한 논평가는 만일 생명을 구하는 희소 자원을 필요한 사람들 모두가 가질 수 없다면 아무도 가져서는 안 된다고 주장한다.[11] 미국 신학자인 램지Ramsey와 칠드레스Childress는 생명을 구하는 자원의 할당은 추첨이나 선착순 체계(사람들이 내부자 정보를 갖고 체계를 불공정하게 "사용"할 수 없게 한 추첨이나 선착순 체계)에 의해 무작위로 이루어져야 한다고 주장한다.[12][13]

나는 아직까지 희소한 의료자원의 할당을 위한 다양한 기준들 중 어떤 기준이 언제나 도덕적으로 우선한다는 것을 발견하지 못했다.(사실 그럴 수 있을 것이라고 기대하지도 않는다.) 칼라브레시Calabresi와 보빗Bobbit은 사회가 "시간을 거치면서 혼합 접근 방식을 선택함으로써 근본적인 도덕적 가치들 중에서 일부의 것만을 선택하는 데서 오는 파괴적인 영향을 제한"하려는 경향이 있다고 주장한다.[14] 시간이 흐르면서 처음에는 한 가치가 강조되고, 이어서 다른 가치가 강조된다. "하지만 어떤 가치도 너무 오래 방치되지는 않는다." 그렇다고 하면 특정한 상황에서 모든 가치가 함께 유지될 수 없을 때, 이 다양한 가치들 중 어느 것을 선택해야 하는가에 관한 의견의 불일치가 존재한다는 사실이 정의를 위한 가능성을 손상하거나 정의가 필요 없다고 주장하는 것은 잘못이다. 궁극적으로 정의란 상충하는 요구들을 도덕적으로 해결하기 위한 방법이다. 내가 보기에는 사람들간에 합의된 어느 정도의 실질적인 도덕원칙들과 형식적 정의의 원칙 차원에서 상충하는 주장들을 적절하게 고려한 다음, 어떤 도덕적 가치 또는 다른 도덕적 가치에 우선성을 부여한다면 정의가 이루어지는 것 같다.

결론적으로 만일 특정한 경우에 어떤 가치가 우선성을 가져야 하는지에 대한 분쟁을 해결하기 위해 실제적 체계들이 세워지고, 그 체계들이 자율성 존중, 선행, 그리고 악행 금지의 도덕적 가치들을 고려하며, 그 체계들의 심의적deliberative 구조가 아리스토텔레스의 형식적인 정의의 원칙을 포괄하고 있다면, 그것은 정의로운 체계들이고, 그 심의 구조가 정의로운 결과를 산출할 것이라고 기대할 수 있다. 나는 이것이 받아들일 만하다고 생각하고, 이것보다 더 나은 것이 성취될 수 있다고 생각하지 않는다.

주(註)

1) Black DAK, Morris JN, Smith C, Townsend P, Davidson N. *Inequalities in health: the Black report*. Harmondsworth: Penguin, 1982.

2) Hare RM. Relevance. In: Goldman AI, Kim J, eds. *Values and morals*. Dordrecht: Reidel, 1978:73-90.

3) Daniels N. Health-care needs and distributive justice. *Philosophy and Public Affairs* 1981;10(2):146-79.

4) Williams B. The idea of equality. In: Williams B, ed. *Problems of the self*. Cambridge: Cambridge University Press, 1973:230-49.

5) Williams A. The economic role of "health indicators." In: Teeling-Smith G, ed. *Measuring the social benefits of medicine*. London: Office of Health Economics, 1983:63-7.

6) Nabarro JDN. Who best to make the choice? *Br Med J* 1967;i:622.

7) Parsons FM. A true "doctor's dilemma." *Br Med J* 1967;i:623.

8) Brahams D. When is discontinuation of dialysis justified? *Lanced* 1985;i:176-7.

9) Winslow GR. *Triage and justice*. Berkley: Universtiy of California Press, 1982:8.

10) Shackman R. Surgeon's point of view. *Br Med J* 1967;i:623-4.

11) Cahn E, cited by Calabresi G, Bobbitt P. *Tragic choices*. New York: Norton, 1978:188, 234.

12) Ramsey P. *The patient as person*. 10th ed. New Haven: Yale University Press, 1979:239-75 passim.

13) Childress J. Who shall live when not all can live? *Soundings: An Interdisciplinary Journal* 1970;53(4):339-55. (Reprinted in: Gorovitz S, Macklin R, Jameton A, O'Connor J, Sherwin S, eds. *Moral problems in*

medicine. 2nd ed. Englewood Cliffs: Prentice−Hall 1983:640−9.)

14) Calabresi G, Bobbitt P. *Tragic choices.* New York: Norton, 1978:196.

참고문헌

Maxwell RJ. *Health and Wealth.* Lexington: Lexington Books, 1981.

Boyd KM, ed. *The ethics of resource allocation.* Edinburgh: Edinburgh University Press, 1979.

Campbell A. *Medicine, health and justice — the problem of priorities.* Edinburgh: Churchill Livingstone, 1978.

Wolstenholme GEW, O' Connor M, eds. *Ethics in medical progress, with special reference to transplantation.* London: Churchill, 1966.

Childress, J. *Priorities in biomedical ethics.* Philadelphia: Westminster Press, 1981.

Shelp E, ed. *Justice and health care.* Dordrecht: Reidel, 1980.

Engelhardt HT. Shattuck lecture: allocating scare medical resources and the availability of organ transplantation. *N Egel J Med* 1984;311:66−71.

Rescher N. The allocation of exotic medical lifesaving therapy. *Ethics* 1969;79(3):173−86.

Parsons V, Lock P. Triage and the patient with renal failure. *J Med Ethics* 1980;6:173−6.

Klein R. Rationing health care. *Br Med J* 1984;289:143−4.

Mooney G. Medical ethics: an excuse for inefficiency? *Journal of Medical Ethics,* 1984;10:183−5.

제16장

진실을 말하는 것과 의료윤리

이 책에서 나는 네 가지 도덕원칙들을 논의해왔다. 그것은 자율성 존중의 원칙, 선행의 원칙, 악행 금지의 원칙, 정의의 원칙이다. 많은 도덕이론들이 이 네 가지 원칙을 받아들이지만 여전히 도덕적인 분쟁은 일어난다. 도덕적인 분쟁은 이 네 가지 원칙들의 범위에 관해 의견을 달리하거나, 어느 것이 우선해야 하는가에 대해 의견을 달리함으로써 발생하고는 한다. 앞으로 네 장에 걸쳐 나는 의료윤리의 차원에서 이런 도덕적 분쟁의 예들을 살펴보려 한다. 그 분쟁은 주로 한편으로는 자율성 존중의 원칙과 다른 한편으로는 선행의 원칙과 악행 금지의 원칙 사이의 분쟁이다. 나는 의사가 환자에게 진실을 말하는 문제부터 시작하겠다.

진실을 말하는 것

"지혜가 많으면 번뇌도 많으니 지식을 더하는 자는 근심을 더하느니라"(「전도서」1:18). 모리스 데이비슨Maurice Davidson 박사는 1975년 출판된 의료윤리에 관한 책에서 의사가 환자에게 진실을 말하는 것에 관한 장을 이렇게 시작하고 있다.[1] 그러나 데이비슨은 "많은 의사들이 환자에게 사실을 알리지 않는 경향, 특히 중병 환자에게 절대로 진실을 알려서는 안 된다"고 주장하는 경향에 반대한다. 데이비슨은 그런 경향은 전혀 정당화될 수 없는 "미신fetich"이라고 거부하면서, 환자들이 자신의 의학적 상태에 대한 정보를 알고 싶어할 때 의사가 정직하게 말해주는 것이 환자에게 해를 입히지 않는다고 주장한다. 환자들은 그런 정보를 가졌을 때에만 수행할 수 있는 "정말로 중요한 의무들을" 가지고 있을지 모르고, 명백한 사실을 알리지 않는 것이 장기적으로는 환자에게 자주 "큰 고통의 원인"이 된다. 데이비슨이 솔직히 인정하는 것처럼, 많은 의사들이 그의 견해를 받아들이지는 않는다. 하지만 데이비슨은 환자에게 진실을 알리는 것에 반대하는 의사들의 입장을 환자에게 진실을 알리는 불쾌한 의무를 피하려는 변명에 불과하다고 본다.

나는 데이비슨의 입장에 동의하며, 데이비슨의 입장에 반대하는 의사들이 이 문제를 좀 더 깊이 고려해야 한다고 생각한다. 환자에게 진실을 말하지 않는 것에 찬성하는 사람들은 흔히 다음에 다룰 세 종류의 논변들을 개진한다.(다른 여러 책들보다 철학자 시슬라 복Sissela Bok의 책 『거짓말Lying』에 잘 분석되어 있다.[2])

진실을 말하지 않는 것에 찬성하는 논변

진실을 말하지 않는 것에 찬성하는 첫번째 논변은 위에서 지적한 대로, 환자들을 이롭게 하고 해를 입히지 말아야 한다는 의사들의 히포크라테스적인 의무가 환자를 속이지 말아야 한다는 의무를 압도한다는 것이다. 예를 들어 심각한 병을 앓고 있는 환자들은 벌써 심각한 문제들을 가지고 있다. 이 환자들에게 고통스러운 소식을 줌으로써 의사가 환자의 문제를 가중시킨다는 것이다. 게다가 환자의 회복 가능성은 종종 환자의 사기, 아마도 위약 효과placebo effect의 요소들과 "약의사the drug doctor" 또는 두 경우 모두에 꽤 의존한다. 불쾌한 정보를 전달하면 이런 것들을 손상시킬 것이며 따라서 환자들의 회복 가능성을 어둡게 할 것이다.

진실을 말하지 않는 것에 찬성하는 두번째 논변은 의사와 환자 사이에 진실이 소통될 수 없다고 주장한다. 왜냐하면 의사는 대부분 진실을 아는 경우가 드물거나 결코 진실을 알 수 없고(의사는 진단diagnosis이나 예후prognosis를 결코 확신할 수 없다), 비록 진실을 안다 하더라도 환자가 그것을 이해하는 것은 아주 드물기 때문이다. 의학적 수련을 받지 않았다면 "암" 같은 흔한 단어도 환자들은 근본적으로 잘못 이해할 것이다. 환자들은 암이라는 단어가 함축하는 여러 조건과 예후들, 다른 기술적 뉘앙스들을 고려하지 않을 것이고, 암이란 죽음을 의미한다고 비관적으로 이해하는 경우가 많을 것이다. 한 미국 의사가 요약한 대로, "환자에게 진실을 말하는 것, 모든 진실과 진실만을 말하는 것은 무의미하다. 그것이 무의미한 이유는 그것이 불가능하기 때문이다."[3]

진실을 말하는 것에 반대하는 세번째 논변은 진실이 무서울 때, 특히 환자들이 위험하거나 치명적인 상황에 있을 때, 그들이 진실을 듣고 싶어하지 않는다는 것이다.

선행과 악행 금지의 우선성

첫번째 논변과 관련해서—선행의 원칙과 악행 금지의 원칙이 환자들을 속이지 않아야 한다는 요구보다 우선해야 한다는 논변—나는 자율성에 관한 장에서 인격과 자율성을 존중하는 것은 칸트주의자들에게 최상의 도덕원칙이지만, 복지를 극대화하고 불행을 극소화하는 것이 최상의 도덕원칙인 공리주의자들에게도 자율성 존중의 원칙은 중요한 도덕적 원칙이라는 것을 강조했다.

의학적 맥락에서 환자에게 진실을 말해주지 않는 것은 그가 이성적으로 생각하는 데 필요한 적절한 정보를 거절해서 그들의 자율성을 존중하지 않는 것이다. 공리주의적 관점에서도 전체 복지를 극대화할 수 있다고 믿을 만한 충분한 이유가 없다면 환자에게 진실을 말해주지 않는 것은 도덕적으로 정당화되지 않을 것이다. 게다가 내가 의학적 부권주의를 논의할 때 사용했던 여러 가지 논변들이 이 특별한 예에 적용된다. 의사가 환자에게 정직하고 솔직하게 말하는 것이 복지를 증진시킬 것이라고 기대할 수 있을 뿐만 아니라 어떤 행동이 복지를 극대화할 수 있는지의 문제에 대해 특별히 의사가 잘 판단할 것이라고 가정할 이유가 없다. 일반적으로 특정한 환자에게 진실을 말하는 것이 환자의 복지를 향상시킬지 아닐지 하는 문제를 가장 잘 판단할 수 있는 사람은 아마 특정한 환자 자신일 것이다.

물론 여기에는 중요한 실제적 어려움이 있다. 어떤 환자가 진실을 알고 싶어하지 않을 때, 의사가 그에게 정보를 알리지 않고서 어떻게 그 환자가 진실을 알고 싶어하는지 아닌지 알 수 있겠는가? 이것에 대해 간단한 답은 없지만, 의사들은 환자에게 교묘하게 질문하거나 환자가 어떤 질문을 하든 답변함으로써 어려운 의료기술을 익힐 수 있다. 이 부분에서 경이로운 심리적 방어기제인 부정 denial이 우리를 안심시킬 수 있다. 곧 닥칠 죽음에 대한 정보를 들은 후에도 많은 환자들이 이 정보를 자신의 마음에서 지우고, 의사가 그 정보를 제공했다는 것조차도 부정하는 것 같다. 쿠블러 로스 Kubler Ross에 따르면, 자신들이 치명적인 질병에 걸렸다는 것을 아는 사람들은 대부분 처음부터 그렇게 부정하는 경향이 있다는 것이다.[4] 아마도 부정은 사람들이 어려운 생각을 극복하지 못할 때 그런 어려운 생각에 짓눌리는over-burdened 데 대항하는 자연적인 방어기제일 것이다. 우리는 의사가 환자에 관한 불쾌한 정보를 제공하지 않는 것을 찬성하는지 여부에 대해 환자들의 견해를 묻는 선도 연구 pilot study를 할 수 있다. 예를 들어 환자들은 처음 병원에 등록할 때, 또는 처음에 의사와 면담하기 전에 그런 문제에 관한 설문에 대답할 수 있다. 그러한 설문은 환자들이 얼마나 의사결정에 참여하고 싶어하는지, 또는 얼마만큼 의사들에게 의사결정을 맡기고 싶어하는지, 나쁜 소식이라도 듣기를 원하는지 아니면 원하지 않는지, 죽었을 때 자신의 장기를 기부하기를 원하는지 그렇지 않은지, 자신의 의학적 조건을 알리고 싶은 사람과 그렇지 않은 사람은 누구인지, 그들이 어떤 문제를 특별히 민감하게 고려하는지 등등을 포함한다.

내가 동료 의사들에게 이런 생각을 제안할 때마다 많은 동료들이 그것을 비웃었다. 그들은 가령 "당신은 환자들을 겁나게 할 거야", "환자들이 아플 때에는 그들이 건강할 때 한 말을 믿을 수 없어", "환자들이 생각을 바꾸었을 수도 있어", "만일 그들이 질문을 이해하지 못했다면, 어떻게 하지"라고 말한다. 하지만 내가 의사가 아닌 사람들에게 같은 생각을 말하면, 그들은 열렬하게 받아들인다. 그들은 가령 "환자들은 적어도 자신이 원하는 것을 의사가 안다는 것에 만족할 것이다" "사람들은 자신이 믿는 중요한 것에 대한 확신이 없다면 그것을 얘기하지 않을 것이다", "왜 의사들은 그 설문지를 환자가 이해할 수 있도록 만들지 못하는가?" 하고 말한다.

최소한 선도연구로서 내가 제안한 방법이 환자 치료에 어떤 이점을 제공하는지, 그리고 무엇이 문제인지를 알기 위해 조사할 필요가 있는 듯하다. 그러한 조사는 박사학위 논문의 주제로서 의학에서 기술적 주제만큼 가치 있을 것이다.

진실을 소통하는 것이 불가능

진실을 말하는 것에 반대하는 두번째 논변은 한편으로는 진실을 말하는 것과 진실됨truthfulness의 문제와, 다른 한편으로는 진리 개념 자체를 괴롭히는 인식론적, 논리적, 의미론적 문제들을 혼동하고 있다. 인식론적, 논리적, 의미론적 문제는 철학에서 중요한 문제들이지만, 어떤 사람이 자기가 진실이라고 믿는 것을 가지고 무엇을 하는 것이 옳은가 하는 문제와는 거의 관련이 없다. 중요한 도덕적 문제는 의사의 의도와 관련되어 있다. 의사는 환자가 진실을 알기를 원하는지 여부를 알아내고자 하는가? 환자의 소망을 들어주려고 의도하는가 아니면 환자를 속이려고 의도하는가? 대부분의 의료 정보는 개연적이고, 환자들은 복잡한 의료 정보를 이해하는 데서 많은 차이를 보일 것이다. 그리고 철학자들조차도 "진리"가 무엇을 의미하는지에 관해 의견이 다를 것이다. 하지만 일상의 경우에 이런 문제들은 의사가 환자에게 진실을 말해야 하는가 여부의 도덕적 딜레마와 무관하다. 아직도 의심이 남은 사람들은 시슬라 복Sissela Bok이 제안한 대로, 중고차 판매인이 고객을 속이는 것을 정당화하기 위해 비슷한 논변을 사용할 때 고객의 반응이 어떨지를 상상해보아야 한다.

알고 싶지 않은 환자의 소망

마지막으로 환자들은 자신의 치명적 조건에 관한 진실을 듣고 싶어하지 않는다는 논변이 있다. 이것은 의사는 환자의 소망을 존중해야 한다고 암묵적으로 인정하는 아주 중요한 논변이다. 하지만 여러 논문들은 조사받은 사람들 대부분(통상 80% 이상)이 진실을 듣고 싶어한다고 지적한다.[5]-[9] 다른 한편으로 상당히 최근까지 조사된 바에 의하면, 대부분의 미국 의사들은 암 진단을 환자에게 알리지 않았는데,[10] 최근에는 이것이 바뀌어서 응답한 의사들의 97%까지 환자에게 암 진단을 알리는 것을 선호한다.[11] 환자들이 원하는 것을 하는 것이 바람직하다는 전제를 받아들인다면, 중요한 문제는 대부분의 환자나 의사가 무엇을 원하는 것이 아니라 특정한 상황에서 특정한 환자가 무엇을 원하는지 아는 것이다. 세번째 논변이 틀리다는 것에는 의심의 여지가 없다. 최소한 일부 환자들이, 아마도 많은 환자들이 진실을 듣고 싶어할 것이다.

환자에게 진실을 말하는 것을 지지한다고 해서 내가 모든 환자에게 가리지 않고, 무심하고, 퉁명하고, 받아들일 수 없는 방식으로 진실을 말하는 접근 방법을 지지하는 것은 아니다. (유감스럽게도 이런 일들이 의료 행위의 현장에서 있어왔다.[12]) 또 내 입장 역시 상당한 비판에 직면하리라는 것을 부정하지 않는다. 단지 나는 환자에게 진실을 말하는 것이 공리주의를 포함한 여러 가지 도덕적 관점에서 방어할 수 있는 기본적인 도덕적 규범이라는 것을 강조할 뿐이다.

주(註)

---

1) Davidson M. What to tell the gravely ill patient, or one who has to undergo a serious operation. In: Davidson M, ed. *Medical ethics —a guide to students and practitioners*. London: Lloyd-Luke, 1957:109-19.

2) Bok S. *Lying —moral choice in public and private life.* Hassocks, Sussex: Harvester Press, 1978.

3) Henderson L. Physician and patient as a social system. *N Engl J Med* 1935;212:819-23.

4) Kubler-Ross E. *On death and dying.* London: Tavistock Publications 1979:34-43.

5) Cassem NH, Stewart RS. Management and care of the dying patient. *Int J Psychiatry Med* 1975;6:2-304.

6) Veatch r. *Death dying and the biological revolution.* New Haven und London: Yale University Press 1976:229-38.

7) Aitken-Swan J, Easson EC. Reactions of cancer patients on being told their diagnoses. *Br Med J* 1959;i:779-83.

8) McIntosh J. Patients' awareness and desire for information about diagnosed but undisclosed malignant disease *Lancet* 1976;VII:300-3.

9) Kelly WD, Friesen SR. Do cancer patients want to be told? *Surgery* 1950;27:822-6.

10) Oken D. What to tell cancer patients. *JAMA* 1961;175:1120-8.

11) Novack DH, Plumer R, Smith RL, Ochitill H, Morrow GR, Bennett JM. Changes in physicians' attitudes toward telling the cancer patient. *JAMA* 1979;241:897-900.

12) Goldie L. the ethics of telling the patient. *J Med Ethics* 1982;8:128-33.

제17장

비밀보장

의사가 환자의 비밀을 지켜야 한다는 비밀보장의 원칙은 의료 윤리의 가장 신성한 의무 중의 하나이다. 히포크라테스 선서는 "나의 직업적 실천과 관련이 있든 그렇지 않든 간에 사람들의 삶에서 내가 보고 들은 것 가운데 밖으로 퍼지지 말아야 할 것들은 비밀로 지켜야 한다고 간주하고 나는 누설하지 않을 것이다"[1]라고 되어 있다. 이 의무는 아주 엄격한 것으로 받아들여진다. 사실 세계의학협회의 국제의료윤리헌장에 따르면 비밀보장의 의무는 환자가 죽은 후까지도 지켜야 할 절대 의무이다.[2] 비밀보장의 의무가 절대적이라는 주장은 《영국의학지》의 한 사설에서도 강조되고 있다.[3] (아이러니컬하게 2년 후에 일반의료위원회는 《영국의학지》의 편집자에게 《영국의학지》에 실린 유명한 군인에 관한 부고가 의학적 비밀보장을 위반했다고 공식적으로 통보했다.[4]) 프랑스에서는 의학적 비밀보장의 의무가 엄격해서 법률에 절대적인 의학적 의무로 명시되어 있다. 비록 그것을 무시하는 것이 환자에게 이익이 된다 할지라도, 환자뿐만 아니라 어느 누구도 그것을 무시하는 것이 허용되지 않는다.[5]

하지만 실제에서는 중병을 앓는 환자의 많은 친척들이 증언할 수 있는 것처럼, 의사들이 비밀보장을 절대 의무로 생각하는 것 같지는 않다. 영국의학협회의 의료윤리 핸드북은 의학적 비밀보장을 유지하지 않아도 되는 다섯 가지 예외를 인정하고 있고,[6] 일반의료위원회는 여덟 가지를 인정하고 있다.[7] 최근의 영국 정부는 의학적 비밀보장을 절대적인 것으로 간주하지 않는다. 영국의학협회가 강력하게 반대하는 바람에 실패했지만 대처 수상이 집권했던 정부는 경찰에게 의료 파일을 수색할 수 있는 법률적 권리를 주려고 시도했다.[8] 영국의학협회는 1984년에 제정된 자료보호법Data Protection Act에 따른 건강기록 보호가 여전히 불충분하다고 생각해서, 그 법안의 의학적 비밀보장을 위한 장치들을 강화하기 위해 여러 전문가를 포함한 연구단을 공동으로 발족시켰다.[9] 항소법원에서는 수용하였으나 상원에서 기각된 길릭Gillick 여사가 이끈 캠페인은 의사들이 16세 이하의 여성에게 구강 피임약을 처방할 때 지나치게 비밀보장을 한다고 비판한다.[10] 그 캠페인을 지지하는 사람들은 미루어 짐작컨대 의학적 비밀보장을 깨고, 16세 소녀 환자의 부모에게 그 딸이 피임약을 복용한다고 말한 브라운Browne 박사의 유명한(또는 악명 높은) 행동을 찬성할 것이다.[11] (브라운 박사는 일반의료위원회로부터 견책을 받지 않았다.) 의사들은 의학적 비밀보장의 원칙에 대한 위협과[12] 이완된 기준[13][14] 모두에 대해 우려를 표명하는데, 한 의사는 환자들이 자신의 비밀보장을 유지하려면 스스로 의료 기록을 보관해야 한다고 주장한다.[15] 의학적 비밀보장을 "노후한 개념"이라고 말한 미국 의사가 옳지 않은가?[16] 이런 혼란된 의견들로부터 어떻게 의미를 만들 수 있을까?

"의학적 비밀보장"이란 무엇인가?

혼란스러운 문제를 해결하기 위해서는 문제에 대한 예비적인 (그리고 개략적인) 분석이 유용할 것이다. "의학적 비밀보장"은 무엇을 의미하는가? 그것은 그 자체 도덕적으로 가치 있는가? 그렇지 않다면 왜 그것이 도덕적으로 중요한가? 그것은 반드시 지켜야 하는가? 그것은 다른 의무들과 어떻게 연관되는가?

기본적으로 의학적 비밀보장은 다른 사람들의(사람들이 자신의 허락 없이 밝혀지기를 원하지 않는 정보라는 뜻에서) 비밀을 존중하는 것이다. 분명히 다른 사람의 비밀을 존중해야 한다는 일반적인 도덕원칙은 없다.(도둑이 "쉿, 경찰에게 말하지 마, 이것은 비밀이야" 라고 말하는 것을 상상해보라.) 하지만 명백하게 의사들은(물론 다른 집단들도) 자발적으로 자신의 환자나 고객의 비밀을 지키기로 동의한다.(같은 도둑이 의료 상담 중에 자신이 한 일에 대해 말하는 것을 상상해보라.) 비밀보장이라는 도덕적 의무를 만들려면 두 가지 조건이 필요하다. 한 사람이 다른 사람의 비밀을 누설하지 않을 것을 동의해야—즉 명시적으로 또는 암묵적으로 약속해야—하고 다른 사람은 첫번째 사람에게 비밀이라고 생각하는 것을 털어놓아야 한다. 따라서 정보를 준 사람이 그것을 비밀이라고 생각하지 않으면 비밀보장의 위반은 없다. 단지 의사가 환자의 비밀을 누설하지 않기로 동의했기 때문에 의사는 비밀보장의 의무를 갖게 된다.

히포크라테스 시대부터 지금까지 왜 의사들은 환자의 비밀을 지키기로 약속해야 했을까? 만일 비밀보장 자체가 도덕적 선이 아니라면 그것이 봉사하는 도덕적 선은 무엇인가? 의학적 비밀보장에 대한 가장 흔한 정당화는 바로 결과주의적인 정당화이다. 만일 환자가 의사에게 자신에 관한 충분한 정보를 제공할 때, 의사는 좀 더 효과적으로 환자를 치료할 수 있고, 따라서 사람들에게 더 나은 건강, 복지, 일반적인 선, 그리고 전체의 행복을 줄 수 있을 것이다. 그렇지만 환자로서는 의사가 자신의 비밀을 공개하지 않기로 동의했을 때, 자신에 관한 충분한 정보를 제공할 것이다. 만일 의사가 자신의 비밀을 지킬 것이라고 믿지 않는다면 환자는 의학적으로 중요한 정보를 말하지 않아서 최선의 치료를 받을 기회를 감소시키거나, 정보를 알려준 뒤에도 자신의 비밀이 알려지지 않을까 하여 불안하고 불행하게 느낄 것이다.

이런 결과주의적 추론은 공리주의자들뿐만 아니라 많은 의무론적 다원주의자들도 받아들일지 모른다. 그러나 의무론자들은 결과주의적 정당화를 적절한 것으로 받아들이지 않을 것이다. 그들은 비밀보장에 대한 논변을 (만일 그러기로 한다면) 단지 복지를 고려하는 데만 정초하는 것이 아니고 자율성 존중의 도덕적 원칙 또는 사생활 존중의 원칙[18]-[20])에 정초한다. 따라서 의학적 비밀보장의 원칙은 도덕적 목적 그 자체로 정당화되는 것은 아니지만, 공리주의자들과 의무론자들 모두에 의해 도덕적으로 바람직한 목적——일반적 복지, 인간의 자율성 존중 또는 사생활 존중——에 대한 수단으로 정당화된다.

의학적 비밀보장은 "절대적" 원칙인가?

나는 앞 장에서 왜 공리주의자들과 다원주의적 의무론자들이 의학적 비밀보장 같은 원칙을 절대적 원칙으로 만들 수 없고 그렇게 만들려 시도하지 않는지에 대한 이유들을 말했다.(하지만 가톨릭 고해성사의 비밀보장은 절대적인 것으로 생각되는 듯하다.) 나는 또 칸트의 정언명법은 절대적이기는 하지만 정언명법에 의해 영향을 받는 모든 이성적 존재들의 이익을 고려할 것을 요구한다고 논변했다. 따라서 칸트주의자들 역시 모든 상황에서 절대적인 의학적 비밀보장을 요구하는 행위 준칙을 주장하지 않을 것이다. 또한 공리주의, 다원주의적 의무론, 칸트주의 체계는 환자가 죽은 후에도 반드시 비밀보장을 해야 한다고 주장하지 않을 것이다.

의학적 비밀보장이 절대적인 요구라는 것을 부정하는 철학적 입장은 (비록 세계의학협회의 국제적 강령에 의해서는 아니지만) 현대 의료윤리의 여러 가지 강령들에 상응할 뿐 아니라 내가 생각하기에는 히포크라테스 선서 자체에도 상응한다. 비록 애매하지만 히포크라테스 선서의 구절 "널리 말해지지 말아야 할 것들"은 의사가 직업 활동 과정에서 얻은 정보를 "널리 말해질 수 있는" 것이 허용되는 상황을 상정하고 있음을 함축하는 것으로 받아들일 수 있다. 일반적으로 영국 의학계는 비밀보장의 의무가 강하기는 하지만 결코 절대적인 것은 아니라고 본다. 일반의료위원회의 "파란책"은 다음과 같은 여덟 가지 정당한 예외를 들고 있다. (a) 환자나 "그의 법률고문"이 비밀보장을 하지 않는 것에 대해 문서상 법률적으로 효력이 있는 동의를 제공할 때 (b) 다른 의사들이나 다른 건강 치료 전문가들이 환자의 치료에 참여할 때 (c) 환자의 가까운 친척이나 친구가 환자의 건강에 대하여 알아야 하지만 환자의 동의를 얻는 것이 의학적으로 바람직하지 않을 때 (d) 예외적으로 의사가 보기에 친척이 아닌 제3자에게 알리는 것이 환자에게 "최선의 이익"이 되고 의사가 "설득하려는 모든 합리적인 노력"을 환자가 거절할 때 (e) 정보를 공개하라는 법률적인 요구가 있을 때 (f) 판사나 그에 상응하는 법적 권위가 의사에게 비밀인 의료정보를 공개하라고 지시할 때 (g) (드물게) 공공의 이익이 비밀보장의 의무를 압도할 때, 예를 들어 "경찰이 중요한 범죄를 조사할 때 같은 경우들" (h) "인정된 윤리위원회"가 승인한 의학 연구를 위해 의학적 비밀보장에 대한 예외가 허용된다.

의학적 비밀보장은 노후한 개념인가?

의학적 비밀보장에 대한 회의주의자는 시글러Siegler가 의학적 비밀보장을 "노후한 개념"이라고 하는 데에 별로 놀라지 않을 것이다. 시글러는 자신이 재직하고 있는 대학 병원의 한 환자가 환자 자신이 권한을 주지 않았는데도 많은 사람들이 자신의 자료를 보고 있다고 불평한 후에 그 문제를 조사했다. 조사해보고 나서 시글러 박사는 "대학 병원에서 적어도 25명 아마도 100명이나 되는 의료 전문가와 행정 직원들이 그 자료를 열어보고 사용해야 하는 정당한 필요가 있고, 사실상 직업적 책임이 있다"는 것을 알고 놀랐다.[21]

의학적 비밀보장의 원칙이 노후하다고 말하는 것은 지나친 일이지만 어쨌든 그것은 길을 잃은 것처럼 보인다. 문제는 의학계가 의학적 비밀보장에 대한 예외들을 나열하여 의학적 비밀보장이 절대적인 도덕적 요구가 아니라는 것을 인정하면서도, 한편으로 의료실천 현장에 있는 의사들은 의료적 비밀보장이 절대적 요구인 것처럼 생각하고 말한다는 것이다. 의료실천에서 의사들이 이런 방식으로 행동하는 것은 의학적 비밀보장이 절대적이야 한다고 생각하기 때문이다. 만일 환자들이 의학적 비밀보장이 절대적이지 않다는 것을 알게 되면 자신의 권리를 침해받은 것처럼 느낄 것이고 배신당한 것처럼 느낄 수도 있다. 또 의사들에게 솔직하게 자신의 비밀을 말하지 않게 되어 그들의 의학적 치료를 손상시킬 것이라는 믿음에서 나온 생각이다. 사실 의사가 아닌 사람들은 대부분 의학적 비밀보장에 대해 많은 예외가 있다는 것을 거의 모른다. 하지만 다른 한편으로 많은 사람들은 의사가 그들에게 적합할 때에만 의학적 비밀보장의 요구를 존중한다고 믿는다. 만일 이것이 의학적 비밀보장에 대한 전형적인 태도들이라면, 의학적 비밀보장에 대한 의사들의 현재의 양가성ambivalence은 바람직하지 않은 냉소주의를 낳게 된다.

그러한 냉소주의를 줄이는 한 방법은 의학적 비밀보장이 절대적이지 않다는 것을 공개적으로 인정하고, 의료계가 승인한 예외의 경우들을 단순히 열거하는 것이 아니라, 의학계와 사회 간에 일종의 "사회계약"을 맺어 받아들일 수 있는 예외의 범주들을 정당화하는 것이다. 만일 일반의료의원회의 예외들을 그런 방식으로 정당화하고자 한다면 어떤 예외는 다른 것들보다 더 쉽게 정당화할 수 있고 더 널리 수용될 것이다. 의사들이 정의로운 법률에 복종하지 않거나, 다른 사람에게 해를 끼치는 데에 동의할 것이라고 생각하는 사람들은 거의 없지만, 의사들이 의학적 비밀보장을 절대적인 의무로 받아들인다면 그렇게 행동할 가능성이 있다. 아마도 일반의료위원회가 (e)(f)(g)의 예외들을 허용한 것은 의사들이 의학적 비밀보장의 의무를 절대적으로 받아들이는 것을 막기 위해서인 것 같다.

예외의 정당화

하지만 일반의료위원회가 허용한 다른 예외들은 정당화하기가 어렵고, 사회적 승인을 널리 얻지 못할 것이다. 예외 (h)는 의학적 연구를 수행하기 위하여 의료적 비밀보장을 깨는 것을 정당화하고 있다──하지만 연구를 위해 환자의 개인 자료를 사용하기 전에 그들에게 물어보아야 하는 것이 아닌가?(일반진료의가 환자를 받을 때 정규 절차로서 환자에게 물어볼 수 있으며, 환자의 대답에 따라 환자의 자료에 적절하게 표시할 수 있을 것이다.)

예외 (b) (c) (d)는 더 문제가 있다. 그 예외들 모두가 환자와 협의하지 않고 환자의 의학적 비밀보장을 깨는 것이 환자에게 최선의 이익이라는 부권주의적 가정에 근거해서 의학적 비밀보장을 지키지 않는다. 나는 의학적 부권주의에 반대하는 논변들을 앞에서 이미 논의했고 그 논변들은 강력한 것으로 보인다.(하지만 나는 뒤에서 비상시, 환자가 원하는 것에 대한 정보를 얻을 수 없는 경우들, 정신적 무능력 또는 심각하게 손상된 자율성의 다른 원인들을 논의할 것이다.) 하지만 정상적인 경우에는 의학적 부권주의가 어떤 의료윤리적 "사회계약"도 거의 지지하지 않는, 시대착오적인 것이어서 기피되어야 할 것이라고 믿는다.(하지만 부권주의에 반대한다고 해도, 만일 환자가 의사가 자신을 위해서 결정을 내려주기를 바란다면 그것에 반대하는 것은 아님을 다시 한번 말하겠다—중요한 것은 환자가 원하는 것이 무엇인가를 찾아내는 것이다.) 그리고 비밀을 공개하는 것에 관해 환자의 동의를 얻어내는 것이 아주 어렵다고 믿을 만한 이유가 많지는 않은 것 같다. ("존스 부인, 안녕하세요. 당신에게 물리치료를 하라고 부탁받았는데, 부인에게 가장 좋은 것이 무엇인지 알기 위해서 당신의 의료자료를 보아도 될까요?") (특히 일반의료위원회가 권고하듯이 만일 의료자료에 대한 접근이 허용된 어떤 의료 전문가들도 의사와 마찬가지로 비록 절대적이지는 않지만 강력한 의학적 비밀보장 원칙에 의해 규제된다는 것을 명백히 한다면) 환자가 자신에게 최선의 이익이 되는 것을 거절하는 일은 거의 없을 것이다. 만일 환자가 자신에 관한 의료정보에 다른 사람이 접근하는 것을 거절한다면, 그것은 ⓑ나 ⓒ나 ⓓ의 경우, 환자가 특정한 의사나 의료 전문가의 진료를 거절하는 것을 존중해야 하듯이 그들의 거절을 존중해야 하는 것이 아닌가? 그렇지 않은가?

중요한 원칙

요약하자면 의학적 비밀보장은 사람들의 치료를 향상시키고 자율성과 사생활을 존중하는 데 기여하여 정당화될 수 있는 중요한 의료도덕적 원칙이다. 그러나 그것이 절대적 도덕원칙이 아니라는 점은 명백해져야 한다. 다른 한편으로 의학적 비밀보장에 대한 예외들은 나열하는 것뿐 아니라 정당화되어야 한다. 악행금지와 정의의 원칙에 근거한 예외들은 특수한 경우에 정당화되는 것이 당연하지만, 나는 의학적 부권주의나 의학적 연구의 이익에 기초한 예외들은 정당화되지 않는다고 논변했다.(의학적 부권주의나 의학적 연구의 이익은 양자 모두 선행 원칙의 변형인데, 이 두 가지는 인간의 자율성을 존중하라는 선행 원칙의 필요불가결한 요구를 무시한다.) 이 두 가지 경우에는 만일 환자에 관한 의료정보를 다른 사람에게 공개하려면 그 환자의 허락을 얻어야 한다.

주(註)

1) British Medical Association. *The handbook of medical ethics*. London: BMA, 1984:69-70.
2) British Medical Association. *The handbook of medical ethics*. London: BMA, 1984:70-2.
3) Parkes R. The duty of confidence. *Br Med J* 1982;285:1442-3.
4) Lock S. A question of confidence. *Br Med J* 1984;288:123-5.

5) Harvard J. Medical confidence. *J Med Ethics* 1985;11:8-11.

6) British Medical Association. *The handbook of medical ethics*. London: BMA, 1984:12.

7) General Medical Council. *Professional conduct and disciplines: fitness to practise*. London: GMC, 1985:19-21.

8) Harvard J. Doctors and police. *Br Med J* 1983;286:742-3.

9) Macara AW. Confidentiality: a decrepit concept? *J R Soc Med* 1984;77:577-84.

10) Anonymous. Teenage confidence and consent. [Editirial.] *Br Med J* 1985;290:144-5.

11) Mason JK, McCall-Smith RA. *Law and medical ethics*. London: Butterworths, 1983:103.

12) Barnes J, Biggs S, Boyd R, et al. Threats to medical confidentiality. *Lancet* 1983;ii:1422.

13) Black D, Subotsky F. Medical ethics and child psyciatry. *J Med Ethics* 1982;8:5-8.

14) Pheby DFH. Changing practice on confidentiality: a cause for conern. *J Med Ethics* 1982;8:12-24.

15) Coleman V. Why patients should keep their records. *J Med Ethics* 1984;1:27-8.

16) Siegler M. Confidentiality in medicine: a decrepit concept. *New Engl J Med* 1982;307:1518-21.

17) Benn S. Privacy, freedom and respect for persons. In: Wasserstrom R, ed. *Today's moral problems*. New York: Macmillan, 1975:1-21.

18) Francis HWS. Gossips, eavesdroppers and peeping toms: s defence of the right of privacy. *J Med Ethics* 1982;8:134-43.

19) Caplan A. On privacy and confidentiality in social science research. In: Beauchamp TL, ed. *Ethical issues in social science research*. Baltimore: Johns Hopkins University Press, 1982:312-25.

20) Fried C. *An anatomy of values*. Cambridge, Massachusetts: Harvard University Press, 1970:137-52.

21) Sieghart P. Medical confidence, the law and computers. *J R Soc Med* 1984;77:656-62.

제18장

동의

수의사들은 환자의 동의를 얻으려 신경 쓰지 않는데 의사들은 왜 그래야 하는가? 이 문제를 다루기 위해서는 우선 "동의"라는 용어가 어떤 의미에서 사용되는지 밝혀야 한다. 왜냐하면 "동의"라는 용어 자체가 애매하기 때문이다. 동의에 대한 정의에 따르면 동의는 단순히 합의agreement, 수용acceptance, 또는 찬성assent을 의미한다. 하지만 이런 의미의 동의는 치료, 조사, 연구 등을 포함하는 의학적인 간섭interventions의 측면에서 적절한 것이 아니다. 의학적 간섭 측면에서 동의는 충분히 능력 있거나 자율적인 사람이 적절한 정보와 사고에 기초하여 그에게 영향을 미치는 어떤 제안된 행동을 받아들이는 자발적이고 비강제적인 결정을 의미한다.[1)-14)] 이런 의미의 동의는 적절한 정보에 근거해서 자율적인 행위자의 행위를 요구하고, 이런 의미에서 동의는 충분한 정보에 근거한 동의라고 정의할 수 있다.

자율성과 충분한 정보에 근거한 동의

이 분석은 수의사들이 왜 그들의 환자에게 동의를 얻는 것에
신경 쓰지 않는지를 설명해준다. 그들의 환자는 자율적인 행위자
들이 아니므로(최소한 그들의 대부분은 그렇다—나는 고등 영장류나
돌고래들에 관해서는 불가지론자 입장이다), 그들은 동의를 제공할
수 없다. 하지만 대부분의 성인 환자들은 이런 의미에서 동의를
제공할 수 있다고 할 때, 왜 의사들은 성인 환자의 동의를 얻도록
신경을 써야 하는가? 가장 명백한 대답은 일반적으로 서로의 자
율성을 존중하는 것이 다른 사람의 자율성을 존중하는 것과 양립
할 수 있는 한, 우리는 서로의 자율성을 존중해야 하는 도덕적 의
무를 가지고 있기 때문이다. 앞에서 나는 다양한 도덕적 관점들
이 이 원칙를 지지한다는 것을 보여주었다. 자율적인 행위자들의
동의 없이 어떤 것을 행하는 것은 그들의 자율성을 침해하는 것
이다. 동의의 의무의 도덕적 기초는 개인의 자율성 또는 자기결
정에 대한 존중이다.[15] 오스트레일리아 법률개혁위원회의 위원장
이던 커비 판사는 동의에 관한 탁월한 논문에서 다음과 같이 쓰
고 있다. 동의를 기초하는 근본 원칙은 자기결정의 권리이다. 인
간의 자율성 원칙 또는 가치선택의 원칙은 단순한 법률적 규칙이
아니다. 그 원칙은 윤리적 원칙이 법률적 규칙들에 반영된 것인
데, 판사들은 일반적으로 준수되는 공동체의 윤리적 원칙들을 법
률적 규칙이 반영할 수 있도록 법률적 규칙들을 발전시켜왔기 때

문이다."[16]

앞에 나온 동의의 정의에 따르면, 어떤 사람이 의학적 간섭에 동의하기 위해서는 적절한 정보에 근거하여 깊이 생각해서 결정할 수 있어야 하고 그러기 위해서는 충분한 정보가 필요하다. 바로 이런 점에서 의사들은 환자에게 그런 동의를 얻어야 하는 데에 반대한다. 의사들은 환자가 진료나 예후 또는 관리와 치료에 관련된 위험에 대한 정보를 알게 되면, 불필요하게 놀라고 자신의 의학적 상태가 나빠진다고 말한다. 그뿐만 아니라 환자가 다른 진찰과 위험에 관한 정보도 알게 되면 놀랍고 혼란스럽기까지 한데다가 치료의 여러 대안 중에서 선택해야 한다면 견디지 못할 만큼 경악할 것이라고 의사들은 주장한다. 잉글핑거Ingelfinger 박사는 만일 자신이 환자라면 "시장에서 무엇이 최선의 치료인지에 대해 의사와 타협하고 흥정하는 구매자의 입장에 있고" 싶지 않을 것이라고 말한다. 사실 "환자 앞에서 팔 수 있는 것들을 전시하고 당신의 인생이니 당신이 선택하라고 말하는 의사"는 잘못 치료한 죄를 범한 것은 아니지만 의사의 의무를 회피한 죄가 있다."[17]

세 가지 반대 논변

위와 같은 논변에는 최소한 세 가지 문제가 있다. 첫번째 문제는 의사가 자기 자신의 경우에 서서 환자들에 관한(또는 어느 누구에 관한) 일반화로 추론해 나가는 것은 위험하다. 어떤 좋은 의사가 그렇게 느낀다고 특정한 환자도 그렇게 느끼는 것은 아니다.

그리고 잉글핑거 박사가 암묵적으로 인정하듯이 의사는 그의 소망이 아니라 환자의 소망을 충족시키려 해야 한다. 한 현명한 철학자가 말했듯이, 도덕적으로 적절한 것은 당신이 다른 사람의 처지에 있으면 어떠할 것 같은가를 이해하는 것이 아니라, 다른 사람이 그 자신의 처지에 있으면 어떠할 것 같은가를 이해하는 것이다.

두번째 문제는 경험적인 것이다. 의사가 환자에게 허심탄회하게 공감하도록 정보를 제공하는 것과, 어떤 것을 원하든 솔직하게 표현하라고 권유하는 것이 일반적으로 환자들을 놀라게 하는가? 내 경험으로 보아 그것은 참이 아니라고 생각한다. 진정으로 환자의 자율성을 존중하는 의사는 교묘한 방법으로 환자가 무엇을 어느 정도까지 알고 싶어하고, 어느 정도까지 의사결정에 참여하고 싶은지를 발견할 수 있다. 잉글핑거 박사가 말한 것처럼, 분명히 어떤 환자들은 불쾌한 정보를 알고 싶어하지 않고 모든 의사결정을 의사에게 넘기고 싶어할 것이다. 그리고 의사가 자신의 자율성을 존중해서 그렇게 행동한다면 그런 환자들은 더 행복하게 느낄 것이다. 하지만 다른 환자들은 그들의 의학적 조건과 그것이 내포하는 것, 그리고 다른 대안들에 대해서 알고 싶어할 것이다. 또한 그 환자들은 자신에게 영향을 미치는 의사결정에 참여하고 싶어할 것이다. 그런 환자들은 만일 그들이 이해하고 깊이 생각한 후에 기꺼이 의사들의 치료 계획에 동의하고 의료관리팀의 중요한 성원으로서 포함된다면 아마도 더 안심하고 의사를 신뢰하며 행복해할 것이다. 물론 나의 반론은 임상에서 받은 인상과 상식에 근거한 경험적 주장에 불과하지만, 내가 반대하는 주장, 즉 환자들이 원하는 정보와 자신의 치료에 관해 스스로 결정을 내리는 진정한 기회가 주어진다면 그들이 더 불행해질 것이라는 주장도 마찬가지이다.

세번째 문제는 만일 어떤 상황에서 환자가 자신의 상태와 치료 방법의 대안들이 갖고 있는 위험에 관한 정보를 알게 되어 좀 더 비참해지더라도, 만일 그것이 환자가 진정으로 알기를 원하는 것이라면 의사는 그에게 진실을 말할 도덕적 의무가 있다는 것이다. 자율성과 의학적 부권주의에 관한 장에서 나는 개인의 자율성을 존중하는 것이 다른 사람의 자율성을 존중하는 것과 양립 가능하다면 개인의 자율성을 존중해야 한다고 주장하는 개연성 있는 논변들을(의무론적 관점에서뿐만 아니라 공리주의적 관점에서 나오는 논변들) 개관했다. 나는 그 논변들이 지금 논의하고 있는 문제에 대해서도 동일하게 개연성이 있다고 생각한다.(사실 의사결정을 하는 데 관련된 정보를 의도적으로 주지 않는 것은 일종의 기만이다.)

영국법에서의 의사면허

동의의 차원에서 환자의 자율성 존중을 강조하는 것에 반대하는 데 대한 또 다른 일반적 논변들은 영국법에서는 치료관계에서 의사가 환자에게 치료에 대한 동의를 얻을 때 얼마만큼 정보를 주어야 하는지를 의사들이 결정하도록 남겨두고 있다는 것이다.

하지만 어느 특정한 사법권 내에서 법률이 명문화하는 것 자체가 도덕적 정당화를 제공하지는 않는다. 내가 전에 논변했듯이,

정의롭지 않은 법률이 있을 수 있다는 가능성은 모든 법률을 준수하는 것이 좋은 것이 아님을 보여준다. 마찬가지로 도덕적으로 나쁜 법률이 있을 수 있다는 가능성은 적법한 것이 반드시 도덕적으로 정당화되는 것이 아님을 보여준다.

두번째는 비록 영국법이 치료관계에서 환자에게 그 치료에 대한 동의를 얻을 때에 얼마만큼 정보를 주어야 하느냐를 의사들이 결정하도록 남겨두고 있지만, 의사들은 여전히 도덕적 문제를 해결해야 할 도덕적 의무가 있다. 의사가 도덕적 결정을 할 법적 책임이 있다고 해서 도덕적 문제를 해결해야 할 도덕적 의무에서 면제되는 것은 아니다.

하지만 영국법이 최근에 시다웨이Sidaway 재판에서 상원의 상고판결로 상당히 변화되었다는 것에 주목할 만하다.[18] 비록 법률적으로 만장일치는 아니었지만, 시다웨이 재판 전까지 법은 치료에 대한 결정을 의사들에게 남겨두는 것처럼 보였다.[19] 때때로 이런 견해는 볼람Bolam 독트린이라 한다. 볼람이라는 사람이 자신에게 (당시에는 마취하지 않고 하는) 충격요법의 위험에 대한 적절한 정보가 제공되지 않았다고 주장한 재판에서, 판사들은 비록 다른 책임 있는 의사집단이 지지하는 의료실천이 있다 하더라도, "책임 있는 의사집단이 수용한 의료실천에 따라 행동했다면" 의사들은 법에 의해 직무 소홀로 간주되지 않을 것이라고 판결했다. 하지만 시다웨이 재판에서 다섯 명의 판사 중에서 오직 한 사람만이 볼람 독트린을 수정되지 않은 형태로 받아들였다. 다른 판사 네 명은 환자들이 치료에 관한 적절한 정보(예를 들어 치료의 위험에 관한 정보 등)에 기초해서 스스로 결정을 내리게 허용하는 쪽으로 볼람 독트린을 수정해야 한다고 판결했다. 브릿지와 키이스 판사는 "분명히 건전한 정신을 가진 환자가 특정한 치료에 관한 위험에 대해 물을 때 의사는 환자에게 진실하고 충실하게 대답할 의무가 있다"고 덧붙였다.

치료적 연구에서 동의

어떤 사람들은 환자에 대한 비치료적인 연구에서는 충분한 정보에 근거한 동의가 필요하지만 치료나 치료적 연구에서는 필요하지 않다고 주장한다. 하지만 의사들은 그들 연구의 피험자들의 자율성을 존중해야 하는 만큼 환자들의 자율성을 존중해야 할 도덕적 의무가 있다. 이 두 범주들 사이의 도덕적 차이는 자율성의 존중과 관련된 것이 아니라 두 가지 서로 다른 문제들에 관련되어 있다. 첫째, 치료적 연구에서는 연구의 피험자들이 상당한 위험을 겪을 수 있기 때문에, 의사가 자신의 환자를 위하여 최선을 다해야 한다는 히포크라테스적인 관심이 그들의 피험자에게도 적용된다. 비치료적인 연구의 경우에는 정의상 그렇지 않기 때문에 의사는 자신의 피험자에게 명백히 해야 할 특별히 강한 도덕적 의무를 가진다. 둘째, 치료적 관계에서 환자는 자신이 감수하는 위험이 의사가 환자에 대한 위험과 이익을 분석하고 환자에게 이익이 될 것이라고 판단하고 제안하는 것이라고 가정할 수 있다. 하지만 비치료적 연구에서는 이런 가정을 할 수가 없는데, 만일 연구에서 이익이 있다면 그 이익은 미래의 환자들에게 유용할 것이고, 위험은 피험자들이 감수하게 되기 때문이다. 이 두 가지 점은 비치료적 맥락에서는 의사가 명백히 동의를 얻어야 한다고 지적하지만, 치료적 맥락에서는 의사가 충분한 정보에 근거한 동의를 얻을 필요가 없음을 지지하는 것은 아니다.

나는 앞의 장에서 다음과 같은 것들을 주장해왔다. 자율성 존중의 원칙은 의학적 선행보다 도덕적 우선성을 지닌다. 일반적으로 자율성 존중의 원칙은 환자의 이익을 위해서라도 거짓말을 하거나 다른 방법으로 기만하거나, 그들의 의학적 비밀보장을 유지하게 한다. 일반적으로 자율성 존중의 원칙은 환자에게 충분한 정보에 근거한 동의를 얻어야 한다고 요구한다. 다음 장에서 나는 자율성 존중의 원칙이 선행의 원칙보다 우선성을 갖지 않는 경우들을 살펴보겠다.

주(註)

1) Wilkinson AW. Consent. In: Duncan AS, Dunstan GR, Welbourn RB, eds. *Dictionary of medical ethics*. London: Darton, Longman and Todd, 1981:113-7.

2) Taylor P. Consent, competency and ECT: a psychiatrist's view. *J Med Ethics* 1983;9:146-51.

3) Skegg PDG. Informed consent to medical procedures. *Med Sci Law* 1975;15:124-8.

4) Herbert V. Informed consent — a legal evaluation. *Cancer* 1980;46:1042-3.

5) Dunstan GR, Seller MJ, eds. *Consent in medicine*. London: King's

Fund Publishing Office and Oxford University Press, 1983.

6) Beauchamp TL, Childress JF. *Principles of biomedical ethics.* 2nd ed. Oxford: Oxford University Press, 1983:69–93.

7) Lidz CW, Meisel A, Zerubavel E, Carter M, Sestak RM, Roth LH. *Informed consent.* London: Guilford Press, 1984.

8) Culver CM, Gert B. *Philosophy in medicine.* Oxford: Oxford University Press, 1982:42–63.

9) Gorovitz S. *Doctor's dilemmas.* London: Collier Macmillan, 1982:34–54.

10) Gorovitz S. ed. *Moral problems in medicine.* 2nd ed. Englewood Cliffs: Prentice–Hall, 1983:153–91.

11) Reich WT, ed. *Encyclopedia of bioethics.* London: Collier Macmillan, 1978:751–78.

12) Levine RJ. *Ethics and regulation of clinical research.* Baltimore: Urban and Schwarzenberg, 1981:69–115.

13) Bankowski Z, Howard–Jones N, eds. *Human experimentation and medical ethics.* Geneva: Council for International Organisations of Medical Sciences, 1982:16–121.

14) Veatch RM. *Case studies in medical ethics.* Cambridge, Massachusetts: Harvard University Press, 1977:290–316.

15) Mason JK, Smith RAM. *Law and medical ethics.* London: Butterworths, 1983:120.

16) Kirby MD. Informed consent: what does it mean? *J Med Ethics* 1983;9:69–75.

17) Ingelfinger FJ. Arrogance. *N Engl J Med* 1980;303:1507–11.

18) Anonymous, Sidaway v Bethlem Royal Hospital and the Maudsley Hospital Health Authority and others (law report). *The Times* 1985 Feb 22:28.

19) Norrie K McK. Medical negligence: who sets the standard? *J Med Ethics* 1985;11:135–7.

제19장

자율성 존중이 답이 아닌 경우

앞 장들에서 나는 자율성 존중의 원칙이 중요하다는 것을 강조해왔고, 공리주의 이론과 의무론적 이론 모두 그것을 지지한다는 것을 보여주었다. 하지만 의사들은 틀림없이 그들의 임상 실천으로부터 자율성을 존중하는 것이 중요하지 않거나 적절하지 않은 것으로 보이는 많은 반례들을 생각해낼 것이다. 이 장에서 나는 자율성 존중이 중요하지 않은 것 같은 몇몇 범주의 임상적 상황을 개관하겠다. 그 범주는 다음과 같다. 어떤 상황에서는 환자들이 의사가 자신들을 대신해서 결정을 내리는 것에 동의한다. 어떤 상황에서는 특정한 환자의 자율성을 존중하는 것이 다른 사람들의 자율성을 존중하는 것과 충돌하거나 다른 사람들에게 해를 미치거나 정의의 원칙과 충돌한다. 어떤 상황에서는 자율성 존중의 원칙이 적용되지 않는데, 환자가 자율성을 가지고 있지 않거나 너무 적은 경우이다. 비상상황에서는 환자 자신이 무엇을 원하는지를 알아낼 수 없다.

어떤 환자들은 적극적으로, 그리고 의도적으로 의사들이 결정을 내리고 자신을 관리하도록 위임한다는 사실에 관해 이미 말한 적이 있다. 환자가 그런 자율적인 선택을 했을 때, 환자의 요구에 동의하고 결정을 내리는 의사는 환자의 자율성을 존중하고 있는 것이다. 이 상황에서는 히포크라테스가 말한 환자에 대한 의료적 선행과 악행 금지의 원칙들이 주된 도덕적 결정자 역할을 한다. 물론 여기서 의료적 선행과 악행 금지의 원칙들은 정의를 생각하면서 조절되어야 한다. 자율성 존중의 원칙은——밀Mill의 공리주의적 모델이건 칸트의 의무론적 모델이건——그 자체에 다른 사람들의 자율성을 고려할 필요를 포함하고 있다. 자유지상주의자들은 이 점을 종종 잊어버린다. 그리고 어떤 도덕원칙도 절대적일 수 없다——자율성 존중의 원칙은 선행, 악행 금지, 정의의 원칙들과 충돌할 수 있다. 하지만 그러한 충돌이 있다 할지라도 다른 사람들에게 해를 끼치지 않는 한 일반적으로 환자의 자율성을 존중해야 한다.

손상된 자율성

자율성 존중을 우선해야 한다는 것에 대한 가장 명백한 반례는 환자가 자율성이 없거나 상당히 손상된 자율성을 갖거나 다른 방식으로 불충분한 자율성을 가진 경우들이다. 예를 들어 어리고 미성숙한 사람들(아기는 자율성이 없다)이나 심각한 정신적 장애나

이상이 있는 경우들이다. 의료실천에서 사태를 복잡하게 만드는 것은 질병과 장애가 개인의 자율성을 다소 손상시키는 경향이 있다는 것이다.[1]-[3] 그렇다면 중요한 물음은 개인의 자율성이 존중되기 위해서는 얼마나 많은 자율성이 필요한가이다.

내가 자율성에 관한 장에서 논의한 세 가지 자율성—행동, 의지(또는 의도)와 사고—의 손상을 구별할 필요가 있다. 행동의 자율성이 손상되면, 그 손상이 아무리 심하더라도 자율성 존중의 원칙을 무시하는 것을 정당화하지 못한다. 이 주장은 육체적으로 심하게 장애가 있는 사람들을 생각하면 금세 명백해진다. 비록 그들의 자율성을 존중하는 것이 다른 사람들의 자율성을 존중하는 것과 균형이 맞아야 하지만, 그들의 행동 자율성이 손상되었다고 해서 그들의 사고와 의지 자율성을 존중해야 하는 우리의 도덕적 의무가 감소되는 것은 아니다. 신체적으로 장애가 있는 사람들, 특히 휠체어가 필요한 사람들은 마치 그들의 자율성이 일반적으로 손상된 것처럼, 사람들이 자신을 마치 아이처럼 대하는 것에 대해 종종 불평한다.

어떤 사람의 사고 또는 의지의 자율성, 또는 두 가지 자율성 모두 심하게 손상되었을 때에는 비록 그 사람의 동의가 없더라도, 그리고 그 사람이 그런 도움을 거절했을 때도, 그 사람을 이롭게 하는 의학적 간섭이 종종 정당화되는 듯하며 사실 도덕적으로 의무인 듯하다. 비록 뇌막염을 앓는 어린이가 항생제 주사를 싫어하고 거절한다 하더라도 항생제 주사를 맞게 해야 한다. 비록 심한 정신장애를 가진 성인이 맹장염 수술을 원하지 않는다 하더라도 맹장염 수술을 받게 해야 한다. 그런 환자들이 내린 결정에 동의하지 않는 것을 정당화하는 것은 (a) 그렇게 하는 것이 환자에게 최선의 이익이라는 것과 (b) 그런 환자들은 사고의 자율성이 충분하지 않다는 것이다. (그러나 의료윤리에 관한 미대통령위원회 보고서의 결론에 따르면, 의사들이 그러한 사람들과 그들의 의견과 선호가 그들의 최선의 이익에 부합하는 한 그 의견과 선호에 동의할 수 있다.[4])

손상된 사고의 자율성이 반드시 손상된 추론의 문제는 아니다. 추론 자체는 거의 손상되지 않았더라도, 예를 들어 망상, 잘못된 지각, 환각이나 그것들이 뒤섞여 심하게 왜곡된 정보에 기초할 수 있다. 부권주의에 반대하는 밀Mill도 부권주의적 간섭이 정신이상자, 아이들, 그리고 미성숙한 사람들을 이롭게 하기 위해 정당화될 수 있고 "일반적으로 다른 사람들이 돌봐주어야 하는 상태에 있는 사람들은 외부로부터의 해뿐만 아니라 그들 자신의 행동들로부터도 보호되어야 한다"고 주장했다.[5]

손상된 의지의 자율성

추론과 인식을 포함한 사고의 자율성뿐만 아니라 의지의 자율성 역시 심하게 손상될 수 있다——즉 의지나 의도의 자율성이 손상될 수 있다.(정신분석의인 컬버CM Culver 교수와 철학자인 거트B Gert 교수는 손상된 의지의 자율성 문제를 탁월하게 분석하고 있다.[6]) 그런 의지의 손상은 내재적이거나 외재적일 수 있다. 외재적 손상의 경우는 강요라는 흥미 있는 문제를 포함한다. 만일 어떤 사람이 임상실험에 참여하지 않는다면 그와 그의 가족을 죽이겠다는 협박을 받아서 임상실험에 참여하기로 동의한 것이라면, 그의 동의는 자발적이라고 보기 어렵다. 하지만 만일 그가 임상실험에 참여하면 돈을 지불하겠다고 해서 동의한 것이라면, 그의 동의는 자발적인가 그렇지 않은가? 우리의 결정은 대부분 어느 정도 외부 압력의 영향을 받는다. 스펙트럼의 한 끝에는 그런 외부 압력이 몹시 강해서 우리의 의지나 의도의 자율성을 손상시킬 것이다. 하지만 다른 끝에는 그런 외부 압력이 강하지 않기 때문에 우리가 외부 압력을 자발적으로 받아들이거나 거부할 수 있어서, 자신의 의지의 자발성을 손상시키지 않고 외부의 압력을 고려하는 것이 우리의 자율적 선택의 한 부분이 될 것이다.

외재적 압력의 경우와 유사하게 스트레스, 신경증, 그리고 슬픔 같은 내재적 압력 자체는 한 사람의 자율성을 감소시키겠지만, 그에게 남아 있는 자율성을 무시하는 것을 정당화하지는 못한다. 다른 한편으로 의지의 자율성이 심한 내재적 손상을 입을 수 있는데, 특히 심한 우울증과 공포증을 포함해서 어떤 정신분석적 조건들에서 일어난다. "비이성적"이지만 "능력 있는 상태에서 내려진" 충격 치료를 거부하는 결정들에 관한 심포지엄에서 파멜라 테일러Pamela Taylor 박사는 정신분석적 질환이 있는 환자들은 자발적인 어떤 결정도 할 수 없음을 생생하게 묘사하고 있다.[7] 정신분석적 질환뿐만 아니라 다른 심한 "신체적" 질환과 독성 화학약품들은 의지의 자율성을 심하게 손상시킬 수 있다.(정확히 이런 목적으로 유혹자들과 심문자들은 술과 바르비트루산염

barbiturates을 사용한다.) 만일 그런 방해물이 어떤 사람의 의지의 자율성을 심하게 감소시킬 때,[8] 그 사람의 남아 있는 자율성은 그 것이 다른 사람이나 자신을 위협할 때 정당하게 무시할 수 있다.

정신분석적 의료실천에서 나온 위의 예들은 (a) 자율성이 전부 냐 아니냐 all or nothing의 문제가 아니라는 것과 (b) 자율성 존중 의 원칙을 적용하려면 기본적인 최소한의 자율성이 필요하다는 주장들과 전적으로 일치한다. 하지만 유감스럽게도 그 예들은 한 사람이 자율적인 행위자로 존중받으려면 얼마만큼의 자율성이 충분한가라는 질문에 대하여 답하지 않는다. 또 그 예들은 특정 한 사람이 얼마만큼의 자율성을 가져야 하는지를 누가 결정하는 지, 어떤 근거에서 그런 결정을 내리는지, 그리고 자율성이 없거 나 "능력이 없는" 사람들을 위해서 누가 결정을 내릴 것인지 그리 고 어떤 기준에 따라 내릴 것인지에 관한 질문에 대해서도 답하 지 않는다.

이런 중요한 질문들의 관점에서 나는 몇 가지 점을 개괄하려고 한다. 비록 한 사람의 자율성이 존중받기 위하여 얼마만큼의 자 율성을 가져야 하는가 하는 질문에 대해 명백한 대답이 없다 하 더라도, 민주적이고 원칙상 자율성을 존중하는 사회에서는 의사 들이 민주적으로 설정된 필요한 자율성의 기준보다 더 높거나 낮은 기준을 설정할 이유가 없다. 우리 사회에서 이 기준은 높지 않고, 아주 낮은 자율성만 요구한다. 그 정도의 낮은 자율성만 있 으면 법은 사람들이 법적으로 효력 있는 계약을 한다든지, 결혼 하고, 성관계를 맺기로 동의하고, 투표하고, 유언장을 만들고, 자동차 경주에 가고, 행글라이딩을 하고, 승마를 하고, 등산하고, 입대하고, 운전하고 오토바이 타고, 담배 피고, 술 마시고, 일반적으로 위험이 따를 뿐만 아니라 위험을 초래할 수 있는 일들을 하고 자신의 결정에 대해서 책임을 지는 것을 허용한다. 의사들이 민주적 절차에 따라 다르게 대하도록 요구받지 않는다면, 의료치료에서 최소한의 자율성 기준을 만족시키는 사람들의 자율성을 존중해야 한다는 것을(그러한 존중이 다른 사람들의 자율성을 존중하는 것과 양립할 수 있는 한) 받아들이는 것이 합리적인 것으로 보인다.

의료계와 사회 간의 대화

사실 이 분야는 의료계와 사회 간에 무엇보다도 더 많은 대화가 필요해 보인다. 만일 비전문가들이 육체적으로 정신적으로 질병이 심하면 사람의 사고나 의지의 자율성이 손상된다는 사실을 잘 안다면, 그들은 자율성의 존중을 요구하기 위해 자율성의 기준을 높이고 싶어할 수 있다. 드레인J F Drane 교수는 자기 자신을 위한 의학 치료 결정을 내릴 수 있는 "능력competence"을 갖는 데 필요한 기준이 그런 결정의 심각한 정도에 따라 달라야 한다고 제안하는데, 아마도 우리 사회의 많은 사람들이 드레인 교수의 제안에 동의할 것이다. "매우 위험하고, 전문적 합리성과 공공의 합리성 모두에 반대되는 결정(예를 들어 생명을 구하는 치료를 거절하는 결정)을 내릴 수 있는 능력자로서 존중되는 것은, 덜 위험한 결정(생명을 구하는 치료를 받아들이는 결정을 포함해서)을 내릴 수 있는 능력자로서 존중되는 것보다(충분한 정보에 근거하고, 자발적이며, 깊게 생각하고, 그리고 자율적인 결정들을 내릴 수 있는) 훨씬 높은 기준의 발현된manifest 능력을 요구할 것이다."[9][10]

의료계와 사회 간의 대화는 위에서 언급한 두 가지 다른 문제를 결정하기 위해서도 필요한 것처럼 보인다. 첫번째 문제는 특정한 사람이 얼마만큼의 자율성을 가져야 하는지를 누가 결정하는지, 그리고 어떤 기준에서 결정하는지에 관한 문제이다. 두번째 문제는 불충분하게 자율적이거나 "능력이 없는" 사람들을 위해서 누가 대리인으로 결정을 내릴 것인지, 그리고 어떤 기준에 따라 결정을 내릴 것인지이다.

첫번째 문제에 관해서는 법의학에서 활동하는 정신분석의들과 심리학자들처럼 환자의 자율성을 평가하고, 특정한 결정에 관련해서 환자의 자율성을 평가하는 특별한 훈련을 받은 사람들이 그런 역할을 할 수 있다. 이런 평가를 내리는 방법론에 관한 연구들이 많이 있다.[11]–[15]

두번째 문제와 관련해서(결정을 늦추면 위험할 수 있는 비상의 경우는 예외로 하고) 환자가 사전에 지정한 사람들, 환자의 가장 가까운 친척, 또는 환자가 사랑하는 다른 사람들이 자율성이 불충분한 환자들을 위하여 대리인이 될 수 있다. 이 대리인들은 (만일 그들이 그것이 환자에게 최선의 이익이라고 믿는다면) 그들의 대리 의사결정의 어떤 부분이나 전부를 의사에게 위임할 수 있는 선택권이 있다. 하지만 의사가 이런 제안을 실행하는 것에 대한 사회적 동의가 없다면 의사는 이런 제안을 실행할 특권이 없다.[16] 결국 의사가 다른 사람의 의학적 치료에 관해 결정을 내리는 권위나 권리의 근원은 환자 자신이 의사가 그렇게 하기를 바라는 자율적인 욕망이나 사회가 의사에게 그렇게 하기를 원하는 의지에 기초하고 있다. 따라서 환자가 그런 자율적 욕망이 없는 경우에 [17] 우리가 그 환자에게 부권주의적으로 행동할 수 있는 권위의 근원은 사회이어야 한다. 따라서 우리는 사회와 협의하여 그런 의학적 부권주의를 위한 기본규칙들을 제정할 의무가 있다.

주(註)

1) Pellegrino ED. Toward a reconstruction of medical morality: the primacy of the act of profession and the fact of illness. *J Med Philos* 1979;4:32-56.

2) Freud A. The doctor-patient relationship. In: Gorovitz S, ed. *Moral problems in medicine*. 2nd ed. Englewood Cliffs, London: Prentice-Hall, 1983:108-10.

3) Perry C. Paternalism as a supererogatory act. Cited by: Jones GE. The doctor-patient relationship and euthanasia. *J Med Ethics* 1982;8:195-8.

4) President's Commission for the Study of Ethical Problems in Medicine and Biomedical and Behavioural Research. *Making health care decisions*. Washington: US Government Printing Office, 1982:181.

5) Mill JS. On liberty. In: Warnock M, ed. *Utilitarianism*. 11th ed. Glasgow: Collins/Fontana, 1974:135-6, 229.

6) Culver CM, Gert B. *Philosophy in medicine*. Oxford, New York: Oxford University Press, 1982:109-25. (See also chapter 3,7,8.)

7) Taylor PJ. Consent, competency and ECT: a psychiatrist's view. *J Med Ethics* 1983;9:146-51.

8) Anonymous. Impaired autonomy and rejection of treatment [Editorial]. *J Med Ethics* 1983;9:131-2.

9) Drane JF. *The many faces of competency. Hastings Center Report* 1985;15:17-21.

10) Eth S. Competency and consent to treatment. *JAMA* 1985;253:778-9.

11) Bloch S, Chodoff P, eds. *Psychiatric ethics.* Oxford, New York: Oxford University Press, 1981:203-94.

12) Edwards RB, ed. *Psychiatry and ethics.* Buffalo: Prometheus Books, 1982:68-82, 189-346, 496-605.

13) Roth LH, Meisel A, Lidz CW. Tests of competency to consent to treatment. *Am J Psychiatry* 1977;134:279-84.

14) Roth LH, Lidz CW, Meisel A, *et al.* Competency to decide about treatment or research: an overview of some empirical data. *Int J Law Psychiatry* 1982;5:29-50.

15) Bluglass R. *A guide to the Mental Health Act 1983.* Edinburgh: Churchill Livingstone, 1983:75-88.

16) Kennedy I. *The unmasking of medicine.* London: George Allen and Unwin, 1981:76-98.

17) Robertson GS. Dealing with the brain damaged old—dignity before sanctity. *J Med Ethics* 1982;8:173-9.

제20장

행위와 비행위, 죽임과 죽게 둠

아서 박사를 위한 변호인 측의 중요한 도덕적 논변 중의 하나는 의사가 환자를 죽이는 것은 도덕적으로 허용되지 않지만, 어떤 환자를 죽게 두는 것은 도덕적으로 허용될 수 있는데, 중증 장애를 지닌 신생아도 그런 환자에 속한다는 것이다. 부모가 버린 중증 장애의 신생아가 죽게 두어도 되는 환자에 속하는지는 차치하더라도(아서 박사가 직면한 경우), 의사들은 대부분 죽이는 것과 죽게 두는 것의 구별이 의료윤리적 문제에 적절하다고 생각한다. 특히 많은 의사들은 죽이는 것과 죽게 두는 것의 구별이 치명적인 질병에 걸려서 죽고 싶어하는 환자들에게 잘 적용된다고 생각한다. 어떤 의사는 자발적 안락사를 지지하고 이들 환자를 죽일 수 있다고 생각하지만,[1] 대부분의 의사들은 환자를 죽이는 것을 거부한다.[2] 하지만 환자를 죽이기를 거부하는 의사들도 환자를 죽게 둘 수는 있다고 생각한다. 예를 들어 그들은 환자의 생명을 구하는 치료를 하지 않으면 환자가 더 빨리 죽을 것을 알지만, 생명을 구하는 치료를 중단할 수 있다고 생각한다.[3]

아서 클라우Arthur Clough는 죽임과 죽게 둠의 이론을 다음과 같이 풍자적으로 말한다. "너는 죽이지 말라. 하지만 쓸데없이 생명을 연장하려고 할 필요는 없다."[4] 죽임과 죽게 둠의 이론은 종종 클라우 독트린이라고 한다. 만일 죽임과 죽게 둠의 구별이 도덕적 중요성을 가지고 있다면, 어떤 도덕적 중요성이 있을까?

행위와 비행위 이론

바람직하지 않은 결과를 초래하는 행위는 같은 결과를 초래하는 비행위(또는 행위 하지 않음)보다 도덕적으로 나쁘다는 논변이 있다——나는 이 논변을 행위와 비행위 이론이라 하겠다. 직관적으로 많은 사람들은 행위와 비행위 이론을 개연성이 있다고 생각하고, 어떤 사람들은 명백히 참이라고 생각한다. 다음의 예들을 생각해보라.

예 1: 내가 옥스팜Oxfam에 수표를 보내지 않는다면(비행위), 내가 수표를 보냈더라면 아마도 죽지 않았을 어떤 사람이 죽을 것이다(비행위의 결과).

예 2: 내가 옥스팜에 어떤 사람을 위하여 수표를 보낼 뿐만 아니라 그 사람이 누구인지를 알고 아몬드의 독에 어울리는 독특한 맛을 낸 덴마크 패스트리를 그에게 소포로 보

냈고(행위), 그 케이크를 먹은 그 사람이 죽는다고 상정해
보라(행위의 결과).

행위와 비행위 이론이 맞다면 행위와 비행위 사이에는 도덕적
으로 적절한 차이가 없기 때문에 독이 든 케이크를 보내는 나의
행위가 옥스팜에 수표를 보내지 않은 나의 비행위보다 도덕적으
로 더 나쁠 것이 없지 않은가?[5]

물론 직관적으로 예 1에서 사람에게 도움을 제공하지 않는 것
보다 예 2에서 사람을 죽이는 것이 더 나쁘다. 하지만 행위와 비
행위 이론이 이런 도덕적 구별을 할 수 있는가?

행위와 비행위 이론에 대한 여러 철학적 비판 중에서 가장 단
순한 것들 중의 하나는 레이첼스Rachels가 제시한 상상적인 반
례이다.[6] 십이지장 폐쇄duodenal atresia를 가진 다운증후군 아
기가 부모의 요청으로 수술을 받지 않고 죽은 유명한 "존스 홉킨
스 사건Jones Hopkins case"을[7] 고찰하면서——영국의 "re B 사
건"은 존스홉킨스 사건의 거울 이미지인데, 비슷한 상황에서 법
원은 아기에게 수술을 해야 한다고 판결했다.[8]——레이첼스는 행
위와 비행위의 구별이 도덕적으로 적절하지 않다는 것을 보여주
는 "철학자의 예"를 제시했다. 스미스와 존스는 여섯 살짜리 사촌
이 그들보다 먼저 죽으면 막대한 재산을 상속받게 되어 있다. 스
미스가 욕실에서 그의 사촌을 익사시키고, 사고처럼 보이게 만든
다. 존스 역시 그의 사촌을 익사시키려고 한다. 하지만 욕실로 몰
래 들어갈 때 그는 사촌이 미끄러지면서, 머리를 찧어 의식을 잃

고 물속으로 미끄러져 들어가는 것을 본다. 존스는 사촌이 완전히 죽을 때까지 기다린다. 그리고 만일 사촌이 물위로 떠오르면 그의 머리를 다시 물속으로 밀어넣을 준비를 하고 있다. 하지만 그 소년은 익사한다.

레이첼스에 따르면 전자는 행위의 경우이고 후자는 비행위의 경우라는 것을 빼놓고 두 경우는 거의 동일하다. 하지만 아무도 두 경우 사이에 도덕적인 차이가 있다고, 특히 존스가 스미스보다 죄가 덜하다고 판단하지 않을 것이다. 따라서 행위와 비행위의 구별, 죽이는 것과 죽게 두는 것 사이의 구별 자체는 도덕적으로 적절하지 않다.

누군가가 어떤 행위가 동일한 결과를 가진 비행위보다 더 나쁘다고 주장한다 해도, 만일 무엇이 그런 도덕적 차이를 만드는가를 설명할 수 없다면 그의 주장은 아무런 소용이 없다. 그리고 그런 도덕적 차이를 만드는 것은 단순히 행위와 비행위의 차이와 달라야 한다.

죽이는 것과 죽게 두는 것의 도덕적 차이

죽이는 것과 죽게 두는 것의 도덕적 차이는 때때로 환자를 해롭게 하는 것과 이롭게 하는 것의 차이로 보인다. 의사는 자신의 환자를 해롭게 하지 않을 책임이 있지만 언제나 이롭게 할 의무는 없다고 주장할 수 있다. 하지만 이런 식의 방어는 환자를 도울 특별한 의무가 없는 사람들에게는 그럴듯할지 모르지만, 의사들에게는 그럴듯한 방어가 될 수 없다. 왜냐하면 의사가 된다는 것은 환자들을 도울 의무에 스스로 동의한다는 것이다――그것이 사실 의학의 주된 목적이다. 따라서 의사가 환자를 도울 도덕적 의무가 없다는 데 근거하여 환자를 위해 생명을 구하는 치료를 제공하지 않는 비행위를 정당화하려고 시도하는 것은 이치에 맞지 않는다.

죽이는 것과 죽게 두는 것 사이의 도덕적 차이가 실제로는 환자에 대한 모든 해와 이익에 기초하고 있지는 않은가? 따라서 의사가 환자의 생명을 구하는 치료를 제공하지 않는 비행위는 생명을 구하는 치료를 제공하는 것보다 환자에게 이익이 아니기 때문에 정당화되는 것이 아닐까? 분명히 해와 이익에 대한 전체적인 평가는 모든 의학적 간섭에 반드시 필요하지만, 그러한 평가는 다음의 예가 보여주는 바와 같이 행위와 비행위 이론과 동일한 외연을 가지는 것은 아니다. 의사가 치료할 수 없을 만큼 암이 넓게 전이된 환자에게는 인공심폐술 금지 요청 표를 붙인다. 의사는 심폐소생이 환자를 이롭게 하는 것이 아니라 오히려 해롭게 한다고 생각한다. 환자는 심근경색을 일으키는데, 의사는 그를 소생시키지 않고(비행위) 그 환자는 죽는다. 이것은 비행위의 경우인데, 의사는 자신의 비행위가 환자에게는 전체적으로 이익이 된다고 믿기 때문에 그의 비행위가 정당화된다고 생각한다.

이제 위의 예를 변형한 다음의 예를 생각해보라. 동일한 환자가 심근경색을 일으킨다. 하지만 이번에는 야간 당직 중인 인턴과 심장발작팀이 그를 소생시키고, 그는 무의식 상태이기는 하지만 산소호흡기를 부착한 채 호흡하고 그의 심장은 성공적으로 다시 뛰기 시작한다. 의사는 여전히 심폐소생이 이 환자를 이롭게 하지 않을 것이라고 믿는다. 사실 의사는 전보다 더 그렇다고 믿는데, 왜냐하면 그 환자는 발작 후 몇 분이 지난 후에야 심폐소생을 시작하는 바람에 무산소에 의한 뇌 손상이 있다는 증거들이 있기 때문이다. 의사는 환자에게서 인공호흡기를 떼고, 환자는 즉시 죽는다. 첫번째 예에서 의사가 행위를 하지 않은 것과 달리, 두번째 예에서 의사는 행동하고, (환자가 이미 뇌사하지 않았다는 것을 가정하면) 환자의 죽음을 초래했다는 것에 의문의 여지가 없다.

클라우Clough 독트린의 일반적인 해석에 따르면, 첫번째 예에서 의사의 비행위는 옳지만, 두번째 예에서 의사의 행동은 옳지 않다. 다른 한편으로 도덕적 분석이 환자에 대한 모든 해와 이익의 평가에 기초하고 있다면, 첫번째 예의 비행위가 도덕적으로 옳을 경우 두번째 예의 행위도 옳아야 한다. 사실 두번째 예에서 생명 연장 기구를 계속 사용하는 것이 환자에게 이익을 주지 못할 것이라고 믿을 더 좋은 이유가 있을 것이다. 따라서 환자에 대한 해와 이익의 평가는 환자를 죽음에 이르게 한 것이 의사의 행위인지 아니면 비행위인지를 결정하는 것—즉 죽이는 것인지 아니면 죽게 두는 것인지를 결정하는 것—과 동일한 외연을 가지는 것은 아니다.

행위와 비행위 이론에 대한 가톨릭의 거부

위에서 개관한 행위와 비행위 이론은 때때로 가톨릭의 이론이라고 생각하지만 사실은 그렇지 않다. 가톨릭 철학자들과 신학자들은[9)10)] 세속 철학자들만큼이나[11)12)] 이 이론을 강력하게 거부한다. 특히 그들은 의료윤리와 관련해서 이 이론을 분명하게 거부하는데, 그중의 한 이유는 의사들이 그 이론을 아서 박사의 행위와 같은 행위를 정당화하는 데 사용하기 때문이다.[13)]

죽임과 죽게 둠의 이론과 관련해서, 가톨릭 이론가들은 다음의 도덕적 주장들에 근거해서 행위와 비행위 이론을 거부한다. 첫째, 정의상 비행위는 단순히 비행위가 아니라 도덕적으로 죄가 있는 비행위이다. 따라서 특정한 비행위를 비행위로 분류하기 전에 도덕적인 정보가 추가되어야 한다. 그 이유는 아퀴나스가 정의한 대로 "비행위란 선을 행하는 데 실패하는 것을 의미한다. 여기서 선은 그냥 선이 아니라 사람이 꼭 해야 하는 선이다." 이기 때문이다. 이 설명에서 비행위를 도덕적으로 받아들일 수 있다고 말하는 것은 이치에 맞지 않는데, 정의상 모든 비행위는 도덕적으로 받아들일 수 없기 때문이다.

둘째, 한 사람의 행동에 대해 도덕 판단을 내릴 때, 우리는 그 사람이 한 행동 결과뿐만 아니라 다른 것들도 고려해야 한다는 것이다. 다른 것들이란 이미 존재하는 도덕적 의무와, 그 사람이 어떻게 이해하고 어떤 의도를 가지고 행위하는지 등이다. 세련된 도덕 철학자들 중에서 이것에 동의하지 않을 철학자들은 거의 없다.

행위의 철학은 복잡하고 논쟁의 여지가 많은 주제이다.[14)] 하지만 한 사람의 행위 결과뿐만 아니라 그가 하는 것에 대한 행위자의 믿음과 의도가 도덕적 평가에 적절하다는 것에는 의문의 여지가 거의 없다. 여기서 가톨릭 신학, 특히 이중효과의 원칙에서 행위의 의도된intended 결과와 의도되지 않은unintended 결과를 구별하려고 해왔다. 나는 다음 장에서 이 원칙과 관련된 여러 문제들을 고려할 것이지만, 우리가 의도하는 행위와 비행위의 결과, 우리가 예견하지만foresee 의도하지 않은 행위와 비행위의 결과, 그리고 우리가 전혀 의도하지도 예견하지도 않은 행위와 비행위의 결과를 정당하게 구별할 수 있다는 주장은 중요해 보인다.

셋째, 어떤 행위와 비행위는 절대 금지되어 있다. 특히 죄 없는 사람을 의도적으로 죽이는 것은 절대 금지되어 있으며, 비행위에 의해 죽음을 초래하는 것 역시 금지되어 있다. 다른 한편 죽음을 초래하려고 의도하지는 않았지만 그 결과로 죽음을 예견할 수 있는 의도적 행위와 비행위는 어떤 상황에서는 허용된다. 예견과 의도를 구별하는 문제가 있고, 이 문제에 관해서는 다음 장에서 다시 논의하겠다. 나는 이미 다원주의적 절대주의를 받아들이면, 절대 규칙들이 상충하는 상황에서 올바르게 행동하는 것이 논리적으로 불가능하다는 점을 지적했다. 게다가 많은 사람들에게는 직관적으로 명백한 반례들이 있다. 포클랜드 전쟁 중에 병사 A가 그의 동료 B를 쏜 것으로 보고되었다. 병사 B가 함정에 빠졌고 B를 구할 수 있는 길이 없었다. B는 자신이 불타 죽을 것이라면서 자신을 쏘아 달라고 A에게 사정했다. 그 탄원에 응답해서 A가 그의 동료 B를 쏘았다. A의 행동이 도덕적으로 잘못되었는가?

물론 모든 도덕사상가들은 죄 없는 사람의 죽음을 의도적으로 초래하는 것을 금지하는 도덕명령이 모든 사회에 아주 중요하고, 그것을 도덕생활의 매우 강한 규칙으로서 되풀이해서 가르쳐야 한다는 것에 동의할 것이다. 하지만 그 명령이 절대로 위배해서는 안 되는 절대적 도덕률이라는 주장은 사실적인 반례와 이론적인 반례를 고려할 때, 많은 사람들에게 그다지 그럴듯해 보이지 않는다. 도덕생활은 그런 절대주의가 함축하는 것보다 훨씬 복잡하다.[15] 물론 절대주의도 여전히 광범위하게 지지받고 있다.[16]

주(註)

1) Brewer C. Let our patients die. *BMA News Review* 1985;11:16.
2) British Medical Association. *Handbook of medical ethics.* London: British Medical Association, 1984;64-5.
3) Bayliss RIS. Thou shalt not strive officiously. *Br Med J* 1982;285:1373-5.
4) Colugh AH. The latest decalogue. Cited in Glover J. *Causing death and saving lieves.* Harmondsworth: Penguin, 1977:92.
5) Foot P. The problem of abortion and the doctrine of the double effect. Reprinted in: Steinbock B, ed. *Killing and letting die.* Englewood Cliffs: Prentice-Hall, 1980:156-65.
6) Rachel J. Active and passive euthanasia. *N Engl J Med* 1975;292:78-80. Reprinted in Steinbock.
7) Gustafson JM. Mongolism, parental desires, and the right to life. *Perspect Biol Med* 1973;16:529-59.
8) Mason JK, McCall Smith RA. *Law and medical ethics.* London: Butterworth, 1983:84-5.
9) Linacre Centre. *Prolongation of life, paper 2. Is there a morally significant difference between killing and letting die?* London: Linacre Centre, 1978.
10) Mahoney, J. *Bioethics and belief.* London: Sheed and Ward, 1984:36-

51.

11) Glover J. *Causing death and saving lives.* Harmondsworth: Penguin, 1977:92-116.

12) Harris J. *The value of life.* London: Routledge and Kegan Paul, 1985:28-47.

13) Linacre Centre. *Euthanasia and clinical practice: trends, principles and alternatives.* London: Linacre Centre, 1984.

14) White AR, ed. *The philosophy of action.* Oxford: Oxford University Press, 1968. (A useful introductory collection of papers; see also Anscombe GEM. *Intention.* Oxford: Blachwell, 1957.)

15) Bennett J. Morality and consequences. In: MacMurrin M, ed. *The Tanner lectures on human values, 1981.* Cambridge: Cambridge University Press, 1981:45-116.

16) Casey J. Actions and consequences. In: Casey J, ed. *Maorality and moral reasoning.* London: Methuen, 1971:155-205.

참고문헌

President's Commission for the Study of Ethical Problems in Medicine. Deciding to forgo life sustaining treatment. Washington: US Government Printing Office, 1983.

Beauchamp TL, Childress JF. *Principles of biomedical ethics.* 2nd ed. Oxford, New York: Oxford University Press, 1983:106-47.

Gorovitz S, Macklin R, Jameton A, O'Connor J, Sherwin S, eds. *Moral problems in medicine.* 2nd ed. Englewood Cliffs: Prentice-Hall, 1983.

Campbell AGM, Duff RS. Deciding the care of severely malformed or dying infants. *J Med Ethics* 1979;5:65-7.

Sherlock R. Selective non-treatment of newborns (a reply to the previous reference with a further response from AGM Campbell and RS Duff.). *J Med Ethics* 1979;5:139-42.

Harris J. Ethical problems in the management of some severely handicapped children (with commentaries by J Lorber, GEM Anscombe, and DJ Cusine) *J Med Ethics*, 1981;7:117-24.

Shearer A. *Everbody's ethics: what future for handicapped babies?* London: Campaign for Mentally Handicapped People, 1984.

Murray TH. The final, anticlimactic rule on baby Doe. *Hastings Cent Rep* 1985;15(suppl 3):5-9.

Jennett B. Inappropriate use of intensive care. *Br Med J* 1984;289:1709-11.

Miles SH, Cranford R, Schultz AL. The do-not-resuscitate order in a teaching hospital: considerations and a suggested policy. *Ann Intern Med* 1982;96:660-4.

Lo B, Steinbrook RL. Deciding whether to resuscitate. *Arch Intern Med* 1983;143(suppl 8):1561-3.

Lynn J, Childress JF. Must patients always be given food and water? *Hastings Cent Rep* 1983;13 (suppl 5):17-21.

Pallis C. Whole-brain death reconsidered-physiological facts and philosophy. *J Med Ethics* 1893;9:32-7.

제21장

이중효과의 원리와 의료윤리

앞 장에서 나는 행위와 비행위 사이에, 특히 죽이는 것과 죽게 두는 것 사이에 도덕적으로 적절한 차이가 없다고 논변했다. 그렇다면 여기에 도덕적으로 중요한 구별이 있다는—법, 의학, 그리고 종교 내에 널리 퍼진—직관은 정말로 거부되어야 하는가? 그리고 "너는 죽이지 말라. 하지만 헛되이 생명을 연장시키려고 노력할 필요는 없다"는 클라우의 말도 원래 그가 의도한 대로 풍자적인 난센스일 뿐이라고 보아야만 하는가? 엄격히 말해서 나는 "예"라고 생각한다. 그러나 두 가지 중요한 도덕원리—내가 다음 장에서 살펴볼 보통 수단과 특별 수단, 그리고 내가 여기서 분석할 이중효과—가 행위와 비행위 이론을 지지하지는 않지만 클라우의 언명과 상당히 일치하는 현실적으로 이용할 수 있는 간편한 규칙rule of thumb을 지지한다. 이 두 구별은 가톨릭의 중요한 도덕원리——내가 다음 장에서 살펴볼 보통 수단과 특별 수단, 그리고 내가 여기서 분석할 이중효과——에 반영되어 있다. 가톨릭 신자인 의사들이 다른 데서 상당히 깊이 있게 연구했을[1]-[8] 두 이론은 철학적 의료윤리에서도 일반적으로 흥미롭다.

선을 추구하는 과정의 악

이중효과 이론은 선을 추구하는 과정에서 악을 초래하거나 허용하는 것이 도덕적으로 정당화되는 조건을 정하기 위해 아퀴나스가 개발하였다. 그것의 중요한 구별들 중의 하나는 악을 의도적으로 초래하는 것과——예를 들어 의도적으로 (행위나 비행위에 의해서) 다른 사람의 죽음을 초래하는 것과——악이 필연적으로 또는 개연적으로 어떤 사람의 행위 또는 비행위의 결과가 되는 것을 예견하는 것을 구별하는 것이다. 나는 이 이론이 가지고 있는 신학적인 전제들을 받아들이지 않는다면, 이 이론을 궁극적으로 방어할 수 없다고 논변할 것이다. 사실 이 이론은 가톨릭 내부에서도 맹렬히 비판하고 있지만, 어떤 행위가 의도된 좋은 효과에 필연적으로 또는 개연적으로 (의도되지는 않았지만 예견할 수 있는) 나쁜 효과가 동반될 때, 도덕 판단을 내리기가 복잡한 문제를 정면으로 해결하려고 노력한 경탄할 만한 시도이다.

이중효과의 이론이 의료윤리를 위해 제시하는 가장 중요한 일반적 교훈은 단지 그 결과만 가지고 행위를 도덕적으로 판단할 수 없다는 것이다. 그 행위를 실행하는 의도를 포함해서 행위가 실행되는 조건이 행위를 도덕적으로 평가하는 중요한 국면이다.[9]

만일 내가 숲에서 밝은 깃털이 달린 농부의 모자를 꿩이라고 생각해서 농부를 쏘았다면, 비록 내가 쏜 결과는 농부를 살해하고자 했을 때의 결과만큼 나쁘겠지만 꿩을 쏘겠다는 의도를 가지고 총을 쏜 나의 행위는 농부를 살해하려는 의도를 가지고 총을 쏜 나의 행위보다 도덕적으로 나을 것이다. 이것은 인간 행위 개념의 복잡성을 드러내는 사소한 예에 불과하지만, 행위자의 의도가 도덕적으로 중요하다는 것을 보여준다.(화이트White의 철학적인 논문 모음은 행위철학에 대한 뛰어난 입문서이다.[10])

이것은 또한 진실이 무엇이었는지를 찾아내기가 어렵다는 것을 상기시킨다.("판사님, 나는 그 노파의 유산에 손을 대기 위해 살해하지 않았습니다. 나는 단지 그녀를 고통으로부터 구해주려 했을 뿐입니다.") 사실을 찾아내는 데에서 발생하는 그런 (인식론적인) 어려움들은 사실이 실제로 어떠했는지에 관한 질문과, 그러한 사실의 도덕적 평가에 관한 질문과는 확연히 다르다. 따라서 비록 어떤 사람의 행위에서 진정한 의도가 무엇이었는지를 확신하기는 어렵지만 우리는 그렇게 하려고 한다. 왜냐하면 그의 의도를 아는 것이 우리가 그의 행위를 도덕적으로 평가하는 데 큰 차이를 만들기 때문이다.

도덕 평가들 간의 구별

이런 맥락에서 앞에서 암시된 구별들이 중요하다. 한 사람의 행위에서 빚어진 사태의 도덕적 평가, 행위의 결과와 별도로 행위 자체에 대한 도덕적 평가, 그리고 행위자 자신의 도덕적 평가.

사람은 근본적으로 좋거나 나쁜 성격을 가졌지만, 자신의 성격과 다른 특정한 행위를 하고, 특정한 행위가 좋은데도 결과는 나쁠 수 있으며, 그 행위가 나쁜데도 결과는 좋을 수 있다. 따라서 몹시 나쁜 의사가(나쁜 성격) 중증 장애가 있는 환자의 목숨을 구하기 위해 어려운 수술을 하면서 아주 경탄할 만한 행위를 했지만(좋은 행위), 그 환자를 수술대 위에서 죽일 수도 있다(나쁜 결과).

이 모든 예비 분류를 가정하고, 이중효과의 원리가 실제로 무엇을 말하는지 살펴보자. 그것은 좋은 효과와 나쁜 효과가 모두 있는 행위에서 다음 조건들을 만족할 때에만 나쁜 효과를 가진 행위를 하도록 허용될 수 있다는 것이다. (a) 그 행위 자체가 옳고, (b) 그 의도가 오직 좋은 효과만 산출하기 위한 것이고, (c) 좋은 효과가 나쁜 효과를 통해 성취되지 않고, (d) 나쁜 효과를 허락할 만한 충분한 이유가 있다.[11]

이 구절 가운데 오직 (d)만이 거의 논쟁의 여지가 없고, 철학적 의료윤리에 매우 중요한 것으로 널리 받아들여진다. 그것은 충분한(또는 어떤 저술가가 표현한 것처럼, "비례적으로 중요한proportionally grave"[2]) 이유가 있을 때에만 나쁜 효과의 위험을 감수하거나 초래할 수 있다. 다른 말로 하면 악을 초래하거나 악에 대한 위험을 감수하는 것은 그렇게 함으로써 기대되는 선이 그렇게 하지 못하게 하는 것을 압도할 만큼 충분히 무게가 있을 때에만 정당화된다는 것이다. 물론 이 구절은 우리가 어떻게 선과 악을 서로 저울질할 수 있는지, 그리고 위험risk 등을 어떻게 측정할 수 있는지 하는 문제들을 제기한다.[12]–[14]

좋은 효과를 추구하는 과정에서 나쁜 효과가 정당화되느냐를 결정할 때, 명백히 각각의 적절한 "무게"를 평가해야 할 뿐만 아니라 그것의 확률도 평가해야 한다. 일어날 확률이 낮으면 낮을수록, 해와 이익 모두 더욱더 할인되어야 한다. 하지만 해를 대가로 치러야만 한다는 것을 알면서도 좋은 목적을 성취하기 위해 행위하는 것은 전적으로 정당화된다. 예를 들어 발에 있는 악성 흑종양 때문에 목숨을 위협받는 환자를 구하려면, 그의 발을 절단하거나(의학적으로 논쟁의 여지가 있는 가정이라는 것을 인정하고) 수술 후의 고통, 유령발, 키모테라피, 방사선 치료, 마취 후 죽음 등의 위해를 대가로 치러야만 성취될 수 있다. 이 사실을 알면서도 어떤 행위를 취하는 것은 전적으로 정당하다. 반대로 어떤 의료적 행위를 뒤돌아보며 그 행동의 결과가 사실상 나빴기 때문에(예를 들어 환자의 죽음을 초래했기 때문에) 그 행위가 나빴다고 결론짓는 것은 도덕적으로 미숙한 것이다.

행위가 "선 그 자체"이어야 하는가?:

이중효과 이론의 처음 세 요소들은 가톨릭의 도덕적 절대주의를 반영하고 있어서, 그런 절대주의를 거부하는 사람에게는 호소력이 없을 것이다. 그런데도 각 요소는 비절대주의자를 위해서도 중요한 교훈을 담고 있다. 첫번째 요소는 만일 제안된 행위의 결과는 차치하고, 그 제안된 행위가 좋지 않거나 최소한 도덕적으로 중립적이지 않으면, 그 행위를 도덕적으로 받아들일 수 없다는 것을 함축한다. 하지만 예를 들어 어떤 의사가 자신의 환자에게 환자의 가족 모두 교통사고로 죽은 것에 관해 거짓말을 하지 않으면(그 환자 자신이 중병이고 집중치료를 받고 있다) 그 환자의 고통이 그를 죽일 수도 있는 실질적인 위험이 있다고 상정해보자. 우리들 중의 많은 사람들은 그런 거짓말이 싫지만, 환자를 살리는 것이 도덕적으로 더 중요한 일이므로 거짓말이 정당화된다고 생각할 것이다. 우리들 중 많은 사람들에게는 거짓말을 함으로써 성취되는 선이 거짓말하는 것이라는 악을 정당화하는 충분한 이유 또는 비례적으로 중요한 이유가 될 것이다. 만일 이 예가 설득력이 없다면, 자기의 지하실에 숨어 있는 탈주한 연합군 군인이나 유대인 또는 레지스탕스 전사를 위해 게슈타포에게 거짓말을 하는 것은 어떤가? 그러나 이중효과 이론의 첫번째 구절은 원리상 생명을 구하는 거짓말을 배제한다. 따라서 비절대주의자에게 첫번째 구절은 너무 심한 요구이다. 그러나 그것은 우리에게 제안된 행위 그 자체가 도덕적으로 받아들여질 수 없을지 모른다는 것을 일깨운다. 만일 그렇다면 다원주의자는 제안된 행위에 내재하는 악을(네번째 구절에서 요구한 대로 그 행위가 성취할 것 같은 어떠한 선을 포함해서) 다른 도덕적 고려들과 비교하여 "무게를 재려고weigh" 할 것이다. 그렇게 무게를 재는 것이 어렵기는 하지만, 다원주의자들은 이 무게 재기의 어려움이 절대주의가 함축하는 반직관적인 결과들보다 도덕적으로 더 받아들일 만하다고 주장할 것이다.

오직 선을 산출하려는 의도

두번째 구절은 "의도가 오직 선을 산출하려는 것"이라야 한다고 요구한다. 이 구절과 관련해서 최소한 두 가지 문제가 있다. 첫번째 문제는 어떤 사람이 자신의 행위에서 나쁜 효과가 나온다는 것을 알고 그것을 의도하지 않는다는 것은 단순히 자기를 속이는 것이거나, 아마도 위선적인 것 같다. 어떤 외과 의사가 환자의 다리를 절단하려고 하는데, 그가 환자 다리의 상실을 의도한 것이 아니라 단지 그 결과를 예견하여 전이되는 암 때문에 환자가 죽는 것을 구하려는 의도라고 말하는 것을 상상해보라. 두번째 문제는 일반적으로 어떤 사람이 행위의 결과를 의도하지 않았더라도 그 사람이 예견해서 초래하는 결과에 대해 도덕적 책임을 져야 한다고 가정한다. 대부분의 사람들은 더 나아가서 우리가 그 효과의 나쁜 결과를 예견하지 못했다 하더라도 예견했어야 할 효과들에 대하여 도덕적 책임을 져야 한다고 말할 것이다. 만일 이런 도덕적인 가정들이 맞는다면, 우리가 어떤 나쁜 결과를 예견했지만 그 결과를 의도하지 않았고 오직 좋은 결과만 의도했다고 말한다 하더라도, 우리는 도덕적인 책임에서 벗어날 수 없다.[15]

두번째 구절의 분석은 행위를 도덕적으로 평가하기 위해서는 다음의 네 가지 구별을 하는 것이 중요함을 보여준다. (a) 의도된 목적과 그 목적을 위한 의도된 수단 (b) 행위의 의도된 결과와 행위의 부작용side effects으로서 의도되지는 않았지만 예견된 위험 (c) 기대했던 결과와 의도된 결과——의사와 그의 환자는 바람직한 결과를 위한 수단으로서 바람직하지 않은 결과들을 의도한다. 그리고 (d) 모든 것을 고려했을 때 행위의 전체적인 결과와 전체 결과의 개별적 구성 요소들. 이들 각자의 구별에 대해서 도덕적으로 개연성 있는 의학적 예를 제안할 수 있다. 그런 예로 보아 행위의 요소에는 선과 악이 있지만 선이 악을 넘어서는 균형을 성취할 것이라고 합리적으로 기대할 수 있으며, 그 균형이 이중효과 원리의 네번째 구절에서 요구하는 "비례성"을 맞출 수 있다면 그 행위는 정당화될 수 있을 것이다.

좋은 목적들을 나쁜 수단들로 정당화하기

나쁜 효과의 수단으로 좋은 효과를 성취해서는 안 된다는 이중효과 이론의 세번째 구절은 때때로 나쁜 수단으로 좋은 목적을 성취하는 것이 정당화될 수 있다는 데 근거하여 비절대주의자들에 의해서 거부될 것 같다. 아마도 모든 외과 수술이 그렇겠지만, 앞에서 나온 다리 절단의 경우가 명백한 예인 것 같다. 환자가 한 다리를 잃는 것은 다리를 절단하는 결정을 내리면서 초래된 나쁜 결과이다. 그러나 만일 다리를 절단하는 것이 환자에게 최소한의 해를 입히면서 생명을 구하는 합리적 기회를 보장하는 방법이고, 그것이 환자가 원하는 것이고 예견된 이익이 막대하다고 가정할 때, 나쁜 효과의 수단에 의해서만 좋은 효과를 성취할 수 있다는 사실에도(따라서 이중효과 이론의 세번째 구절을 침해한다는 사실에도) 그러한 치료를 거절할 사람은 거의 없을 것이다. 이 (세번째) 구절을 거부하는 사람은 좋은 효과와 나쁜 효과 사이의 충돌을 네번째 구절에서 나오는 비례성 또는 충분한 이유로써 평가할 것이다.

요약하자면 이중효과 이론은 행위의 도덕성을 판단할 때, 행위자의 의도를 고려하는 것뿐 아니라 도덕판단의 본질에 관한 중요한 사실들을 지적하지만, 비절대주의자들은 그 이론을 완전히 받아들일 것 같지 않다.(그리고 많은 가톨릭교도들도 이 이론을 거부한다.) 실제로 거의 비판받지 않고 남는 것은 (a) 선을 추구하는 과정에서만 악이 정당하게 행해지거나 악의 위험을 감수할 수 있거나, (b) 악은 대단히 무거운(또는 비례적으로 심각한) 이유가 있을 때에만 정당하게 행해지거나 위험을 감수할 수 있다는 주장이다. 이중효과 이론에서 살아남는 이 요소들은 위험하고 불쾌한 의학기술의 적용을 정당화하고 제한하는 데 중요하게 사용될 것이다.

주(註)

1) Curran CE. Roman Catholicism. In: Reich WT, ed. *Encyclopedia of bioethics*. London, New York: Collier Macmillan, 1978:1522-34.
2) May WE. Double effect. In: Reich WT, ed. *Encyclopedia of bioethics*. London, New York: Collier Macmillan, 1978:316-20.
3) Linacre Centre. *Prolongation of life. I. The principle of respect for human life*. London: Linacre Centre, 1978.
4) Linacre Centre. *Prolongation of life. II. Is there a morally significant difference between killing and letting die?* London: Linacre Centre, 1978.
5) Linacre Centre. *Prolongation of life. III. Ordinary and extraordinary means of prolonging life*. London: Linacre Centre, 1978.

6) Working Party. *Euthanasia and clinical practice —trends principles and alterantives.* London: Linacre Centre, 1982. (Report.)

7) Mahoney J. *Bioethics and belief.* London: Sheed and Ward, 1984.

8) Grisez G, Boyle JM. *Life and death with liberty and justice—a contribution to the euthanasia debate.* Paris, London: University of Notre Dame Press, 1979.

9) Anscombe GEM. *Intention.* Oxford: Blackwell, 1957.

10) White AR, ed. *The philosophy of action.* Oxford: Oxford University Press, 1968.

11) Linacre Centre. *Prolongation of life. I. The principle of respect for human life.* London: Linacre Centre, 1978:10.

12) Pochin E. Risk and medical ethics. *J Med Ethics* 1982;8:180–4.

13) Anonymous. Risk [Editorial]. *J Med Ethics* 1982;8:171–2.

14) Childress JF. Risk. In: Reich WT, ed. *Encyclopedia of bioethics.* London, New York: Collier Macmillan, 1978:1516–22.

15) President's Commission for the Study of Ethical Problems in Medicine. *Deciding to forgo life sustaining treatment.* Washington: US Government Printing Office, 1983:77–82.

참고문헌

Foot R. The problem of abortion and the doctrine of double effect. In: Steinbock B, ed. *Killing and letting die.* Englewoold Cliffs: Prentice-Hall, 1980:156–65.

Locke D. The choice between lives. *Philosophy* 1982;52:453–75.

제22장

보통 수단과 특별 수단

앞의 두 장에서 나는 죽이는 것 대 죽게 두는 것, 특히 "너는 죽이지 말라. 하지만 살리기 위하여 헛되이 노력할 필요는 없다"는 "클라우 이론"을 논의했다. 나는 클라우 이론을 지지하는 행위와 비행위 사이의 도덕적 차이를 찾을 수 없다고 주장했다. 하지만 한편으로 나는 편리한 규칙으로서(행위에 의해서건 비행위에 의해서건) 의도적으로 환자의 죽음을 초래하는 것이 적어도 일반적으로 말해서 나쁘다는 것을(나는 그것이 예외 없이 나쁘다는 절대주의적 주장에는 반대한다) 받아들였기 때문에 클라우 이론과 비슷한 것을 지지할 수 있다고 논변했다. 다른 한편으로 나는 환자의 선을 추구하는 과정에서 죽음 또는 다른 해를 알면서도 감수하는 것은 얻을 수 있는 선이 중요하고 그것을 얻을 수 있는 확률이 죽음이나 다른 해의 위험을 압도할 만큼 충분히 크다면 정당화될 수 있다고 주장했다. 이런 입장은 적어도 개략적으로는 가톨릭의 이중 효과 원리의 네번째 구절에 상응한다.

이 장에서 나는 동일한 주제를 가톨릭의 다른 이론인 보통 수 단과 특별 수단의 이론을 통해 논의하고 싶다. 이 이론에서 오도 하는 이름을 제거한다면, 이 이론은 환자와 의사가 어떤 종교를 가지고 있는지에 관계없이 환자를 살리려고 얼마나 노력해야 하 는지를 평가하는 합리적이고 직접적인 기초를 제공한다. 이 이론 은 선을 추구하기 위해 해를 감수하거나 입혀야 할 때, 충분하거 나 그만큼 중요한 이유를 요구하는 이중효과 이론의 네번째 구절 과 아주 닮아 보인다. 따라서 보통 수단과 특별 수단 이론은 생명 을 구하는 것은 지나친 부담이 아니거나 기대하는 이익에 비교해 서 비례가 맞아야만 도덕적으로 의무라는 것이다.

보통 수단과 특별 수단 간의 구별은 16세기 스페인 신학자 도 미니크 바네즈Dominic Barnez가 가톨릭 신학에 도입한 것으로 보인다. 바네즈에 따르면 보통의 영양 섭취, 의복, 약, 보통의 고 통의 대가 같은 보통 수단으로 사람들에게 자신의 생명을 보전하 라고 요구하는 것은 합리적이지만, 그들의 삶의 처지에 맞지 않 는 심한 고통, 번뇌, 또는 과업을 부과하도록 도덕적으로 요구할 수는 없다.[1] 교황 비오Pius 12세는 인공호흡기를 떼면 곧 죽을 혼 수상태에 있는 환자에게 인공호흡기를 언제 사용하고 언제 중단 해야 하는지를 물은 마취의사들의 질문에 이 이론을 적용하여 대 답하였다.[2][3] 교황에 따르면 사람들은 "심각한 질병에 걸렸을 경 우에 생명과 건강을 보전하기 위해 필요한 치료를 받아야 할 권리와 의무가 있다." 하지만 "대개 사람은——사람들, 장소, 시간, 그리고 문화 등의 상황에 따라——보통 수단만 사용하도록, 즉 자기 자신이나 다른 사람들에게 심각한 부담을 주지 않는 수단만 사용하도록 요구받는다. 더 엄격한 의무는 대부분의 사람들에게 너무 부담스러울 것이고 더 높고 더 중요한 선을 성취하기가 너무 어려워질 것이다. 생명, 건강, 모든 일시적 활동은 사실 영혼의 목적에 종속된다."

의사는 환자의 허락을 받아야만 행동할 수 있다

의사의 의무에 관해서 교황은 마취의사들에게 의사의 권리와 의무는 환자의 권리와 의무에 상호 연관되어 있다고 주장했다. 사실 의사는 환자와 관련해서 "별도의 또는 독립적인 권리가 없다. 일반적으로 그는 환자가 허락해줄 때에만 행동을 취할 수 있다." 그런 상황에서 심폐소생의 기술과 관련해서 환자와 의사는 그 기술을 사용하는 것이 도덕적으로 허용된다. 그러나 그것이 "보통 수단을 넘어서면, 사용할 의무가 있다고 할 수 없으므로 환자가 의사에게 그것을 사용하도록 요구할 수 없다." 의식이 없는 환자의 가족은 이런 문제에 관련해서 의식이 없는 환자가 나이가 들고 "독립적이라면 내렸을" 결정에 기초해서 결정을 내려야 한다. 가족은 환자를 위하여 보통 수단만 사용할 의무가 있다. 결과적으로 다시 소생시키려는 시도가 가족에게 부담을 주게 되므로 그것을 양심적으로 가족에게 부과할 수 없다면, 그 가족은 적법하게 의사가 그러한 시도를 그만두어야 한다고 주장할 수 있고 의사는 가족의 뜻을 적법하게 따를 수 있다."[4] (의사가 가족의 뜻을 그렇게 따르는 것은 의도적으로 환자의 죽음을 초래한다는 의미에서 안락사가 아니다. 왜냐하면 그것은 환자의 생명을 중단시키는 간접 원인에 지나지 않기 때문이다. 교황은 이런 주장을 두 가지 원칙에 근거해서 정당화했다. 첫째는 이중효과의 원리이고, 둘째는 도덕적 책임이 있는 원인이 됨과 도덕적 책임이 없는 원인이 됨의 구별이다.) 교황의 유시 내용은 기독교 신앙으로 널리 받아들여졌으며 안락사에 관해 신앙의 독트린을 위한 추기경회의(The Sacred Congregation for the Doctrine of the Faith)의 1980년 선언에서 재천명되었다.

"사람, 장소, 시간 그리고 문화의 상황들"

보통 수단과 특별 수단 이론은 어떤 치료가 사전적인 의미에서 보통인지 아니면 특별한지 ——즉 흔한지 또는 흔하지 않은지 일반적인지 또는 비상한지, 세속적인지 또는 예외적인지를—— 묻고 만일 그 치료가 보통이면 그것은 의무적인 것이고, 특별하면 도덕적으로 선택적인 것이라고 결론짓는 문제가 아니다. 따라서 치료에 관해 도덕적으로 중립적으로 기술하고(그것이 흔한가 흔하지 않은가, 복잡한가 단순한가, 기술적인가 비기술적인가 등등?) 그렇게 도덕적으로 중립적으로 기술한 것으로부터 도덕적인 결론을 끌어내는 문제는 없다. 우리는 "무엇이다is"로부터(즉 도덕적으로 중립적인 무엇이다로부터) "무엇을 해야 한다ought"는 것을 추론해낼 수 없다.[5] 대신에 치료는 특정한 상황의 특정한 환자에서 무엇이 지나치게 비례에 맞지 않게 부담스러운 것인가를 기초로 하여 평가되어야 한다.[6]-[10] 특정한 상황에서 치료의 부담이 이익에 비해서 너무 큰지 또는 비례에 맞지 않는지를 평가한 후에야, 그것이 의무적이라면 보통인 것으로 분류하고 도덕적으로 선택적이면 특별한 것이라고 분류할 수 있다. (게다가 그 치료가 도덕적으로 선택적이라 하더라도 환자나 그의 대리인이 그것을 실행해야 하는지에 대한 결정을 내려야 한다.)

치료의 부담

물론 치료가 비례에 맞지 않게 부담스러운가를 평가하는 기준은 정확하지 않다. 특히 교황의 유시에 표현된 것처럼, 그것은 생명을 유지하는 치료가 "사람, 장소, 시간 그리고 문화의 상황에서… 자기나 다른 사람에게 어떤 심각한 부담을 내포하지 않아야 한다"고 요구한다. 가톨릭 의료윤리와 관련하여 미국의 한 권위자는 이 구절을 지나친 비용, 고통, 또는 불편함이 없이 특별한 수단을 얻거나 사용할 수 없으며, 성공에 대한 합리적인 희망을 제공하지 않는 것을 의미하는 것으로 해석한다.[11] 안락사에 대한 추기경회의는 치료의 부담스러움을 평가하는데, 그것의 위험과 비용, 그것을 사용하는 어려움이 "아픈 사람의 상태와 그 사람의 육체적, 정신적 자원을 고려해서 기대되는 결과와 비교해야 한다고 말한다. 환자들은 "이미 사용되고 있지만 위험하거나 부담스러운 기술"을 정당하게 거절할 수 있으며 그러한 거절은 자살과 같은 것이 아니라 인간 조건을 받아들이는 것, 기대하는 결과에 비례하지 않는 의학의 적용을 거부하는 소망이나, 가족이나 공동체에 지나친 비용을 부과하지 않으려는 바람으로 간주되어야 한다.

다른 사람들에 대한 부담도 적절할 수 있다

보통 수단과 특별 수단 이론을 이렇게 이해한다면 이 이론은 대부분의 의사들에게 그들의 종교적 신앙에 관계없이 논쟁의 여지가 없을 것이다. 하지만 이 이론이 논쟁의 여지가 없는 이유 중의 하나는 애매하기 때문이다. "비례에 안 맞게" 또는 "지나치게" 부담스럽다는 것은 무슨 의미인가? 의견이 일치하지 않을 때 누구의 의견을 고려해야 하는가? 어떤 수단은 늘 비례에 맞으므로 언제나 의무적이거나 보통인가? 특히 영양 공급feeding은 언제나 도덕적으로 의무적인가? 언제 보통인 것과 특별한 것의 구별이 적용되는가? 나는 여기에서 이 문제에 관한 가톨릭교회 내의 논쟁을 논의하지 않겠다. 단지 환자의 이익과 그러한 이익을 발견하는 것이 도덕적으로 중요하다는 것에 대해 일반적인 합의가 있고, 환자와 대리인은 그 치료가 환자 자신에게뿐만 아니라 다른 사람에게 부과하는 부담까지 고려하는 것이 도덕적으로 허용되고, 아마도 도덕적으로 의무적이라는 것을 강조하는 것으로 충분할 것이다.

하지만 어떤 치료가 언제나 도덕적으로 의무적인지, 특히 그 치료가 단순히 영양 공급일 경우에 언제나 도덕적으로 의무적인지에 관해서는 의견이 일치하지 않는 것으로 보인다. 하지만 특정한 환자의 특정한 상황에 관련해서 도덕적 평가를 내려야 한다는 원칙을 받아들인다면 어떤 치료 수단이 보통 사용된다 해도 그것의 사용이 도덕적으로 의무적이지 않을 수 있다. 가톨릭 이론가들은 이 원칙을 항생제 치료(예를 들어 이미 죽어가고 있거나 곧 죽을 사람들에게는 항생제 치료를 중단할 수 있다는 것에 관해서 광범위한 동의가 존재한다——"노인의 친구" 접근법[12])와 같은 보통의 치료에 관련해서 널리 받아들인다. 하지만 이런 입장에 깔린 논리는 특정한 경우에 영양 공급feeding을 특별하거나 도덕적으로 선택적인 것으로 간주할 수 있는데, 어떤 가톨릭 이론가들은 이런 논리의 함축이 부적절하다고 믿는다. 예수회의 존 마호니John Mahoney 신부는 영양 공급이 어떤 상황에서는 적절히 중단될 수 있다는 것을 거부한다. 만일 보통의 영양 공급이 불가능하거나 불편하다면 그것은 중단될 수 있고 "영양을 공급하는 다른 가능한 방법에 주의를 기울여야 한다"고 주장하면서, 그는 다음과 같이 말한다. "하지만 영양 공급 자체는 적용할 수 있거나 중단할 수 있는 의학적 치료로 분류할 수 없다. 사람에게 영양 공급을 하지 않는 것은 단순히 그의 질병이 진행되도록 허용하는 것이라기보다는 그의 자원을 훼손하고 그의 죽음에 능동적으로 기여하는 것이기 때문이다."[13]

영양 공급을 하지 않을 수 있는가?

이 견해는 가톨릭에 널리 퍼져 있기는 하지만 보편적으로 받아들여지는 것은 아니다. 예수회의 존 패리스John Parris 신부는 불치이건, 심하게 결함이 있건 아프건 어떤 경우에도 유아에게는 영양과 수분을 공급해야 한다는 미국의 "베이비 도 Baby Doe"

규칙을 비판하면서 "영양과 수분이 완전히 무의미한 치료일 수 있는 상황들이 있다고 주장한다."[14] 그는 그런 무의미한 치료의 예들로 무뇌아와 심한 뇌 손상을 꼽았다. 또 정맥 영양 공급이 유아의 생명을 연장시킬 것이지만, 괴사성의 소장결장염 necrotising enterocolitis 역시 정맥 영양 공급이 부적절한 예로 제시되었다. 그 이유는 유아가 남은 생애 동안 정맥 영양 공급에 의존하게 되는데(적어도 창자 이식이 임상적으로 현실적인 선택이 되기까지는) 그런 치료가 지나치게 부담스럽다는 것이다.

보통 수단과 특별 수단 이론이라는 이름은 오도할 수 있는데, 어떤 가톨릭교도들은 "비례에 맞는" 수단과 "비례에 맞지 않는" 수단이라고 말하는 것을 선호한다. 하지만 그 이론에서 잘못된 이름을 제거하면, 그 이론은 의사가 환자를 살리기 위해 얼마나 노력해야 하는지에 관한 합리적인 비절대주의적 길잡이 역할을 할 수 있다. 그 대답은 생명을 연장하기 위한 노력이 환자 자신뿐만 아니라 가족과 다른 사람들에게 받아들일 만한지 아니면 지나친 부담을 내포하는지에 대한 환자 자신의 평가를 존중하는 것에 기초하고 있다. 환자가 그러한 평가를 할 수 없을 때, 그의 적법한 대리인이 그를 대신해서 같은 평가를 해야만 한다. 이런 접근 방식은 자율성의 존중, 선행, 악행 금지 그리고 정의의 원칙에 기초한 비종교적인 도덕다원주의자의 평가와 전적으로 일치한다. 그것은 또한 세련된 공리주의자들이 옹호하는 해와 이익의 평가, 그리고 심하게 장애가 있는 영아의 치료를 쓸데없거나 지나치게 부담스럽다고 부모와 의사가 합리적으로 믿어서 그 영아들을 죽게 두는 것이 허용되어야 한다고 주장하도록 의사들을 인도하는 해와 이익의 평가,[15] 그리고 영양의 공급이 쓸데없거나 지나치게 부담스럽다고 믿어질 때는 영양 공급마저도 중단되어야 한다고 주장하는 의사들을 인도하는 해와 이익의 평가와 본질적으로 다르지 않다.[16][17]

최종 평가

물론 특정한 경우에 최종 평가에 대해 의견의 불일치가 아주 심할지 모른다. 예를 들어 가톨릭의 견해는 부모가 버린 다운증후군을 가진 신생아가 영양 공급을 받지 못하고, 진정제를 먹으며 십이지장 폐쇄duodenal atresia 치료와 같이 생명을 구하는 수술을 직접 받지 못한 채 죽게 두는 데 대해 반대한다.[18][19] 하지만 나는 그런 특정한 경우에도 사려 깊은 가톨릭교도와 사려 깊은 비가톨릭교도 사이에 의견의 차이는 그런 의사결정에 대한 적절한 도덕적 접근——사람의 목숨을 연장하는 의학적 시도가 무척 중요한 선이고, 그러한 선을 추구하는 것이 헛되거나 비례에 맞지 않는 해를 입히는 경우를 제외하면 도덕적으로 중요하다는 접근——에서 오는 근본적 차이에서 생겨나기보다는, 해와 이익을 저울질하는 차이에서 생겨난다는 인상을 받는다.

1) President's Commission for the Study of Ethical Problems in Medicine. *Deciding to forgo life sustaining treatment.* Washington: US Government Printing Office, 1983:82—90.

2) Working Party of Linacre Centre. *Euthanasia and clinical practice — trends, principles and alternatives.* London: Linacre Centre, 1984:40—2. (Report.)

3) Pope Pius XII. The prolongation of life. In: Reiser SJ, Dyck AJ, Curran WJ, eds. *Ethics in medicine — historical perspectives and contemporary concerns.* Cambridge, Massachusetts; London: MIT Press, 1977:501—4.

4) Sacred Congregation for the Doctrine of the Faith. Declaration on euthanasia. In: *Deciding to forgo life sustaining treatment.* Washington: US Government Printing Office, 1983:300—7.

5) 이 주장은 대부분의 철학적 주장들처럼 논쟁되고 있다. 유용한 논변들의 모음은 편집자의 서문을 포함해서, Hudson WD, ed. The is/ought question. London: Macmillan, 1969.

6) Linacre Centre. *Prolongation of life. III. Ordinary and extraordinary means of prolonging life.* London: Linacre Centre, 1979.

7) Working Party of Linacre Centre. *Euthanasia and clinical practice — trends, principles and alternatives.* London: Linacre Centre, 1984:37—49. (Report.)

8) Dunstan GR. Life, prolongation of: ordinary and extraordinary means. In: Duncan AS, Dunstan GR, Welborn RB, eds. *Dictionary of medical ethics.* London: Darton Longman and Todd, 1981:266—8.

9) Reich WT, Ost DE. Ethical perspectives on the care of infants. In: Reich WT, ed. *Encyclopedia of bioethics.* London and New York: Collier Macmillan, 1978:724—42.

10) Mahoney J. *Bioethics and belief.* London: Sheed and Ward, 1984:36—51.

11) Kelly G. *Medico—moral problems.* St Louis: Catholic Hospital Association of the United States and Canada, 1958:128—41.

12) Mahoney J. *Bioethics and belief.* London: Sheed and Ward, 1984:45.

13) Mahoney J. *Bioethics and belief.* London: Sheed and Ward, 1984:46.

14) Paris JJ, Fletcher AB. Infant Doe regulations and the absolute requirement to use nourishment and fluids for the dying infant. *Law, Medicine and Health Care* 1983;11:210-3.

15) Campbell AGM. The right to be allowed to die. *J Med Ethics* 1983;9:136-40.

16) Campbell AGM. Children in a persistent vegetative state. *Br Med J* 1984;289:1022-3.

17) Lynn J, Childress JF. Must patients always be given food and water? *Hastings Center Report* 1983;5:17-21.

18) McCormick RA. To save or let die - the dilemma of modern medicine. *JAMA* 1974;229:172-6.

19) Paris JJ, McCormick RA. Saving defective infants: options for life or death. *America* 1983;148:313-7.

참고문헌

Paris JJ, Reardon FE. Court responses to withholding or withdrawing artifical nutrition and fluids. *JAMA* 1985;253(15):2243-5.(이 문제에 대한 미국의 법률적 접근에 대한 유용한 요약이다.)

제23장

질병과 건강

아서 박사를 위해 변호인 측이 내놓은 도덕적 방어의 한 부분은 의사의 다양한 기능들(환자의 생명을 유지하는 기능, 환자의 건강을 회복시키거나 보전하는 기능, 그리고 환자의 고통을 제거, 방지, 또는 최소화하는 기능)에 대한 구별에 기초하고 있다. 이 장에서 나는 건강이 무엇을 의미하는지 그리고 건강과 그것의 반대로 여겨지는 것(즉 나쁜 건강ill health, 특히 우리가 병이라 부르는 여러 가지 나쁜 건강)과의 관계를 고려할 것이다. 나는 의료윤리에서 특히 중요한 이런 철학적 문제들에 초점을 맞출 것이다.

아마도 건강에 대해 가장 잘 알려진 정의는 세계보건기구의 정의인데, 그 정의에 따르면 "건강은 완전한 육체적, 정신적, 그리고 사회적 행복 상태로, 단순히 질병이 없는 상태가 아니다."[1] 이 정의에 따르면 우리들 중 어느 누구도 건강하지 않고, 앓았고, 앓을 것이다. 따라서 이 정의는 의사가 환자의 건강을 회복시키거나 보전하기 위한 영역을 별로 남기지 않을 것인데, 어느 누구도 회복시키거나 보전할 건강을 갖고 있지 않을 것이기 때문이다. 하지만 우리가 세계보건기구의 정의가 요구하는 바를 수정해서 의사의 기능이 환자가 건강을 성취하는 것을 돕는 것이라 한다면, 그의 기능은 극단적으로 넓어질 것이다.[2] 왜냐하면 그것은 사람들이 "완전한 육체적, 정신적, 그리고 사회적 행복 상태"를 이룰 수 있게 돕는 것일 테고, 그 이상적인 상태를 이루지 못한 사람들은 누구나—모든 사람들—건강하지 않고 잠재적 환자가 될 것이다. 한 사람의 불완전한 육체적, 정신적 또는 사회적 행복의 원인들—시즌 전의 신체 훈련, 대수학이나 천체물리학에 대한 부적절한 이해, 충분치 못한 돈과 사회적 지위, 또는 충분치 못한 연인들—이 의사의 정당한 관심이 되는 것을 상상해보라.

건강에 대한 세계보건기구 정의의 부적절함

앞에서 말한 의사의 기능 또는 건강에 대한 광범위한 정의는 수정이 필요하고, 그리고 둘 다 수정할 좋은 이유들이 있다. 첫째, 건강에 대한 정의를 보자. 비록 "건강한healthy"이란 말이 어원적으로 "전체whole"라는 뜻의 옛날 영어에서(동근어인 "건장한hale"처럼) 나왔지만, 우리가 건강하다고 말할 때는 완전한 행복 상태에 있다는 것을 의미하지 않는다. 오히려 우리가 적절한 또는 충분한 행복 상태에 있다는 것을 의미한다. 세계보건기구의 정의에 기술된 완전한 행복 상태는 목표해야 할 이상일지 모르지만, 건강하지 못한 사람들은 누리지 못해도 많은 건강한 사람들은 누리고 있는 행복 상태가 있다는 것을 받아들인다면, 세계보건기구의 정의는 건강에 대한 정의가 아니다.

비록 우리가 세계보건기구의 정의를 수정해서 건강을 적절한 신체적, 정신적, 그리고 사회적 행복 상태라고 정의해도, 그 정의는 건강의 성취는 물론 건강의 유지나 회복을 포함하는 의학 기능을 설명하는 데 대해서도 여전히 범위가 너무 넓다. 그 이유는 내가 위에서 지적한 것처럼, 사람들이 적절한 신체적 정신적 그리고 사회적 행복을—즉 수정된 정의에 따른 건강을— 다양한 방법으로 성취하고, 유지하고, 회복하기 때문이다. 만일 의학적이라고 하는 것이 의사들의 적절한 관심사라는 것을 지적하는 것이라면, 그러한 방법들 중 단지 일부만 의학적인 것으로 간주될 수 있다. 우리가 넓은 의미의 건강 개념에서 의사와 다른 건강 전문가들의 적절한 관심사인 건강이나 행복의 국면이나 하위 영역을 어떻게 구별할 수 있을까? 하나의 전략은 의사와 건강 전문가들이 사실상 관심을 갖는 건강 국면은 건강의 적절한 의학적 국면으로 불릴 수 있다고 주장하는 것이다. 이것은 의사들의 어떤 관심도 적절하게 의학적이라 불릴 수 있다는 것을 함축하는데, 의학계 밖에 있는 사람들은 그것을 "의학적 제국주의"—일리치Illich가 표현한 대로 "건강의 공용징수expropriation"[3]—라고 거부할 것이고, 의학계 내의 사람들은 그것이 틀렸다고 거부할 것이다.

다른 접근 방법은 건강에 대한 관심의 의학적 영역을 나쁜 건강, 특히 질병으로 초래되는 건강의 손상에 대해 알려주어 구별하는 것이다. 이 접근 방법 내에서 의사들은 질병에 의해서 손상되거나 위협받는 적절한 행복의 국면들을 회복하고 보전하는 의무를 가질 것이다. 이런 접근은 의사들이 전형적으로 관심을 가지는 건강 관심을 포괄하는 듯하며, 의사들의 정당한 관심이 인간 행복의 모든 국면으로 부적절하게 확대되는 것을 피할 수 있게 한다.

실재론적 접근과 유명론적 접근

위의 접근 방법을 받아들이면, 우리는 나쁜 건강과, 질병과 같이 나쁜 건강을 구성하는 요소들의 개념이 의미하는 문제를 살펴보아야 한다. 특히 의료윤리에 해당하는 두 가지 문제는 질병과 같은 "실체들things"이 있는가에 관한 실재론자들과 유명론자들 간의 논쟁과, 질병은 반드시 평가적evaluative 개념이라는 사람들과 가치로부터 자유로운 과학적 개념이라는 사람들 간의 논쟁이다.

첫번째 논쟁은 사물이 다른 비슷한 사물들과 공유하는 속성인 보편자universals의 본질에 관한 오랜 철학적 탐구와 관련된다.[4] 만일 우리가 질병에 관한 논쟁에서 실재론/유명론 용어들의 사용을 받아들인다면, 실재론자들은 "질병"이라는 보편적인 용어가 다른 질병을 초래하는 실체entity나 작인agent을 지칭한다고 믿는다. 다른 한편으로 스캐딩Scadding과 그의 동료들 같은 유명론자들은 질병과 같은 어떤 실체가 있다는 것을 믿지 않는다. 그들은 의학적 담론에서 질병이라는 이름은 "특정한 공통 특징 또는 특징들과 연관해서 한 집단의 생명체를 생물학적으로 불리한 상태에 놓는 방식으로, 그 집단의 생명체를 그 종의 정상 상태와 다르게 하는, 그 집단의 생명체가 나타내는 비정상적인 현상들의 총합"을 지칭한다고 믿는다.[5]

이 논쟁이 흥미롭다는 것과 의사들이 질병이라는 말을 사용할 때 그들이 의미하는 것에 관해 동의해야 하는 것과 상관없이[6] 이 논쟁은 의료윤리에 상당히 중요하다. 케네디Kennedy가 주목하는 것처럼 이 논쟁이 중요한 이유는 실재론자들은 질병에 지나치게 주목하고, 특정한 사회적 맥락과 환경에서 그 질병을 가진 모든 사람을 고려하지 않는 경향이 있다는 것이다.[7] 다른 한편으로 유명론자들은 내가 이미 언급한 것처럼, 일종의 주관주의로 흐를 위험이 있다——질병이란 단순히 의사들이 결정하는 것이다. 정말로 극단적인 유명론은 "단어들은 내가 의미하도록 선택한 것을 의미한다"는 극단적인 주관주의로 이른다. 따라서 유명론자에게는 질병이란 개념의 범위가 지나치게 넓어서, 사람들을 "생물학적으로 불리한 상태"에 놓는, 대부분의 사람들이 의학적인 의미가 아닌 다른 의미에서 "비정상적 현상들"이라고 간주하는 것들을 포함할 수 있다. 예를 들어 툰Toon이 지적하는 것처럼,[8] 위의 정의는 독신을 질병으로 간주할 것이고, 스캐딩과 그의 동료들이 인정하듯이 가난도 질병으로 간주할 것이다. 사실 내가 보기에 뛰어난 용기——예를 들어 전쟁에서의 뛰어난 용기——도 질병으로 간주될 것인데, 뛰어난 용기는 특정한 공통 특성들과 연관되어 있고 그 특성들은 특성의 소유자를 생물학적으로 불리하게 하여 그 종의 정상 상태와 다르게 한다. 스캐딩과 그의 동료들은 비정상적인 현상들의 모임을 질병으로 정의하는 것에 "유용한"지 아닌지 하는 조건을 덧붙여서(정의에서가 아니라 그들의 논문에서) 그들이 붙인 질병의 정의에 대한 반대를 극복하려고 한다. 하지만 우리는 어떤 의미에서 유용한지, 누구에게 유용한지, 그리고 누구에 따르면 유용한지 물어보아야 한다.

질병의 평가

위와 같은 질문들은 실재론과 유명론 사이의 첫번째 논쟁이 질병을 가치로부터 자유로운 것으로 간주하는 사람들과 평가적인 것으로 보는 사람들 간의 두번째 논쟁과 밀접히 연결되어 있다는 것을 명확하게 보여준다. 스캐딩과 그의 동료들은 질병을 평가적인 개념으로 보고 있는 듯하다. 따라서 그들의 정의에서 "생물학적으로 불리함"의 개념도 평가적이고, 그들이 질병으로 간주될 수 있는 비정상적인 현상들의 모임을 질병으로 간주해야 하는지 결정하는 조건이라고 주장하는 "유용한"이라는 개념도 평가적이다.

소수의 소신파들은 아픈 사람이 자신의 증상에 대한 평가가 본질적인 역할을 하는 아픔illness의 개념과 질병disease의 개념을 구별하면서 질병의 개념이 가치로부터 자유롭다고 주장한다. 부어스Boorse는 건강과 질병이라는 개념은 평가적이지 않고 특정한 종의 전형적인 기능을 통해 정의되어야 한다고 주장한다.[9] 건강은 "모든 면에서 설계자의 세부적인 설계명세서에 잘 부합하는" 자동차의 "완전한 기계적 상태"와 유사하다. 질병은 "종의 자연적 기능적 구조에서 벗어남"이고 "자연적 기능은 그 생체가 실제적으로 추구하는 목적에 대한 표준적인 인과적 기여일 뿐이다." 나는 여기서 그의 논변들을 공정하게 다룰 수 없다. 하지만 그의 논변들은 다음과 같은 딜레마에 직면하는 것 같다. 어떤 전형적이지 않은 기능이 질병이거나(6피트를 뛰는 높이뛰기 선수는 질병에 걸린 것이다) 아니면 질병이라 불릴 수 있는 전형적이지 않은 기능의 범위를 제한하기 위하여 가치를 포함하는 개념이 몰래 도입되었다——예를 들어 부어스는 그가 질병이라고 간주하는 어떤 종류의 전형적이지 않은 기능을 선택하기 위해서 신체의 기능적 효율성에서 "결함"과 "적대적 환경의 작용"을 언급하고 있다.

질병의 정의

만일 우리가 질병은 부정적으로 평가되는 비정상적인 현상들과 특징들을 포함하는 것뿐이라고 말한다면, 우리는 아직도 질병에 대한 개연성 있는 정의를 갖지 못한 것이다. 가난도 이 기준에 맞지만 대부분의 사람들은 가난을 질병으로 간주하지 않는다. 컬버Culver와 거트Gert의 정신분석/철학 팀은 질병과 정신질병에 관한 그들의 탁월한 책에서 여러 가지 기준들을 제안했다.[10] 첫번째 것은 질병malady(병, 아픔, 장애, 허약함)을 가진 사람이 겪는 악 또는 해가 그 사람의 일부분이어야integral 하고, 별개의 것이어서는 안 된다. 여기서 그들은 구별되는 지속적인 원인distinct sustaining cause이라는 개념을 사용하는데, 그 개념의 정의는

"어떤 사람이 겪고 있는 악이 그 사람으로부터 명백하게 구별되는 지속적인 원인을 가지지 않을 때에만, 그가 질병을 갖고 있다"는 것이다.

이 정의에 따르면 가난은 질병이 아닌데, 가난은 구별되는 지속적인 원인(돈의 부족)에 의해 초래되고, 그 원인을 제거하면 가난한 사람이 겪는 악이나 해를 빠르게 개선할 것이기 때문이다. 다른 한편으로 가난 그 자체는 질병의 다양한 조건들—예를 들어 영양 부족 또는 우울 등—의 원인이 된다. 질병의 두번째 조건은 실제로 사람들이 악이나 해로 고통을 겪어야 한다기보다 악이나 해를 겪을 위험이 있다는 것이다. 이 두번째 조건은 예를 들어 정기적인 흉부 방사선 촬영 때 발견된 증상 없는 암이나 증상 없는 고혈압 같은 "숨겨진lanthanic" 질병을 설명해준다.[11] 세번째 기준은 만일 해나 해의 위험이 그 사람의 이성적 믿음이나 욕망에 의해 초래되었다면 질병이 아니라는 것이다—여호와의 증인의 수혈 거부, 행글라이딩에 참여하기, 또는 전쟁에서 뛰어난 용기는 한 사람의 해의 위험을 증가시키기는 하지만 질병이 아니다.

컬버와 거트는 질병에 대한 그들의 정의가 문제없다고 주장하지는 않지만, 초기의 질병에 대한 정의에 있는 많은 비개연성과 애매함을 제거하고 있다고 주장하는데, 그들의 주장은 정당한 것으로 보인다. 게다가 그것은 육체적인 질병과 정신적 질병에 대한 통합적인 정의를 산출해낸다. 하지만 여전히 남는 애매함은 누구의 평가를 고려해야 하는가의 문제이다. 환자, 사회 또는 어떤 조합combination의 평가를 고려해야 하는가? 만일 이성적인 사람이 악과 해를 피할 좋은 이유가 있다면, 모든 이성적 인간은 악과 해를 피할 것이라는 컬버와 거트의 주장을 받아들인다 해도, 어떤 사람은 그 상태를 해 또는 악이라 생각하지 않고 그것을 피하고 싶어하지 않는다. 하지만 그가 사는 사회가 그에게 동의하지 않는 경우같이 명백히 불분명한 회색지대가 있다.(마약 중독 같은 경우들이 그 예가 될 것이다.[12][13])

질문이 답변되었는가?

나는 건강의 어떤 국면이 의학, 좀 더 넓게는 건강 관리에 관련된 분야의 적절한 관심사인가 하는 질문에 대해 적절한 답변의 윤곽조차 그릴 수 없었다. 하지만 나는 그 대답의 중요한 요소들로 보이는 것들만 아니라 최소한 남은 회색지대처럼 보이는 것(누구의 평가를 계산해야 하는가, 그 질병 또는 다른 질병을 가진 사람의 평가, 의사의 평가, 또는 사회의 평가?)을 지적했다.

다음 사항을 제시하면서 나는 이 장을 마무리하고자 한다. 질병의 정의와 질병의 귀속(즉 누가 병을 가지고 있는가 하는 것)은 사회적으로 중요하다. 질병의 정의와 질병의 귀속 문제는 (예를 들어 정신건강령Mental Health Act 아래서) 사람들의 결정을 법적으로 효력을 상실하게 만들 수 있고, 일하는 것 또는 일반적으로 그들의 계약상 의무를 지키는 것으로부터 면제시킬 수 있고, 중범죄로 인해 법에 의해 처벌받는 것으로부터 보호할 수 있다. 그러나 질병의 정의와 질병의 귀속을 결정하는 것은 반드시 평가적이기 때문에, 그런 결정을 내리는 것은 의사들과 사회 사이의 협력 사업

이어야 한다. 어느 쪽도 따로 이런 결정들을 정당하게 내릴 수 없다. 그런 협력은 이미 어느 정도 법적 그리고 의회의 절차에 반영되어 있지만 그런 절차들은 산발적이고 의학계는 그런 절차들을 비난하는 경향이 있다. 만일 위의 주장들이 정당하다면 그러한 비난은 적절하지 않고, 이런 문제에 대해 생각하기 위해서 건강관리 전문가들을 협력케 하는, 그리고 건강관리 전문가들과 사회의 적절한 대표들을 협력케 하는 좀 더 낫고 일관성 있는 협력 기구mechanisms를 개발해야 한다.

주(註)

1) World Health Organisation. Basic documents: preamble to the constitution of the World Health Organisation. In: Reiser SJ, Dyck AJ, Curran JC, eds. *Ethics in medicine.* Cambridge, Massachusetts and London: MIT Press, 1977:552.

2) Callahan D. The WHO definition of health. In: Mappes TA, Yembaty JS, eds. *Biomedical ethics.* New York: McGraw-Hill, 1981:203-11. (Hastings Center Studies 1973;1(3):77-87.

3) Illich I. *Limits to medicine. Medical nemesis: the expropriation of health.* London: Marion Boyars, 1976.

4) Woozley AD. Universals. In: Edwards P, ed. *The encyclopedia of philosophy.* London and New York: Collier Macmillan, 1967:194-206.

5) Campbell EJM, Scadding JG, Roberts RS. The concept of disease. *Br Med J* 1979;ii:757-62.

6) Anonymous. The concept of disease [Editorial]. *Br Med J* 1979;ii:751-2.

7) Kennedy I. *The unmasking of medicine.* London: George Allen and Unwin, 1981:20-5.

8) Toon PD. Defining "disease" - classification must be distinguished from evaluation. *J Med Ethics* 1981;7:197-201.

9) Boorse C. On the distinction between disease and illness. *Philosophy and Public Affairs* 1975;5(1):49-68.

10) Culver CM, Gert B. *Philosophy in medicine.* New York and Oxford: Oxford University Press, 1982:64-125.

11) Feinstein AR. *Clinical judgment.* Baltimore: Williams and Wilkins, 1967:145-8.

12) ten Have H, Sporken P. Heroin addiction, ethics and philosophy of medicine. *J Med Ethics* 1985;11:173-7.

13) Anonymous. Heroin, health and disease [Editorial]. *Br Med J* 1985;11:171-2.

참고문헌

Sigerist HE. *A history of medicine. I: Primitive and archaic medicine.* New York: Oxford University Press, 1967:125-80, 331-5, 441-64.

Engelhardt HT, Spicker SF, eds. *Evaluation and explanation in the biomedical sciences.* Dordrecht and Boston: Reidel, 1975. (Especially Toulmin S. Concepts of function and mechanism in medicine and medical science, and Engelhardt HT. The concepts of health and disease, with commentary by Kopelman L.)

Engelhardt HT, Spicker SF, eds. *Health, disease and causal explanations in medicine.* Dordrecht and Boston: Reidel, 1984.

Beauchamp TL, Walters L, eds. *Contemporary issues in bioethics.* Encino and Belmont, California: Dickenson, 1978. (Especially Kass LR. Regarding the end of medicine and the pursuit of health: 99-108, Engehlhardt HT. The disease of masturbation: values and the concept of disease: 109-13, and Sedgwick P. What ist illness? 114-9.)

Journal of Medicine and Philosophy 1976;1:210-80. (Monothematic issue on health and disease, especially Margolis J. The concept of disease: 238-55 and Redlich FC. Editorial reflections on the concepts of health and disease: 269–80.)

Journal of Medicine and Philosophy 1984;9:231–59. (Especially Hawkins A. Two pathographics: a study in illness and literature: 231–52, with commentary by Hudson–Jones A: 257–9, and Shelp EE. The experience of illness: integrating metaphors and the transcendence of illness. 253–6.)

Sontag S. *Illness an metaphor.* Harmondsworth: Penguin, 1977.

Dubos R. *Mirage of health.* London: George Allen and Unwin, 1960.

Mitchell J. *What is to be done illness and health? Crisis in the eighties.* Harmondsworth: Penguin, 1984.

Engelhardt HT, Spicker SF, eds. *Mental health: philosophical perspecitves.* Dordrecht and Boston: Reidel, 1978.

Edwards RB, ed. *Psyciatry and ethics.* Buffalo: Prometheus Books, 1982. (Various relevant papers on the concepts of mental health and disease, especially Szacz TS. The myth of mental illness: 19–28, Edwards RB. Mental health as rational autonomy: 68–78, and Engelhardt HT. Psychotherapy as metaethics: 61–7.)

Foucault M. *Madness and civilisation – a history of insantiy in the age of reason.* London: Tavistock Publications, 1967.

Szacz T. *Ideology and insanity.* London: Penguin, 1974.

Journal of Medicine and Philosophy 1977;2:191–304. (Monothematic issue on mental health.)

Journal of Medicine and Philosophy 1980;5. (Monothematic issue on social and cultural perspectives on disease, especially Young A. An anthropological perspective on medical knowledge, and Unschuld PU. Concepts of illness in ancient China: the case of demonological medicine.)

Hastings Center Studies 1973;1(3). (Issue on the concept of health.)

Journal of Medicine and Philosophy 1985;4:(several articles on diseases and maladies.)

Hare RM. Health. *Journal of medical ethics* 1986;12(iv):(in press).

제24장

"환자의 이익이 언제나 우선한다?"
의사와 사회

의사가 환자에게 특별한 의무를 가진다는 것은 이 책에서 반복되는 주제였고 다음 장에서도 내가 다시 논의할 주제이다. 이 장에서 나는 의사들이 의료행위를 하는 사회적 맥락이 의료윤리에 대해 갖는 몇 가지 논리적 함축을 잠시 논의하고자 한다. 종종 그러한 함축은 절대주의적인 의료도덕의 격언인 "환자의 이익이 언제나 우선한다"와 충돌한다.

앞 장들에서 나는 비록 의사들이 환자의 복지에만 관심이 있다 하더라도, 다른 것들에 대한 도덕적 의무가 특정한 환자에 대한 도덕적 의무를 압도하는 경우가 있을 수 있음을 지적해왔다. 가장 명백한 예는 의사가 한 환자의 요구를 다른 환자의 요구를 대가로 치러야만 만족시킬 수 있을 때이다. 그러한 예들은 의사, 전공, 병원, 또는 보건 당국 환자들의 이익이 다른 집단 환자의 이익과 일치하지 않을 때 더욱 많아질 것이고, 어느 환자의 이익이 우선이고, 어느 환자의 이익이 그렇지 않은지를 결정하기 위해 정의의 원칙이 필요할 것이다. 일반적으로 이 문제를 어떻게 해결해야 할지에 대해 의사들 간에, 우리 사회 내에 의견이 심하게 일치하지 않고, 의사들은 이 문제를 해결할 만한 특별한 기술이 없다. 그리고 어느 환자의 이익을 만족시키는 자원들 대부분을 민주주의 사회가 제공할 때, 사회의 대표자들은 이런 결정을 내리는 데 아주 신중해야 하고, 사실 이런 결정을 내리기 위한 구조가 그것을 보장하도록 발전해야 한다.

이와 유사한 생각이 환자들에 대한 의학계의 의무와 일반적으로 아픈 사람들의 이익 사이에 있는 잠재적인 의료도덕적 간극 gap에 대해서도 적용된다. 의학계는 공식적인 윤리 강령에서 의사의 주된 도덕적 의무는 자신의 환자에 대한 것이라고 주장해왔다.[1][2] 비록 의학계가 "인류에 대한 봉사"[3]의 원칙을 선서하고 "민중의 건강을 지키는 것이 의사의 임무"라고 하지만, "내 환자의 건강이 나의 첫번째 고려"라는 것이 명백하다.[4] 비록 환자들에 대한 의료윤리적인 우선성은 찬양받을 만하지만, 그것은 환자가 아닌 사람들을 종종 문자 그대로 추운 바깥에서 떨고 있게 한다. 그래서 사회는 모든 사람들이 환자가 될 수 있고 의학계의 특별한 도덕적 고려를 받을 수 있는 체계를 개발하는 데 점점 더 관심을 갖게 되었다. 그런데도 세계 여러 지역에는 사실상 거의 의사들이 없고, 우리가 사는 지역을 포함한 여러 지역에서는 의료서비스의 배분이 불균등하므로 "민중"에 대한 의학적 치료에 많은 문제가 있다.[5] 시어도어 폭스Theodore Fox 경이 찬양하듯이,[6] 의학계가 모든 아픈 사람들에 대한 일종의 초국가적인 의무를 심각하게 받아들이는 것은 비현실적이지만(그것은 의사의 치료를 받지 못하는 아픈 사람들에 대한 의무를 수행하기 위해서 의학적 훈련 기간 중에 일종의 강제적인 국제 의료봉사를 포함해서 우리의 태도가 근본적으로 변화하도록 요구할 것이다) 우리는 최소한 의학적 치료의 공평한 분배를 성취하기 위한 사회적 관심의 정당한 영역을 인정해야 한다.

사회 대 환자에 대한 의무

의료실천에서 의학계는 적어도 암묵적으로 개별 환자의 이익을 압도할 수 있는 넓은 영역의 사회적 의무들을 받아들인다. 영국의학협회는 의사의 직업적 관계를 세 범주로 나눈다.[7] 치료자 therapeutic, 공정한 전문가impartial expert, 그리고 (비치료적인) 의학 연구자medical researcher이다. 의학 연구자의 범주는 지금은 존재하지 않는 미래의 환자들에 대한 의무가 지금 존재하는 환자들에 대한 의무에 우선하는 것을 허락함으로써 암묵적으로 정당화된다. (영국의학협회가 "공정한 전문가"의 의학적 활동으로 간주하는) 예방의학은 잠재되어 있는 아픈 사람들에 대한 의학적 관심이 어떤 상황에서는 치료적 의학에 우선할 수 있다는 것을 암묵적으로 인정한다. 만일 진정으로 환자의 이익이 언제나 우선한다고 믿는다면, 의학계는 의학적 시간과 노력이 직접적인 치료 활동으로부터 다른 활동으로 전용되는 것을 허용하지 않을 것이다.

다른 환자들, 아픈 사람, 미래의 아픈 사람, 그리고 단지 잠재되어 있는 아픈 사람에 대한 의무가 현재의 환자에 대한 의무와 상충할 수 있음을 인정한다는 것은 차치하고, 의학계는 사회의 다른 정당한 요구가 환자에 대한 의사의 의무를 때때로 압도할 수 있음을 암묵적으로 인정한다. 의학적 비밀보장에 관해 논의할 때, 나는 영국의학협회와 일반의료위원회가 인정하는 환자의 이익이 사회의 이익에 정당하게 종속될 수 있는 법적인 요구들을 포함한 몇 가지 예외들을 개관했다. 생명을 구하는 희소한 의학 자원들을 배분할 때(신장투석renal dialysis 같은) 의사는 환자의 이익을 사회의 이익에 종속시킨다. 정신병을 앓는 사람은 다른 사람들에게 위험을 주기 때문에 정신건강법에 의해 본인의 의사와 상관없이 감금될 때, 환자의 이익은 사회의 이익에 종속된다. 다른 예들은 사회를 보호하기 위해 고안된 광범위한 의학적 간섭을 포함하는데, 이를테면 운전면허나 비행기 조종사 면허를 위한 의학적 검사, 전투에 적합한지를 판정하는 의학적 검사,[8] 그리고 만취 상태와 과도한 혈중 알코올 혹은 불법 마약, 그리고 신체에 숨겨진 무기들을 찾아내기 위해 경찰의 용의자들을 대상으로 하는 의학적 검사 등이다.

따라서 의학계는 적어도 암묵적으로는 의료실천에서 비록 의사가 환자에게 강한 의무가 있지만 그 의무는 절대적인 의무가 아니고, 어떤 상황에서는 사회에 대한 의무가 그런 의무를 압도할 수 있음을 받아들인다. 하지만 그런데도 의사들은 자신이 환자에게 (사회의 도덕적 요구를 넘어서는) 언제나 절대적인 도덕적 우선성을 준다고 믿는 것처럼, 즉 "환자의 이익이 언제나 우선 하는" 것처럼 종종 말하고 생각한다. 그것은 모순이다.

의사가 환자에게 절대적인 도덕적 우선성을 주어야 한다고 주장할 수 있지만 이 주장은 다양한 함축을 갖는다. 이들 함축 중에는 내가 위에서 언급한 대로 사실상 의사가 사회적 의무에 도덕적인 우선성을 주고, 환자의 요구와 다른 사람들의 요구가 충돌할 때, 비의학계의 개인이나 조직들이 이 요구를 저울질하는 임무를 맡는 오늘날의 의학적 관행을 거부해야 한다는 것이다.

대신에 의학계는 다양한 사회적 연결망networks에 대한 도덕적 의무를 가지고 있고(의학계도 그 사회적 망의 일부이다), 이 의무를 개별 환자와 동료 의사들에게 갖는 의무와 균형을 맞추어야 한다는 것을 인정할 수 있다. 그런 균형을 잡기weighing up가 쉽지는 않을 것이지만, 그것을 위한 필수조건은 사회가 의학계에 제기하는 다양한 도덕적 요구들이 실제로 무엇인지를 의학계가 인식하는 것이다. 사실 "사회"라는 하나의 실체가 있는 것이 아니라 인간 집단들 사이의 관계망들을 서로 연결하는 복합체가 있기 때문에 그것 역시 어려운 일이다. 하지만 만일 의학계가 갖고 있는 도덕적 의무들을 고려할 때, 이 연결망들의 대표들뿐만 아니라 이 사회적 망들과 그것들의 상호작용의 이해를 전문으로 하는 전문가들을 지금 보다 훨씬 더 환영한다면, 그 일은 좀 더 쉬워질 것이다.

의학이 사회에 대해 갖는 숨겨진 관계들

의학이 사회에 대해 갖는 관계의 세 가지 숨겨진 국면은 적어도 의료윤리에 간접적으로 관련이 있는 것으로—그리고 개별 환자의 이익과 충돌하도록 이끄는 것으로서—특별히 언급할 가치가 있다. 첫번째는 질병과 아픔, 건강 그리고 행복의 원인에 대한 사회적 요인factors들의 기여이다. 두번째는 사회적 요인들이 의사들의 의료윤리에 대한 태도를 포함해서 여러 문제들에 대한 태도를 형성하는 데 기여한다는 것이다. 세번째는 의학계와 다른 사회적 집단들 사이의 권력 투쟁이다.

이들 국면의 첫번째 것은 의학계가 많이 무시하는 적절한 의료윤리 관심 영역을 지적하기 때문에 의료윤리에 적절하다. 만일 죽음, 질병, 아픔이 사회적 요인에 의해서 초래된다면, 그리고 만일 이런 사회적 요인들이 변화할 수 있고 질병들을 방지하거나 개선할 수 있다면, 그리고 만일 직업으로써 의사들이 이런 목표에 헌신한다면, 의학계의 도덕적 의무는 죽음, 질병 그리고 나쁜 건강의 사회적 원인들을 이해하고 방지하려 시도하는 것이라는 결론이 나온다.[9]-[11] 물론 그것은 예를 들어 핵전쟁의 의학적 영향,[12]-[17] 가난과 사회적 계급,[18][19] 실업[20][21] 등에 관한 의학적 관심에서 드러나는 것처럼, 의학계의 어떤 부분이 이미 잘 인정하는 의무이다.

의료윤리에 적절한 두번째 사회적 요인은 의학계의 집단적이고 개인적인 태도에 미치는 계급의 영향이다. 예를 들어 어떤 비정상 상태를 질병으로 분류하는가에 관한 결정은 부분적으로 사회적 평가에 의해 결정되는데 의사들의 평가는 지배계급의 규범 내에 있기 쉽다. 잉글하트 교수의 "drapetomania"의 예를 상기해 보라. 이 병은 노예들이 그들의 주인에게서 계속 도망하게 하는 원인이 된다고 미국 남부의 한 의사가 지적한 "병"이다.[22] 다원적 사회에서는 사회적으로 결정된 그런 태도들을 의식하는 것과(그런 태도들은 흔히 숨어 있다), 나치 독일,[23] 칠레,[24] 남아프리카공화국,[25] 그리고 러시아[26]의 예에서 보는 것처럼 지배계급의 규범이 함축하는 의학적 가정들의 위험성에 주의를 기울이는 것이 중요하다. 비판받을 만한 의학적 태도에 대한 숨겨진 사회적 영향은 그렇게 극적일 필요도 없다──계급우월성에 대한 의학적 가정은 보건사회보장부(Department of Health and Social Security)가 작성한 의사–환자 관계에 대한 보고서에서 비판되었다.[27] 비록 의사들 사이에 큰 차이가 있겠지만, 영국에서 의학적 규범은 백인이면서 보수적인 중산계층인 영국 남자 쪽으로 편향되어 있을 것이다.

이 규범들이 반드시 나쁘지는 않지만, 또 반드시 옳지도 않다. 다른 모든 태도에 관한 규범처럼 그것들은 비판적으로 평가되어야 한다. 그러기 위해서는 우선 그 규범이 무엇인가를 찾아내야 하는데, 많은 경우 우리는 단순히 그 규범을 의식하지 않거나 그 규범의 힘을 의식하지 않기 때문이다. 우리가 그 규범을 의식할 때에만 의학계는 우리에게 요구되는 명백한 사회적 요구들──예를 들어 의회, 법, 압력단체에 의한 사회적 요구들──에 부응하여 그것들을 비판적으로 평가할 수 있다.

마지막으로 의사들과 의학계의 상당히 강력한 사회적 지위는 의사의 행동과 의사에 대한 다른 사람들의 행동에 중요한 영향을 미칠 것이다. 예를 들어 의사는 직업적 규범에서 자기이익을 추구하고 권력을 유지하려는 국면을 이해하고, 그 국면이 환자 보호를 목표로 하는 국면과 뒤섞이는 것을 엄격하게 피해야 한다.[28)29)] 예를 들어 의사들이 자신의 서비스에 대하여 광고하면 안 된다고 주장할 때 양쪽의 요소들이 다 있는데,[30)] 의료윤리와 관련해서 직업적 자기 이익에 대한 고찰은 상대적으로 무게가 적다. 사회학적인 조사들은 우리를 화나게 할지 모르지만, 직업으로써 의사가 실제로 무엇을 하는지, 그리고 무엇을 하는 것으로 보이는지에 관한 자기만족과 자기기만으로 향하는 직업적 경향에 확실히 필요한 해독제이다. 조지 버나드 쇼George Beranrd Shaw 같이[31)] 의료직업을 사회에 대한 음모로 보는 사람들과 로버스 루이스 스티븐슨Robert Louis Stevenson같이[32)] 의사를 모든 인류의 꽃으로 보는 사람들 간의 논쟁은 약해지지 않고 계속될 것이다.[33)~40)] 보통 그렇듯이 양쪽의 관점 모두 어느 정도의 진실이 있을 것이다. 많은 의사들은 의심할 바 없이 스티븐슨의 견해를 선호하겠지만, 직업으로써 의사의 행위가 어떻게 그리고 왜 거부감을 불러일으키는지 이해하는 것이 중요하다.

의료윤리에 대한 사회적, 심리적 영향들

나는 제기될 만한 반대 의견에 답하면서 이 장을 끝내겠다. 이 책의 처음에서 나는 철학적 의료윤리는 사회학적, 심리학적, 인류학적, 역사적, 또는 종교적인 작업이 아니라고 선언했는데, 여기에서는 그런 관점 쪽으로 심하게 경도된 것처럼 보인다. 하지만 사실 모순은 없다. 나는 철학적 탐구의 핵심인 "가정과 논변의 비판적 평가"를 추구하는 데에 원래의 주장을 지지하지만, 아주 자주 평가하고 있는 논변의 전제를 형성하는 이들 가정의 유래를 아는 것이 중요하다. 예를 들어 우리는 어떤 사회적 문화적 충성과 압력, 종교적 태도들, 그리고 (자기 이익과 편파성의 국면들을 포함하는) 심리적 요소들이 사람들을 좀 더 공평한 분석에 의해 논파될 (도덕적인 분야 또는 도덕 외적인 분야의) 믿음, 가정, 그리고 논변들로 이끌 수 있다는 것을 안다. 받아들일 수 있는 사회적 심리적 결정 요인과 받아들일 수 없는 사회적 심리적 결정 요인들을 구별하기 위해서 그것들의 존재와 특징에 대하여 아는 것이 도움이 된다.

주(註)

1) British Medical Association. *Handbook of medical ethics*. London:BMA, 1984:69.

2) British Medical Association. *Handbook of medical ethics*. London:BMA, 1984:70-2.

3) British Medical Association. *Handbook of medical ethics*. London:BMA, 1984:78-80.

4) British Medical Association. *Handbook of medical ethics*. London:BMA, 1984:43-6.

5) Black DAK, Morris JN, Smith C, Townsend P, Davidson N. *Inequalities in health: the Black report*. Harmondsworth: Penguin, 1982.

6) Fox T. Purpose of medicine. *Lancet* 1965; ii:801−5.

7) British Medical Association. *Handbook of medical ethics.* London:BMA, 1984:11.

8) Beauchamp TL, Childress JF. *Principles of biomedical ethics.* 2nd ed. Oxford and New York: Oxford University Press, 1983:242−3.

9) McKeown T. *The role of medicine: dream, mirage or nemesis?* London: Nuffield Provincial Hospitals Trust, 1976.

10) Illsley R. *Professional or public health?* London: Nuffield Provincial Hospitals Trust, 1980.

11) Fitzpatrick RM. Social causes of disease. In: Patrick DL, Scambler B, eds. *Sociology as applied to medicine.* London: Ballière Tindall, 1982:30−40.

12) Chivian E, ed. *Last aid: the medical dimensions of nuclear war.* Oxford: W H Freeman, 1982.

13) International physicians for the prevention of nuclear war. Call for an end the nuclear arms race. *Lancet* 1983; ii:506.

14) British Medical Association. *Report of the Board of Science and Education inquiry into the medical effects of nuclear war.* London: BMA, 1983.

15) Relman A S. Physicians, nuclear war and politics. *N Engl J Med* 1982;307:744−5.

16) Haines A, White CB, Gleisner J. Nuclear weapons and medicine: some ethical dilemmas *J Med Ethics* 1983;9:200−6.

17) Kay HEM. Thinking the unthinkable at Easingwold. *Lancet* 1984;i:38−9.

18) Mullan F. *White coat, clenched fist: the political education of an American physician.* New York: Macmillan, 1976.

19) Blane D. Inequality and social class. In: Patrick DL, Scambler B, eds. *Sociology as applied to medicine.* London: Ballière Tindall, 1982:113−24.

20) Smith R. Occupationless health. *Br Med J* 1985;291:1024−7, 1107−11, 1191−5, 1263−6, 1338−41, 1409−12, 1492−5, 1563−6, 1626−9, 1707−10.

21) Higgs R. Unemployment in my practice: Walworth, London. *Br Med J* 1981;283:532. (One of a series of articles on this theme by general practitioners, starting at 282:2020−1 and ending at 283:1844−5.)

22) Engelhardt Ht. The concepts of health and disease. In: Engelhardt HT, Spicker SF, eds. *Evaluation and explanation in the biomedical sciences*. Dordrecht: Reidel, 1975:138.

23) Ivy AC. Nazi war crimes of a medical nature. Reprinted in: Reiser SJ, Dyck AJ, Curran WJ, eds. *Ethics in medicine — historical perspectives and contemporary concerns*. Cambridge, Massachusetts and London: MIT Press, 1977:267−72.

24) Jadresic A. Doctors and torture: an experience as a prisoner. *J Med Ethics* 1980;6:124−7.

25) Tobias PV. South African Medical and Dental Council and the "Biko doctors." *Br Med J* 1980;251:231.

26) Bloch S, Reddaway P. *Soviet psychiatric abuse: the shadow over world psychiatry*. London: Vicotor Gollancz, 1984.

27) Fitton F, Acheson HWK. *The doctor/patient relationship: a study in genral practice*. London: HMSO, 1979.

28) Jefferys M. Independence and the GP: retrospect and prospect. *Update* 1985;31:733−6.

29) Berlant J L. *Profession and monopoly —a study of medicine in the United States and Great Britain*. Berkeley, Los Angeles, London: University of California Press, 1975.

30) Dyer AR. Ethics advertising and the definition of a profession. *J Med Ethics* 1985;11:72−8.

31) Shaw GB. *The doctor's dilemma*. London: Bodley Head, 1973.

32) Stevenson RL. Underwoods. In: Smith JA, ed. *Collected poems*. London: Rupert Hart−Davis, 1950.

33) Kennedy I. *The unmasking of medicine*. London: Allen and Unwin, 1981.

34) Anonymous, Medicine, profession and society [editorial]. *J Med Ethics* 1985;11:59−60.

35) Sieghart P. Professions as the conscience of society. *J Med Ethics*

1985;11:117-22.

36) Downie R. Professional ethics. *J Med Ethics* 1986;12:64-5.

37) Sieghart P. Professional ethics: reply to Professor Downie. *J Med Ethics* 1986;12:66.

38) Gillon R. More on Professional ethics [editorial]. *J Med Ethics* 1986;12:59-60.

39) Downie R. Professional ethics: further comments. *J Med Ethics* 1986;12(iv) (in press).

40) Gillon R. Professional ethics: reply to Professor Downie. *J Med Ethics* 1986;12(iv) (in press).

제25장

의사와 환자

앞 장에서 그리고 이 책 전체에서 나는 의사가 환자를 이롭게 해야 하는 의무가 모든 것을 압도하는 것이 아니라 다른 것들에 대한 도덕적 의무가 그 의무를 압도할 수 있다고 제안해왔다. 그 것은 물론 의사들이 분명하게 밝히는 주장——의사들은 환자들에게 특별하고 직무 이상의supererogatory 도덕적 의무를 가지고 있다는, 즉 우리 모두 가져야 하는 도덕적 의무를 넘어서는 의무를 가지고 있다는 주장——과 충돌하지 않는다.

이 장에서 나는 앞에서 철학적 의료윤리에 관해 논의하면서 언급했던, 의사들이 환자에게 가지는 조건부 도덕 의무를 개관하려한다. 조건부 도덕 의무의 중요성은 다양한 도덕 이론들이 그 의무를 받아들인다는 것과 의사들이 환자에게 가지고 있다고 선언하는 특별하고 초의무적인 선행의 의무로부터 나온다. 나는 앞

장들에서 이 원칙들 밑에 깔려 있는 복잡성과 뉘앙스에 대해 지적해왔다. 이 장에서 나는 철학적으로 덜 조심스럽게, 숨김없이 그리고 더 대담하게 이 원칙들의 함축을 요약하고자 한다. 하지만 나는 이 의무들이 충돌할 때 일어나는 많은 문제는 논의하지 않을 것이다. 어떤 의사들에게는 이 조건부 의무들이 자명해 보이겠지만, 많은 의사들에게는 이 조건부 의무들도 놀랍고 논쟁의 여지가 있을 것이라고 나는 생각한다.

자율성의 존중

첫째로 의사들은 환자와의 관계에서 어떤 특별한 의무를 가진다는 것은 차치하더라도, 다음과 같은 표준적 도덕 의무들을 가진다는 것을 기억해야 한다. 서로의 자율성을 존중하라, 서로 해를 입히지 말라(악행 금지), 정의롭게 행동하라, 최소한 어떤 타인들을 도와라(선행). 이들 마지막 두 가지 일반적인 도덕적 의무들의 범위와 본질은 처음의 두 가지 도덕적 의무들보다 논쟁의 여지가 있지만, 우리는 최소한 사회적 의무들이(법적인 의무들을 포함해서) 결정하는 범위까지 이 의무들을 준수해야 한다.

게다가 의사들은 특별히 자신의 환자의 건강을 이롭게 하고, 어느 정도는 자신의 환자가 아닌 다른 사람들의 건강을 이롭게 하는 도덕적 의무까지 추가되는데, 이 원칙은 의학적 선행의 원칙이라 할 수 있다. 그들은 환자의 생명이 질병disease과 다른 "질병들maladies"(컬버와 거트가 사용하는 의미에서[1])에 의해 위협당할 때 병을 고치고, 누그러뜨리고, 예방하고, 질병들이 초래하는 고통을 개선하여 환자의 생명을 구하려 함으로써 그 의무를 실천한다. 만일 의사가 일반적인 도덕적 의무를 받아들인다면, 의학적 선행이라는 추가된 의무는 환자들이 원하고 그들이 의사에게 허용하는 정도까지 실행되어야 한다. 따라서 환자의 자율성을 존중해야 하는 일반적인 의무는 만일 환자가 도움받기를 원하지 않으면 의사는 일반적으로 그를 도울 권리가 없다는 것을 의미한다(하지만 나는 전에 이 규칙에 대한 예외들을 개관했다). 다른 사람에게 해를 끼치면 안 된다는 일반적인 의무도 대부분 의사가 다른 사람들을 도우려고 제안한 간섭이 그들에게 해를 끼칠 수 있는 위험이 있고, 만일 그 간섭이 그들의 뜻에 어긋나게 이루어진 경우뿐만 아니라, 그들의 이해와 동의 없이 실행되면 그 위험은 아마도 상당히 심각하게 증대될 것이다. 따라서 의사가 제안한 것은 그들이 자발적으로 동의하도록 최선을 다하여야 한다.

만일 의사가 일반적인 의무에 의료적 선행의 특별한 의무를 추가한다면, 환자의 자율성을 존중하는 의사의 의무는 일반적으로 강화되어야 할 것이다. 만일 의사들이 이익을 주는 행동들을 제안한 이유를 환자들이 이해하고 승인한다면, 대부분의 경우에 의사들은 환자에게 더 많은 혜택을 줄 수 있을 것이다. 따라서 환자의 자율성을 존중하는 것은 의사–환자 관계의 전제로서 보아야 하는데, 그것은 자발적인 인간 상호관계에 깔려 있는 가정일 뿐만 아니라 그런 존중은 의사가 산출하고자 의도하는 이로운 결과를 향상시키기 때문이다.

의사-환자 관계

그런데도 자율성 존중의 원칙은 환자가 의사와 사회적으로 동등하거나 상위의 사람인 경우를 제외하면, 의학의 오랜 역사 동안 거의 인정되지 않아왔다.(플라톤은 의사-노예 환자의 관계와 의사-부유한 시민 환자의 관계를 구별함으로써 이런 구별을 지시하고 있다. 의사-노예 환자의 관계에서 환자는 의사가 하라고 말하는 것을 아무런 논의 없이 해야만 한다. 의사-부유한 시민 환자의 관계에서는 설명과 논의가 규범이다.[2]) 의학사회학자인 앤 카트라이트Ann Cartwright 박사는 의사가 자신을 "동등한 사람으로서" 대해주는 것을 좋아한다고 말하는데,[3] 대부분의 사람들도 그녀가 바라는 것을 바라지만, 그것은 결코 의학적 규범이 아니다.

자율성 존중의 원칙을 심각하게 받아들이는 것은 의사-환자 관계에 대해서 많은 함축을 갖는다. 중요한 것들 중에 다음과 같은 조건부 의무들이 있다. 환자가 적절한 정보라고 간주하는 것을 제공하고, 환자가 더 많은 정보를 이해하고 의사결정을 잘 하는 데 도움이 된다면, 더 많은 정보를 제공하라. 환자에게 거짓말을 하거나 다른 방법으로 속이지 말라. 환자가 치료 방법에 관해 최소한 전략적 통제를 갖는 것을 허용하라——즉 환자가 의사의 조언을 받아들일지 결정할 수 있는 기회를 가져야 한다. 만일 의사들이 이 원칙을 진지하게 받아들인다면, 환자가 의사의 의학적 조언을 거절한다 해도 의사는 환자에게 거절하거나 차가운 태도, "만일 당신이 나의 조언을 신뢰하지 않는다면, 다른 의사를 찾는 것이 좋을 것이오" 하는 태도를 취해서는 안 된다. 오히려 환자가 의사의 의학적 조언을 거절할 경우, 의사는 환자가 조언을 거절하는 이유를(또는 다른 동기를) 이해하려 노력하고 차선의 선택을 찾아야 한다.

환자의 자율성을 존중하기 위한 방법들 중의 하나는 원활한 의사소통이다. 따라서 환자의 자율성을 존중하기 위해서 의사들은 환자와 의사소통을 잘하는——말하는 것뿐만 아니라 이해하는 것도[4]-[13]—— 기술을 획득하고 유지해야 한다. 조지 피커링George Pickering 경이 뉴필드Nufield 강연에서 말한 것처럼, 의사소통 능력을 타고나는 의사도 있지만 대부분의 의사들은 그렇지 않다. 하지만 그들도 의사소통 능력을 배울 수는 있다.[14] 그리고(그러한 의사소통 교육 과정을 실시할 때, 우리는 환자들이 좋은 의사-환자 의사소통의 적절한 기준에 대해 내리는 평가를 수용할 필요가 있다.)

만일 자율성의 존중이 의사에게 환자가 동의한 바 없이 치료할 수 없다고 요구한다면 의사는 그런 동의 없이 다른 사람들의 이익을 위해서, 연구나 의학적 교육을 위해서 환자를 이용할 수는 없을 것이고, 그들이 연구나 의학적 교육에 참여하는 것을 거절한다고 해서 환자에 대한 통상적인 치료를 줄여서도 안 된다. (약속을 지켜야 하는 의무가 자율성을 존중해야 하는 요구에서 나온다는 것을 가정하면) 시간을 정확히 지켜야 하는 조건부 의무도 자율성을 존중해야 하는 의무에서 나오는데, 환자에게 의학적 면담 약속appointment을 하는 것은 일종의 약속이기 때문이다.

다른 특정한 조건부 의무들도 자율성 존중의 원칙에서 나오는데, 이 의무들은 환자가 의사를 선택할 수 있는 것을 될 수 있는 대로 쉽게 만드는 것뿐 아니라, 의사의 관심, 자격, 태도 그리고 환자와 잠재해 있는 환자들에 대한 도덕적 입장들에 관해 좀 더 많은 정보를 제공하는 것을 포함한다. 이웃 의사의 환자들이 자신의 의사에 만족하지 못해서 병원을 옮기려 할 때 의사들 간에는 종종 이런 환자들을 받지 않는 불문의 합의가 있다.(이것은 일반 진료의사들 사이에서 특히 그렇다.) 하지만 환자의 자율성 존중은 의사들에게 다르게 행동할 것을 요구한다. 그리고 이 제안은 일반의료위원회의 권고인 "환자의 일반적 이익으로 보아 전문의는 일반의로부터 소개받지 않고는 환자를 받아들여서는 안 된다"에도 적용된다.[15] 일반의료위원회가 이 주장 앞에 "개별 환자는 어떤 의사의 진료도 자유롭게 추구할 수 있다"는 주장을 놓는 것은 최소한 정직하지 않은 것인데, 일반의료위원회의 주장은 영국이 서명한 리스본 선언에서[16] 세계의학협회의가 천명한 원칙인 "환자는 의사를 자유롭게 선택할 권리가 있다"는 것을 반영하는 것이어야 하기 때문이다(《타임즈*The Times*》 사설도 의학계가 광고를 제한하고, 환자가 의사를 선택하는 것을 제한하는 데 대한 불만을 나타내고 있다.[17])

요약하면 자율성 존중의 원칙은 의사가 자신에게 다음과 같은 질문들을 하도록 요청한다. 내가 지금 하고 있는 것이나 하고자 하는 것을 고려한다면 환자는 내가 그것을 하기를 원할까? 그렇지 않다면 내가 어떻게 그것을 정당화할 수 있을까? 보통 첫번째 질문에 대답하는 가장 좋은 방법은 관련된 사람, 즉 그 환자에게 물어보는 것이다.

악행 금지와 선행

두번째와 세번째 원칙, 즉 악행 금지와 선행의 원칙은 의사─환자 관계에서 언제나 거의 함께 고려되어야 한다. 비록 악행 금지의 원칙은 선행의 의무와 독립적으로 생각할 수 있지만, 다른 사람들을 돕는 선행의 의무 가운데 해를 입히는 것으로 귀결될 수 있는 것은(대부분의 의학적 간섭들이 그렇다) 다른 사람들에게 해를 입히면 안 된다는 악행 금지의 의무에서 고려되어야 한다. 셀 수 없이 많은 중요한 의학적 의무들이 이 두 원칙에서 나오는데, 나는 그중의 일부를 지적하겠다.

첫째, 만일 의사가 자신의 환자를 이롭게 할 수 있고 기꺼이 이롭게 한다고 선언한다면 그는 진정으로 환자를 이롭게 할 수 있고 기꺼이 이롭게 하는 것이 더 낫다. 그는 다른 사람들에게 해를 입히면 안 된다는 일반적 의무를 가지고 있기 때문에 최소한의 해만 입히고 그렇게 하는 것이 좋다.(여기에 "우선 해를 입히지 말라"는 전통적인 구호의 진정한 힘이 있다.) 이것은 (의사가 되기 전과 의사로서 활동하는 동안의) 의학적 교육을 함축하는데, 의학계의 성원으로서 우리는 두 원칙을 받아들임으로써 환자들에게 최소한의 해를 입히면서 실제로 그들을 이롭게 하는 방식으로 확실하게 의료실천을 해야 할 의무가 있다. 이것은 이런 방식들이 무엇인가를 발견하는 연구, 이런 방식으로 의료실천을 하도록 교육하는 것, 이에 따라 의료실천을 하고 계속 그렇게 하는지를 확실하게 하기 위해 우리의 행동을 계속 감시하는monitor 것을 포함한다. 따라서 어떤 형태의 감사audit를 포함해서, 의과대학 졸업 이후에 계속되는 의학 교육은 "상호 존중과 환자들의 운명을 향상시키려는 바람에서 나오는"[18] 도덕적 의무이다. (존 리스터John Lister 박사가[19] 지적하듯이, 의학계의 이익을 위해서도 의료 서비스의 질을 좀 더 엄격하게 평가할 이유가 있다.[20])

의료사고들은 어떤가? 나를 포함해서 의사들은 자신의 개인적 이익과 의학계의 집단 이익에 대해서는 찬성하는 경향이 있고, 환자들의 이익에 대해서는 의사들이 환자를 이롭게 해야 한다는 원칙에 대해 선언한 것과 양립 불가능할 정도까지 반대하는 경향이 있는 것처럼 보인다. 의사들은 직업적 훈련과 사회화를 통해 동료가 해를 입히는 실수를 하거나 솔직하게 능력이 없다는 것을 안다고 하더라도(그가 환자들에게 불쾌하게 대한다는 것을 아는 것은 차치하더라도) 그를 밀고하지 않는다는 일종의 공립학교 도덕을 마음속에 내재화하고 있다. 그러한 행동은 의사들이 선언하는 의학적 선행의 원칙과 양립할 수 없고, 만일 우리가 정직하게 계속 선행의 원칙을 선언하려 한다면, 그런 경향을 제거하는 근본적인 새로운 방향 전환이 필요하다.

미국에서 윤리학을 가르치는 다양한 기관들을 방문하는 중에 나는 생도들에게 (그리고 여러 단계의 장교들에게) 윤리학을 가르치는 웨스트포인트 사관학교를 방문했다. 생도 교육의 일부는 생도 자신들에 의해서 수행되는데 이 교육은 "명예규율"의 확산과 정당화를 포함한다. 명예규율이 생도들에게 서로의 도덕적 잘못(거짓말, 속임, 그리고 훔침)을 보고하도록 요구한다는 것을 처음 발견했을 때, 나는 그런 규율이 우정에 대한 배신과 위협을 요구한다는 것 때문에 불쾌했다. 군대가 (성차별주의적으로) "형제 장교들"에 관해 말하듯이 국제의료윤리헌장도 "나의 동료들은 나의 형제들이다"라고 선언한다.[21] 확실히 형제들은 그것이 정말로 나쁘지 않으면 서로의 잘못을 보고하지 않는다. 하지만 깊이 생각해보니 그것을 확신할 수 없다. 환자를 이롭게 해야 한다는 의학적 선행의 의무도 생도의 명예규율과 비슷한 것을 요구해야 하지 않는가? 학생 때부터 우리는 환자들에게 충성해야 한다고 스스로를 교육시키지 않았던가? 그리고 만일 그것이 우리의 개인적 직업적 우정과 집단, 그리고 의학적 "형제들"에 대한 충성과 충돌하면, 환자의 이익이 우선해야 하는 것이 아닌가?

물론 이상적으로는 어떤 의사도 환자를 속이거나 다른 방식으로 불필요하게 해를 입히지 않지만, 우리는 이상적인 세계에 살고 있지 않다. 나는 "동료를 밀고하는" 것에 대한 거부감이 우리 직업 내에서 드물다고 생각하지는 않는다. 더글러스 블랙 Douglas Black 경에 의하면 그러한 거부감은 의학적 책임에 관한 왕립의사협회(Royal college of Physicians)의 심포지엄에서 나온 여러 가지 주제들 중의 하나였다고 한다.[22] 하지만 만일 우리가 환자를 이롭게 하겠다고 스스로에게 부여한 의무를 심각하게 받아들인다면, 그러한 거부감을 갖지 말아야 한다. 의료사고 희생자를 위한 행동(Action for the Victims of Medical Accidents)이라는 조직의 설립을 도운 한 변호사는 환자들에 대한 충성을 무용화하는 의학계의 내부충성(in-group loyalty)을 강력하게 비판했다.[23]

환자에게 실수를 인정하라

이 주제에 관해서, "세 가지 진정한 전문직(성직자, 의사, 법률가) 중에서 법률가에게 요구되는 윤리적 기준이 다른 전문직들보다 더 높은 것처럼 보인다"는 법률협회 전 회장의 주장을 나는 흥미 있게 읽었다. 이 주장은 다른 전문직들과 법률적 실천이 다르다는 국면에 기초하고 있다. 즉 변호사들은 "직업적 행동 규칙에 의해 그들의 일을 수행하는 데 소홀하게 또는 부적절하게 행동했는지를 의뢰인에게 알릴 의무가 있지만, 의사들은 이런 의무를 가지고 있지 않다는 것이다."[24] 환자를 이롭게 하는 것에 헌신하기로 한 전문직으로서 의사들도 전적으로 찬양받을 만한 이 의무를 받아들여야 하지 않는가? 흥미롭게도 법은[25] 의사들에게 제안한 치료뿐만 아니라 (그리고 항소법원의 보다 최근의 재판에서)[26] 이미 시작한 치료에 대한 환자들의 질문에 최소한 진실하고 완전하게 대답하는 방향으로 가도록 주의를 환기시키고 있다.

만일 환자들에게 의사가 실수했는지를 이야기해야 한다는 의학적 선행 원칙이 함축하는 바를 받아들인다면, 의사들은 국가 차원의 무조건 배상체제no fault compensation를 설립하도록 열심히 추진하는 것이 합리적일 것이다. 의사들은 때때로 실수하게 되어 있는데, 그중의 어떤 실수는 환자들에게 해를 끼칠 것이고, 배상은 "부주의"를 보여주어야 하는 법률적 요구에 좌우되어서는 안 된다. 만일 의사들이 이 문제의 윤리에 관심이 있다면, 의사들을 법률적으로 보호하는 단체들이 의사들이 환자에게 사과하는 것을 금지하도록 허락해서도 안 된다. 실수했다고 생각하면 의학적 선행을 생각하지 말고, 일반적인 예의decency 차원에서 미안하다고 얘기해야 한다. 힐파이커Hilfiker 교수가 자신의 논문에서 지적한 대로, 어떤 경우에도 이 요구는 의사의 실수 대상이 된 희생자뿐만 아니라 의사 자신에게도 이로울 것이다.[27]

마지막으로 선행 원칙의 함축을 고려할 때, 의사들은 의학적 훈련과 기준들에 환자에게 친절해야 한다는 요구를 포함시켜야 하지 않는가? 이 제안에 대한 지속적인 반응은 첫째, 모든 의사는 환자들에게 어느 시간 동안 친절하고, 둘째, 환자들은 친절하고 무식한 의사보다 의학적으로 능력이 있지만 불쾌한 의사를 선호한다는 것인데, 이것은 분명히 참이다. 하지만 만일 우리가 선행의 원칙을 선언한다면 첫번째로 충분한지, 두번째에 대해서는 친절함과 능력 두 가지가 결합하는 것이 더 좋지 않겠는가? 즐겁고, 따뜻하고, 염려하고, 적절할 경우에는 동정심이 있는 것과, 의학적으로 과학적으로 능력 있는 것이 상호 배타적인 속성들은 아니다.[28] 의학적 선행의 원칙은 차치하더라도 멘델Mendel 박사는 의사들은 환자들에게 친절하라고 봉급을 받는 것이라고 말하고 있고(그는 짧은 진료 행위가 "적절한 의료행위"의 가장 나쁜 적 중의 하나라고 제안한다),[29] 환자로서의 경험이 있는 의사들은 친절한 치료가 중요하다고 지적하고 있다.[30)-34]

하지만 내가 환자들에게 들은 것과 동료 의사들의 얘기에서 받은 인상은 의사들은 환자가 조금이라도 불만스러운 표시를 보이면 환자들더러 가버리라는 듯한 마음과 표정으로 돌아가는 경향이 있다는 것이다. 맥네어-윌슨 McNair-Wilson 씨가 병원에 머무는 동안 경험하고 관찰한 그런 불친절함, 소원함aloofness, 그리고 직원과의 부적절한 의사소통이 그가 병원 불만 절차법안 Hospital Complaints Procedure Bill을 발안한 명백한 이유였다.[35)36)] 의학적 선행 원칙은 최소한 일관적으로 친절하고 유쾌한 의학적 행위를 요구하지 않는가?

나는 의사들이 각 환자와 친구가 되어야 하고, 될 수 있다고 제안하는 것이 아니다. 사실 엄격하게 말해서 선행의 원칙은 어떤 감정적 유대도 요구하지 않는다. (좋은 감정을 요구하는 선의 benevolence의 의무와 달리 선행의 의무는 오직 좋은 행동만을 요구한다.) 그러나 경험한 사실로 보면 어느 정도의 애정과 흥미, 그리고 어느 정도의 진정한 관심은 의사가 환자를 여러 가지 방식으로 이롭게 하기 쉽게 만들 것이다. 만일 감정이 너무 큰 역할을 하면 의료치료에 실질적 위험이 되지만 감정이 전혀 없어도 실질적인 위험이 있다. 나는 의학계의 성원들인 의사들이 환자들을 비개인적이고 소원하게 대한다는 방향으로 치우쳤는데, 의사들은 능동적으로 그 균형을 교정하고 스코틀랜드 신학자인 알래스테어 캠벨Alaistair Campbell 박사가 잘 기술한 것처럼 환자들에 대한 "절제된 사랑moderated love"을 격려하고 키워야 한다.[37)]

정의

정의의 원칙 역시 의사-환자 관계에 영향력을 미쳐야 한다. 나는 정의에 관한 앞의 장들에서 어떤 실질적 정의의 원칙이 채택되어야 하는가에 대해서는 동의가 없다고 지적했다. 하지만 나는 대부분의 이론가들이 평등한 사람들에게는 평등하게 대해야 하고 불평등한 사람들에게는 불평등의 정도에 따라 불평등하게 대해야 한다는 아리스토텔레스의 형식 원칙을 받아들이고, 형식 원칙만도 의료치료를 위해 실질적인 함축을 가진다고 지적했다. 의사들은 다른 사람의 이익이 현재 자신의 환자의 이익을 압도할 수 있는 여러 가지 상황들이 있다는 결론을 단순하게 회피할 수 없다. 우리는 환자들을 이롭게 하기 위해 열심히 일하지만, 간혹 그들의 이익을 압도하는 다른 사람에 대한 의무를 가지고 있다는 것을 환자들에게 더 명백하게 해야 할 필요가 있다.

일반의료위원회와 영국의학협회가 선언한 직업적 의료윤리규칙 같은 것들은 의사가 현재의 환자에 대한 주된 의무를 압도할 수 있는 도덕적 고려들을 열거하고 있다. 하지만 나는 의사들이 비록 실제로 그렇게 얘기하지는 않더라도, 환자들에게 그들의 개별적인 복지와 이익이 언제나 최우선이고, 그들의 비밀은 절대적으로 보장되고, 그들이 의학적으로 필요한 것은 무엇이나 받게 될 것을 암시하는 경향이 있다고 생각한다. 비록 의사들 스스로는 각 환자들에게 강한 의무를 가진다고 생각하지만, 의사들이 그들에게 절대적인 의무가 없고, 그런 의무를 가지려는 것을 목표로 할 수 없음을 더욱 명백하게 해야 한다.

변호사 폴 시그하트Paul Sieghart가 루카스Lucas 강연에서 제안한 대로,[38] 아마도 환자들에게 의사의 개인적인 직업윤리와 여러 가지 표준적인 의료윤리적 딜레마에 대한 접근방식을 알 수 있게 하는 지표나 요약문을 제공해야 할 것이다. 물론 지금 세대의 의사들이 실제로 이것을 할 가능성은 아주 적지만, 환자들이 참고할 수 있게 영국의학협회의 윤리편람 같은 표준이 모든 병원에 비치된다면 그런 것을 시작할 수 있을 것이다. 여러 가지 표준적이고 대안적인 의료윤리적 입장들을 대표하는 열심주의자들이 enthusiasts 환자들을 위하여 설명적 편람을 쓸 생각을 할 수 있을 것이다. 환자들이 의사와 도덕적으로 양립할 수 있는지, 그리고 특정한 문제에 관해서 타협할 수 있는지를 알고 싶어해서 의사와 환자들이 의료윤리적 문제들에 관해서 논의하는 것이 규범이 될 것이다. 나는 그것이 의사들에게 많은 시간을 뺏을 것이라고 생각하지 않고 그래서도 안 된다고 생각한다. 그러나 그런 문제들을 비판적으로 논의할 기회를 환자에게 주고 그렇게 할 수 있는 능력을 의사들이 갖는 것은 전체적인 의료실천의 질을 많이 향상시킬 것이다.

위에서 논의한 네 가지 "표준적인" 도덕원칙들의 함축은 조건부prima facie적이므로 다른 것들 중의 하나가 그것을 압도하지 않을 때에만 각각 적용된다. 하지만 조건부 의무이면서도 그것들은 대단한 의무를 제시하며, 의사들이 그것들을 받아들인다 해도 언제나 이 의무에 맞게 살 수 있다고 스스로를 속일 수 없다. 열심히 해보겠지만, 나는 확실히 그렇게 할 수 없다.

내가 고려하지 않은 것 가운데 상충하는 동기는 자기이익이다. 자기이익은 최소한 네 가지 원칙들 중 세 가지 원칙이 요구하는 도덕적 의무이다. 자율성의 존중, 악행 금지, 그리고 정의는 우리뿐만 아니라 모든 사람에게 확대되는 도덕적 의무이다. 게다가 만일 의사 자신이 행복을 누린다면, 자신의 환자를 이롭게 한다는 의무뿐만 아니라 다른 사람들에 대한 의무를 더 잘 수행할 수 있을 것이다. 의사들이 그런 점을 고려하지 않은 채 자신에 대한 선행의 의무를 갖는지는 좀 더 의심스럽다. 공리주의자들은 스스로에게 선행을 베푸는 것이 전체적인 복지를 극대화하는 한, 의사들이 그런 의무를 가지고 있다고 주장할 것이다. 그런 주장이 받아들여지건 말건, 최소한 자기 자신을 이롭게 하는 것은 의사-환자 관계에 영향을 미치는 다른 도덕적 의무들과 구별되어야 한다. 확실히 의사들이 선언한 환자에 대한 특별한 선행 의무는 환자들을 의학적으로 이롭게 하는 것과 의사 자신을 이롭게 하는 것 사이에 갈등이 일어날 경우, 적어도 환자들의 이익을 우선해야 한다는 것을 함축하는 것 같다. 만일 그 의무가 이 정도도 함축하지 않는다면, 의사가 참된 전문직이라는 의사의 주장에서 무엇이 남겠는가?

주(註)

1) Culver CM, Gert B. *Philosophy in medicine: conceptual and ethical issues in medicine and psychiatry.* New York, Oxford: Oxford University Press, 1982:64-108.
2) Plato. *Laws.* 720.
3) Cartwright A. Equality of experts. *Br Med J* 1983;287:538.
4) Fletcher CM. *Communication in medicine.* London: Nuffield Provincial Hospitals Trust, 1973.

5) Pendleton D, Hasler J, eds. *Doctor–patient communication*. London: Academic Press, 1983.

6) Katz J. *The silent world of doctor and patient*. London: Collier Macmillan, 1984.

7) Fitton F, Acheson HWK. *The doctor–patient relationship: a study in general practice*. London: HMSO, 1979.

8) Freeling P, Harris CM: *The doctor–patient relationship*. 3rd ed. Edinburgh, London, Melbourne, New York: Churchill Livingstone, 1984.

9) Locker D. Communication in general practice. In: Patrick DL, Scambler G, eds. *Sociology as applied to medicine*. London: Ballière Tindall, 1982.

10) Royal College of General Practitioners. *What sort of doctor? Assessing quality of care in general practice*. London: Royal College of General Practitioners, 1985.

11) Byrne PS, Long BEL. *Doctors talking to patients*. London: HMSO, 1976.

12) Cartwright A, Anderson R. *General practice revisited*. London: Tavistock Publications, 1981.

13) Stinson GV, Webb B. Going to see the doctor: the consultation process in general practice. London: Routledge and Kegan Paul, 1975.

14) Pickering G. Medicine at the corssroads. *Proceedings of the Royal Society of Medicine* 1977;70:16–20.

15) General Medical Council. *Professional conduct and discipline: fitness to practice*. London: General Medical Council, 1985:23.

16) World Medical Association. Declaration of Lisbon: the rights of the patient. Reprinted in: British Medical Association. *The handbook of medical ethics*. London: British Medical Association, 1984:72–3.

17) Anonymous. Incentives in the surgery [editorial]. *The Times* 1985 November 9:9.

18) McIntyre N. Popper K. The critical attitude in medicine: the need for a new ethics. *Br Med J* 1983;287:1919–23.

19) Lister J. The British medical scene since 1980. *N Engl J Med*

1983;308:532-5.

20) Royal College of General Practitioners. *Quality in general practice.* London: Royal College of General Practitioners, 1985:13-5.

21) World Medical Association. Declaration of Geneva: Reprinted in: British Medical Association. *The handbook of medical ethics.* London: British Medical Association, 1984:70.

22) Black D. Medical accountability. *J R Coll Physicians Lond* 1985;19:203-4.

23) Simanowitz A. Standards, attidtudes and accountability in the medical profession. *Lancet* 1985;ii:546-7.

24) Napley D. The ethics of the professions. *The Law Society's Gazette* 1985;82:818-25.

25) Anonymous. Sidaway v Bethlem Royal Hospital and the Maudsley Hospital Health Authority and others [Law Report]. *The Times* 1985 February 22:28.

26) Anonymous. Lee v. South West Thames Regional Health Authority. Court of Appeal. *New Law Journal* 1985 May 3:438-9.

27) Hilfiker D. Facing our mistakes. *N Engl J Med* 1984;310:118-22.

28) Black D. *An anthology of false antitheses.* London: Nuffield Provincial Hospitals Trust, 1984:17-30.

29) Mendel D. *Proper doctoring.* Berlin, Heidelberg, New York, Tokyo: Springer-Verlag, 1984.

30) Hall A. Personal view. *Br Med J* 1985;291:1274.

31) Rabin ED, Rabin PL, Rabin R. Compounding the ordeal of ALS-isolation from my fellow physicians. *N Engl J Med* 1982;307:506-9.

32) Frank S E. Lessons. *JAMA* 1984;252:2014.

33) Townend M. Personal view. *Br Med J* 1985;290:462.

34) Burnfield A. Doctor-patient dilemmas in multiple sclerosis. *J Med Ethics* 1984;i:21-6.

35) Deitch R. An MP's charter for hospital patients. *Lancet* 1984;ii:824.

36) Deitch R. A Bill on patient's complaints introduced by an MP who was a patient. *Lancet* 1985;i:708.

37) Campbell AV. *Moderated love.* London: SPCK, 1984.

38) Sieghart P. Professional ethics — for whose benfit? *J Med Ethics* 1982;8:25-32.

참고문헌

Gorovitz S. *Doctor's dilemmas: moral conflict and medical care.* New York: Macmillan, 1982.

Walton J, McLachlan G, eds. *Doctor to doctor: writing and talking about patients.* London: The Nuffield Provincial Hospitals Trust, 1984.

Waitzkin H. Doctor-patient communicaton: clinical implications of social scientific research. *JAMA* 1984;252:244-6.

Feinstein RJ. The ethics of professional regulation. *N Engl J Med* 1985;312:801-4.

Relman AS. Professional regulation and the state medical boards. *JAMA* 1985;312:784-6.

Kennedy I. Rethinking medical ethics. *J R Coll Surg Edinb* 1982;27:1-8.

Anonymous, Medical student selection in the UK [Editorial]. *Lancet* 1984;ii:1190-1.

Anonymous, City practice revealed: territorial rights. *Update* 1984 October 1:583-6.

Russell W. Drug addicts unwelcome patients, MPs told. *Br Med J* 1985;290:573.

Cook S. Blacks meet race bias from GPs. *The Guardian* 1983 March 28.

Ormrod Sir R. A lawyer looks at medical ehtics. *Med Leg J* 1978;46:18-32.

제26장

결론
아서 박사 재판에 대한 재고

나는 유명한 재판에 나오는 두 가지 도덕적 논변으로 이 책을 시작했다. 한 논변은 부모에게 버림받은 다운증후군을 가지고 태어난 아기에게 디하이드로코데인dihydrocodeine과 "간호치료만"을 처방한 아서 박사의 행동이 옳지 않다고 주장했고, 다른 논변은 아서 박사가 한 행동이 옳다고 주장했다. "그가 옳다" 또는 "그가 옳지 않다"는 결론에 깔린 추론들의 복잡성을 보여주기 위해서, 나는 각 논변에 나타난 많은 도덕적 주장들과 가정들을 뽑아냈다. 그 이후의 장들에서 나는 이것들 중의 많은 것들을 분석했다. 그러한 분석이 아서 박사 재판에서 서로 반대하는 논변들에 빛을 비출 수 있다면 어떤 빛을 비출 수 있을까? 첫번째는 이 문제가 아주 복잡하다는 것이다. 두번째는 옳은 결론에 도달하기를 진지하게 갈망하는 사람들이 재판의 피고와 원고 양편을 위한 이성적 논변들을 제기할 수 있다는 것이다. 따라서 의료윤리적 논변에서 자신의 결론에 반대하는 결론을 내리는 사람들을 어리석고, 무지하고, 악의를 가지고 있다고 가정하는 것은 부적절하다.

도덕적 딜레마에 대한 접근방법

의료도덕적 딜레마들과 관련해서 나는 비첨Beauchamp과 칠드레스Childress가 개관하고[1] 그리고 다양한 도덕 이론들이 받아들일 수 있는 네 가지 도덕원칙들의 적절성을 살펴볼 것을 제안했다.(물론 이 방법과 다른 방법들을 고안할 수도 있고 실제로 고안해왔다.[2][3]) 이 원칙은 자율성 존중, 선행, 악행 금지, 그리고 정의이다. 나는 또한 도덕적 분석이 때때로 범위의 문제(어떤 존재에 대해 어떤 도덕적 의무들을 가지는가?)에 의존한다고 지적했다. 우리가 실험용 쥐들에게 어떤 도덕적 의무를 가지든, 그것들의 자율성을 존중할 필요는 없는데, 쥐들은 자율성을 가질 수 없으므로 자율성 존중의 범위 안에 들어올 수 없기 때문이다. 사실 아서 박사 사건에서 중요한 첫번째 질문은 범위의 문제인 것으로 보인다. 우리가 환자 일반에게 가지는 동일한 도덕적 의무들을 다운증후군을 가진 신생아에게도 갖는가? 만일 대답이 "예"라면 우리의 도덕적 분석은 환자 일반에 관한 도덕적 딜레마와 같은 길로 갈 것이다—우리는 그 신생아에게 비자율적인 환자에게 가지는 의무와 동일한 종류의 도덕적 의무를 가질 것이다. 다른 한편으로 그 대답이 "아니오"라면 우리는 그 신생아에게 환자 일반에게 가지는 의무와 동일한 의무를 가지지 않을 것이다—예를 들어 우리가 그 신생아에게 태아에게 가지는 도덕적 의무들보다는 강하지만 어린아이들에게 가지는 의무들보다는 약한 의무들을 갖는다고 가정해보라―그러면 우리의 분석은 우리가 태아에 대해 가지는 도덕 의무들을 고려해서 따르는 것과 같은 길을 취할 것이다.

실체의 본성이 부과하는 도덕적 결정

우리의 도덕적 의무 범위는 여러 가지 방식으로 결정될 수 있는 것처럼 보인다. 때때로 그것은 개인적이고 도덕적으로 선택한 결정들에 의해서 결정된다. 따라서 우리는 어떤 사람들에게 스스로 부과한 도덕 의무들을 창조할 수 있다―예를 들어 어떤 사람에게 무엇을 하겠다고 약속함으로써 나는 전에는 없었던 도덕 의무를 가질 수 있다. 때때로 도덕 의무의 범위는 한 집단의 사람들이 도덕적으로 선택한 결정에 의해서 결정된다. 그러한 것들은 의사, 간호사, 그리고 구명선 선원(그리고 성직자?)가 채택하는 특별한 의무들이다. 때때로 도덕 의무의 범위는 특정한 사회의 법이나 관습이 결정한다. 한 사회는 그 구성원에게 아프고 가난한 사람들을 돕도록 요구할 수도 있고 다른 사회는 이것을 개인적 자선에 맡길 수도 있다. 한 사회는 아프거나 늙은 부모들을 자식들이 돌보도록 요구할 수 있고 다른 사회는 이것을 도덕적으로 선택적인 것으로 간주할 수 있다. 나는 우리가 가족, 이웃, 공동체, 종족, 집단, 그리고 나라에 대해 가지는 특별한 도덕적 의무들이 이런 종류이고 사회적으로 결정되는 종류라고 생각한다.

하지만 때때로 우리가 가진 도덕 의무들의 범위는 선택적인 것으로 보이지 않는다. 대신에 이 의무들은 어떤 종류의 실체의 본질로부터 나온다. 타인들(환자들을 포함해서)의 본질에는 우리에게 어떤 종류의 도덕 의무들을 부과하고 어떤 종류의 도덕적 존중을 요구하는, 우리가 인정하는 어떤 것이 있다. 게다가 우리는 이 의무들을 인정하는 것이 도덕적으로 선택적인 것이 아님을 인정한다. 어떤 사람들의 본성에는 우리에게 선택의 여지없이 도덕적 의무를 갖게 하는 어떤 것이 있지만, 그 사람들을 본떠서 만든 밀랍 인형, 동상, 또는 시체들의 본질에는 우리가 원본인 사람들을(시체의 경우에는 살아 있던 사람들이었던) 인정하는 것과 동일한 도덕 의무들을 갖지 않도록 허용하는 어떤 것이 있다. 이와 유사하게 꿩과 농부 사이에는 꿩은 사냥해도 되지만 농부는 사냥해서는 안 되는 도덕적으로 적절한 차이가 있다. 반대로 만일 그런 차이가 없다면, 우리는 둘 다 사냥할 수 있거나 사냥할 수 없어야 한다.

실체의 어떤 특성이 도덕적으로 적절한가?

이런 질문은 피임, 성교 후 피임, 배아 연구, 낙태, 중증 뇌 손상, 영구적인 식물 상태, 뇌간사brain stem death, 전통적인 심폐사 등을 포함해서 많은 종류의 의료도덕적 문제에 관한 토론에 중요하다. 도덕적 범주를 위한 기준이라고 주장되어온 실체의 특성은 특정한 종의 일원, 즉 인간종의 일원, 쾌락과 고통을 경험하는 능력의 소유sentience, 인격이 되기 위한 능력(아마도 자기의식의 능력이 필수조건인)의 소유를 포함한다. "체외생존가능성", 근거없는 잉태일, 산도의 통과 그리고 그것과 관련된 태동과 같은 생리적 변화 등은 근본적인 도덕적 범주를 기초하기에는 그럴듯하지 않은 기준들이다.

이 문제는 복잡하고 논쟁의 여지가 많다. 의사들은 의료행위에서 낙태와 같은 특정한 의료윤리적 문제들에 직면하지 않는다면, 특정한 의료윤리적 문제에 관한 논변들에 대해서 신경 쓸 필요가 없다고 생각한다. 그러나 정당한 의료실천 행위로서 낙태의 정당성을 받아들이는 의사는 낙태를 정당화할 수 있으면서 왜 성인 환자를 죽이는 것은 정당화할 수 없는지의 문제를 풀어야 하지 않는가? 특히 성인 환자를 의도적으로 죽이는 것에 대해 도덕적이고 법적인 비난이 극심할 때, 그는 성인 환자는 가지고 있고, 낙태할 수 있는 태아는 가지고 있지 않은 도덕적 성질, 즉 태아를 고의로 의학적으로 죽이는 것을 정당화하는 도덕적으로 적절한 성질을 밝혀야 한다. 이와 유사한 질문은 아서 박사의 행동을 지지하는 의사, 좀 더 일반적으로 어떤 상황에서는 장애가 심한 신생아를 죽일 수 있고 능동적으로 "죽도록 허용할수" 있다고 믿는 의사들에게도 적용된다. 성인 환자에게 있는 특징이 그런 아기들에게는 없는 것인가? 또 그런 아기들은 태아들(여러 발달 단계의 태아들)과 다르게 대하도록 요구하는 도덕적으로 적절한 특징들을 가지고 있는가?

장애가 있는 신생아와 장애가 있는 성인

첫번째 질문에 대한 대답은 중증 장애가 있는 신생아와 비슷한 장애가 있는 성인 사이에 도덕적으로 적절한 차이가 없으므로 양쪽 집단을 비슷하게 치료해야 한다는 것이다. 장애가 있는 신생아에게 도덕적으로 허용되는 치료는 비슷한 장애가 있는 성인에게도 도덕적으로 허용되고 그 역도 성립한다. 장애가 있는 성인에게 도덕적으로 허용되지 않는 치료는 비슷한 장애가 있는 신생아에게도 도덕적으로 허용되지 않으며 그 역도 성립한다. 첫번째 주의할 것은 이 대답이 낙태 문제일 경우에는 적용되지 않는다는 것이다. 만일 장애가 있는 신생아가 동일한 장애를 가진 다른 환자와 동일하게 치료받아야 한다면, 낙태할 수 있는 비정상의 태아는 이후에 어떻게 변화했다는 것인가? 둘째, 이 입장은 중병이거나 중증 장애인 어른 혹은 어린이에게 정당화할 수 없는 의학적 치료를 동일한 병이나 장애를 가진 신생아에게 사용하는 것을 금지한다. 따라서 이 견해를 가지고 어른이나 어린이를 위하여 디하이드로코데인과 간호 치료만을 처방하는 것이 옳지 않다고 믿는 의사는 검찰의 논고처럼 아서 박사의 행동을 거부해야 한다. (이 결론을 피하려면 궁극적으로 병리학자가 보여준 것처럼, 사실 아서 박사가 처음 며칠 동안 그 아기가 다운증후군 이외에 아마도 치명적이고 치료할 수 없는 심장 및 다른 질병이 있다고 믿었다고 주장할지도 모른다. 나는 그렇게 가정할 이유도 모르고, 재판에서도 그것을 지지하는 증거는 제시되지 않았다.)

의료치료의 기준들

다운증후군이 심하지 않은 아기에게 아서 박사가 한 것 같은 치료는 도덕적으로 나쁘다는 결론을 피하기 위해서 다운증후군이 심하지 않은 어린이나 성인에게도 비슷한 치료가 정당화된다고 주장할지도 모른다. 의사가(부모는 환자가 살기를 원하지 않지만, 그 환자를 병원에 두게 하는) 다운증후군이 심하지 않은 환자에게 다음과 같은 치료(정상적인 의학적 치료를 중지하고 호흡기와 소화기관에 나쁜 영향을 미친다는 것을 알면서도 탈수방지제를 처방하며, 오직 요구가 있을 때에만 영양과 수분을 공급하는 치료)를 허락할 때 어떻게 그런 입장을 지지할 수 있을까? 명백히 그것은 다운증후군이 심하지 않은 어린이나 성인에게는 도덕적으로 받아들일 수 없는 것이 아닌가? 왜 도덕적으로 받아들일 수 없는가? 다운증후군을 앓는 것 자체만으로 일반적인 환자들이 마땅히 받아야 하는 의학적 치료 기준을 감소시킬 수 없다는 것에 의사들과 사회가 동의하기 때문이다.

위의 논변은 만일 다운증후군을 가진 신생아가 다른 환자들과 동일하게 치료받아야 한다면, 그 신생아는 모든 상황에서 이용할 수 있는 가장 효과적인 치료를 받아야 한다고 주장하는 것이 아니다. 다른 환자들을 위한 치료에 대해서와 마찬가지로 아기를 위한 치료에도 동일한 도덕적 평가가 적용될 것이다. 환자가 치료에 대해 숙고할 수 있다면 어떤 치료를 선택할 것인가?(대리 자율성의 존중) 환자에게 해를 입히는 것과 비교해서 얼마만큼 환자를 이롭게 할 수 있을까? 여기서 의학적 조건의 정확한 본질, 장애의 정도, 치료의 기대 효과, 그리고 중대한 순수 이익을 성취할 수 있는 개연성은 중요한 도덕적 문제들이고 상황에 따라 달라질 것이다. 마지막으로 그 치료가 관련된 사람들에게 부과하는 부담과 다른 사람들로부터 박탈하는 의료자원들과 비교해서 환자와 다른 사람들에게 제공하는 이익이 정의롭거나 공정할 것인가?(정의) 이것들은 모든 의학적 치료와 의료자원의 사용에 적용되어야 하는 표준적인 도덕 문제들이지만, 중요한 점은 만일 의사들이 자신의 모든 환자에게 가진 동일한 도덕적 의무들을 다운증후군을 가진 신생아에게도 갖는다면 다운증후군을 가진 신생아에 대해서도 그 문제들을 똑같이 적용해야 한다는 것이다.

다운증후군과 도덕적 권리들

하지만 아마도 의사들은 다운증후군을 가진 신생아에게는 일반 환자들에게 갖는 동일한 도덕적 의무들을 갖지 않는다. 의사들이 다운증후군을 가진 환자들에게 갖는 도덕적 의무와 일반 환자들에게 갖는 도덕적 의무 간의 구별을 지지하는 논변은 다운증후군을 갖는 것이 그들에게 의사들에 대한 더 적은 권리들(그들이 그렇지 않았으면 가졌을 의사들에 대한 도덕적 권리들보다 더 적은 권리들)을 준다는 것이다. 이 주장을 의사들의 의무의 관점에서 표현하면, 만일 환자가 다운증후군을 가지고 있다면 의사는 일반 환자에게 갖는 정상적인 도덕적 의무들보다 덜 엄격한 도덕적 의무들을 그 환자에게 가진다는 것이다. 하지만 어떻게 그런 주장이 정당화될 것인가? 정당한 이유가 없으면 그것은 길버트증후군

Gilbert's syndrome 환자나 파란 눈을 가진 환자에 관한 유사한 주장들보다 설득력이 없을 것이다. 아마도 다운증후군은 정상적인 인간의 행복과 비교할 때 낮은 삶의 질을 초래하기 때문에 의사들이 다운증후군을 가진 환자를 치료하는 것이 도덕적으로 의무가 될 수 없다고 정당화할 것인가? 이것은 낙태 반대론자들을 포함해서 많은 사람들이 특히 반대할 만하다고 생각하는 논변이다.

이 논변의 논리적 함축은 다운증후군이 있는 사람들은 어떤 연령, 어떤 발달 단계, 그리고 어느 정도의 장애를 가지고 있건, 도덕적으로 이등계급이므로 일등계급에 있는 사람들을 살려야 할 때에는 그들이 "죽도록 허용될 수 있다"는 것이다. 게다가 이 논변은 다운증후군을 가진 사람의 삶의 질과 비슷한 삶의 질을 가진 최소한의 장애만을 지닌 어떤 누구에게도 동일한 종류의 도덕적 차별이 정당화된다는 것을 함축한다. 다운증후군이 있는 어린이들과 어른들이 보이는 여러 가지 정도의 삶의 질과 행복이 있다는 것을 고려할 때, 다운증후군을 가진 어떤 사람이든 능동적으로 죽게 내버려두는 것이 허용된다는 것은 도덕적으로 명백히 받아들일 수 없고, 그런 사람들의 생명을 구하는 의학적 치료마저 거절되어야 한다는 것 역시 도덕적으로 명백히 받아들일 수 없다. 올바른 답변은 다운증후군이 있는 어린이들과 어른들의 본질에는 우리가 서로를 대하는 것처럼 그들을 대하라는 도덕적 의무를 인정하게 하는 무엇인가가 있다는 것이다. 그러나 (a) 만일 우리가 다른 환자들을 치료할 때는 도덕적으로 받아들일 수 없는 생명을 위협하는 방식으로 다운증후군을 가진 신생아를(다운증후군을 가진 환자들을 포함해서) 치료할 수 있다고 믿는다면, 다운증후군을 가진 신생아들과 비교해서 다운증후군이 있는 어린이들과 어른들의 본질은 무엇이 다른가? (b) 만일 우리가 다운증후군을 가진 배아나 태아를 정당하게 죽일 수(낙태할 수?) 있다고 믿는다면, 다운증후군을 가진 배아나 태아와 비교해서 다운증후군이 있는 어린이와 어른의 본질은 무엇이 다른가?

무엇이 인격인가?

급진적이고 논쟁의 여지가 있는 답변은 어린이와 어른은(다운증후군이 있는 사람들을 포함해서) 인격a person이고 태아와 신생아는 다운증후군이 있건 말건 인격이 아니라는 것이다. 이런 논변에 따르면 "생명권"은 인격의 권리이다. 다른 것을 죽이면 안 된다는 도덕적 의무는 다른 인격을 죽이면 안 된다는 것이다. 이 문맥에서 "인격person"이 무엇을 의미하는지는 적절하게 해명되지 않은 철학적 논쟁의 주제이다. 한 주장은 인격이 되기 위한 필요조건, 따라서 생명권을 포함해서 도덕적 존중을 받기 위한 필요조건은 자기 자신에 대한 의식 또는 자의식이다. (이런 종류의 논변은 의사이면서 철학자인 존 로크가 논의한 인격의 본성으로부터 나온다.[4]) 우리가 내재적인 생명권을 부여하지 않는 다른 실체들과 인격을 구별하는 도덕적으로 특별한 속성을 자기의식을 위한 능력이라고 하는 것은 개연성이 있어 보인다. 이 논변에 따르면 자기의식은 그 자체가 도덕적으로 중요한 것이 아니라, 인격들에게 특별한 도덕적 중요성을 부여하므로 특별한 도덕적 권리를 부여하는 특징의 전제조건이라는 것이다. 이 논변에 따르면 모든 신생아는 모든 태아들처럼 자기의식이 없기 때문에 인격이 될 수 없으므로 내재적인 생명권을 갖지 않는다는 것이다. 이 논변의 한 부분은 명백히 경험적인 주장들에 의존하고 적절한 경험적 지지를 요구하지만, 새로 수정된 난자가 자기의식이 없다는 데에는 의심의 여지가 거의 없고 어른들이 자기의식적이라는 것도 의심의 여지가 거의 없다. 따라서 아마도 인간발달 단계의 어느 부분에서 자기의식이 차츰 발달할 것이다.

생명권과 신생아

물론 위의 논변을 받아들인다 해도, 그 논변이 태아와 아기들을 대부분의 경우에 보호하지 말아야 한다는 것을 함축하는 것은 아니다. 내재적인 생명권은 차치하고라도, 태아와 아기들을 보호해야 한다는 몇 가지 정당화가 있다. 첫째는 새로 수정된 난자에서 자기의식적인 인격존재로 발달하는 것은 점진적이므로 발달하는 배아, 태아, 그리고 신생아들에게 점진적으로 증가하는 도덕적 보호를 부여해서 그러한 발달을 반영해야 한다는 결과주의적인 이유가 있다. 둘째, 대부분의 경우에 부모, 가족, 그리고 사회는 신생아에게 엄청난 가치를 부여하므로——우리 사회에서 그들은 배아와 태아에 부여하는 것보다 훨씬 더 큰 가치를 부여하고——우리의 사회 제도가 이런 구별을 반영할 중요한 결과주의적인 이유들이 있다. 셋째로 대부분의 경우에 만일 신생아들이 특히 의사에 의해서 매우 주의 깊은 보호를 받지 못한다면, 개인적이고 사회적인 큰 걱정과 혼란이 빚어질 것이다.

그런데도 신생아들은 아직 인격으로 발달한 것이 아니므로 "생명권"을 포함해서 인격을 가진 인간이 가지는 완전한 도덕적 권리를 가지지 않는다면 어떤 상황에서는 신생아들에게 정상적으로 확대하는 보호를 정당하게 중지할 수 있다. 도덕적인 "마지막 보호 수단"으로서 기능하는 생명권이 존재하지 않는 경우, 사회가 신생아들에게 확대하는 보호를 어떤 상황에서 정당하게 중지하는 것은 영아 살해에 대한 도덕적인 강한 반감과, 부모가 원하지 않는 중증 장애가 있는 아기를 살리는 것이 가족과 사회에 미치는 이익과 해를 모두 고려한 전체적인 해와 이익을 고려한 데 기초해서 결정될 것이다. 이 문제에 대하여 사회적으로 의견이 맞지 않을 때, 그런 보호를 중지하는 것 또는 "죽도록 허락하는 것"을 강요하는 것은 물론 용납될 수 없다—단순히 결과주의적인 관점에서도 용납될 수 없다. 만일 중증 장애 신생아의 부모가 의학적으로 그 신생아의 생명을 유지하기를 원하면 그들의 희망은 가능하다면 존중되어야 한다—하지만 만일 부모가 그 문제를 고려한 끝에, 그 아기가 고통 없이 "죽는 것이 허용되기"를 원한다면 그들의 희망은 정당하게 존중되어야 한다.

행위와 비행위의 문제

많은 의사들이 아서 박사가 실행한 "죽는 것을 허용하는 것"은 지지하겠지만 그런 아이들을 적극적으로 죽이는 것은 거절할 것이다. 의사들이 일반적으로 자신의 일반 환자에게 가지고 있는 동일한 도덕적 의무, 특히 그들의 생명을 유지할 의무를 중증 장애를 가진 신생아에게는 가지고 있지 않다는 것에 동의하지 않는한 "죽는 것을 허용하는 것"조차 정당화하기 어렵다. 그러나 나는전에 행위와 비행위의 구별이 의학적 치료를 중단하는 것과 적극적인 죽임 사이의 도덕적 구별을 정당화할 수 있다는 가정을 비판했다. 우선 어떤 행위와 비행위를 도덕적으로 정당화할 수 있는지 여부에 대한 질문에 먼저 답해야 한다. 아기가 죽을 것 같다는 것을 알면서 어떤 행위를 하지 않음으로써 그런 결과를 초래한다는 것은 정상적으로는 살인이나 치사와 같이 도덕적으로 유죄로 간주된다. 다운증후군을 가진 아기 브라운Brown을 죽인 아버지는 살의 없는 살인으로 투옥되었다. 그가 한 것과 아서 박사가 한 것 사이에 도덕적으로 중요한 차이들은 무엇인가?[5][6] 만일브라운의 아버지가 탈수방지제를 주고 달라고 할 때에만 영양과수분을 공급했기 때문에 그 아기가 죽었다면 브라운의 아버지가더 나은 선고를 받을 것이라고 가정할 이유는 없다. 만일 (a) 신생아가 태아처럼 내재적인 생명권이 없고 (b) 해와 비교해서 전체적인 이익 면에서 충분한 정당화가 있다면(이 점에서 의사와 부모가그런 치료를 협의하는 것이 해를 최소화할 것이다) 그러한 치료는 정당화될 수 있다.

근본적인 도전

그렇다면 여기에 아서 박사의 행동을 지지하는 사람들에 대한근본적인 도전이 있다. 만일 그들이 다른 환자의 생명을 존중할 의무가 있는 것처럼 다운증후군을 가진 신생아의 생명을 존중해야 할 의무가 있다고 믿는다면, 그들은 어떻게 다운증후군을 가진 좀 더 나이 많은 환자들에게는 거의 확실히 거절할 행동을 지지할 수 있는가? (그리고 만일 그들이 낙태를 옹호한다면—예를 들어 다운증후군을 앓는 태아의 낙태를 옹호한다면 그들은 어떻게 태아와 신생아에 대한 다른 태도를 정당화하는가?) 다른 한편으로 만일 그들이 다른 환자에게 갖는 의무를 다운증후군을 가진 신생아들에게는 갖지 않는다고 믿는다면 다른 환자들에게 제공하는 도덕적 보호를 다운증후군을 앓는 모든 환자들에게 거절하는 덫에 빠지지 않고 어떻게 그들의 입장을 정당화할 수 있는가? 나는 이 문제가 인격성personhood에 의존하고, 아서 박사가 아기 피어슨을 죽도록 허용한 방식으로, 중증 장애인인 경우에 "죽는 것을 허용하는 것"이 정당화될 수 있는 것은 신생아가 인격이 아니기 때문이라고 믿는다. 그러나 적극적으로 "죽는 것을 허용하는 것"과 고통 없이 그런 아기들을 죽이는 것을 구별하는 것이 사회적 이익이 될지는 모르지만, 나는 그 둘 사이에 도덕적 차이가 없으므로 중증 장애의 신생아가 "죽는 것을 허용하는 것"을 받아들이는 의사들은 거기에 다른 도덕적 차이가 있다고 자신들을 속여서는 안 된다고 믿는다. 이런 급진적 주장을 받아들이지 않지만 아서 박사의 행동 같은 것을 지지하고 싶어하는 의사들은 정당한 이유를 찾기 위해서 머리를 짜내야 한다. 그리고 그 정당한 이유는 낙태, 사후피임약the morning after pill, 배아 연구, 그리고 이분척추spina bifida를 가진 신생아 또는 무뇌아들, 중증 치매를 가진 환자들, 식물인간 상태의 환자, 그리고 뇌사인 환자들의 치료에 대한 그들의 태도와 일관성이 있어야 한다. 이러한 것들이 삶의 여러 단계에서 사람들에 대한 의사들의 도덕적 의무가 함축하는 것이다.

주(註)

1) Beauchamp TL, Childress JF. *Principles of biomedical ethics*. 2nd ed. New York, Oxford: Oxford University Press, 1983.

2) Jonsen AR, Siegler M, Winslade WJ. *Clinical ethics*. London: Baillière Tindall, 1982.

3) Brody H. *Ethical decisions in medicine*. 2nd ed. Boston: Little Brown, 1981.

4) Locke J. *Essay concerning human understanding*. Book 2: chapter 27, section 9. London, 1690.

5) Davis JA. The "baby Brown" case and the Dr Arthur verdict. *J Med Ethics* 1985;11:159.

6) Kennedy I. Response to professor Davis. *J Med Ethics* 1985;11:159−60.

역자 후기

이 책은 래난 길론의 *Philosophical Medical Ethics*를 완역한 것이다. 저자는 철학 분야의 학위를 가진 현직 의사로서 영국왕립의사협회의 회원이면서 세계적으로 유명한 의료윤리 학술지인 《의료윤리지 *Journal of Medical Ethics*》의 편집자이다. 의학과 철학 분야에서 탁월한 지식을 가지고 있는 저자는 의료윤리에 관한 책을 저술하기에 가장 적합한 인물이라고 할 만하다. 우선 저자는 의료윤리를 "의료윤리적 의사결정을 할 때 깔려 있는 개념, 가정, 믿음, 태도, 감정, 이유, 논변들을 비판적으로 반성하는 분석적인 행위"라고 정의한다. 나아가 의료윤리의 필요성을 부정하는 사람들의 견해들을 반박하고, 전통적인 의료윤리에 관한 이론들을 비판적으로 살펴보면서 적절한 의료윤리가 무엇인지를 모색한다.

    의료윤리가 필요 없다고 주장하는 사람들은 과학은 객관적인데 반해 의료윤리는 주관적이라는 것을 첫번째 이유로 든다. 저자는 이 주장이 정당화되지 않은 믿음과 추론에 근거를 두고 있다고 비판하고 과학과 윤리는 다르지 않다고 주장한다. 의료윤리가 필요 없다고 주장하는 사람들의 두번째 이유는 의사들이 해야 할 일은 철학적 사변이 아니라 의료실천을 하는 것이기 때문에 의료윤리가 불필요하다는 것이다. 그러나 저자는 의료실천의 과정에서 의사들이 이런 문제들에 부딪힐 수밖에 없고 반드시 이를 해결해야 한다고 지적한다. 즉 의료윤리는 의료실천과 결코 뗄 수 없는 관계에 있다는 것이다. 의료윤리가 필요 없다고 주장하는 사람들의 세번째 이유는 의사들이 의료윤리 문제들을 해결할 수 있는 방법들을 이미 가지고 있다는 것이다. 그들은 의사들이 도덕적으로 훌륭한 인격을 갖는 것만으로, 또는 한 사회의 법률을 따르는 것만으로, 또는 이중효과의 원리, 행위와 비행위의 구별, 죽임과 죽게 허용함의 구별 등과 같은 전통적인 의료윤리의 원리들을 따르는 것만으로 의료윤리의 문제들을 충분히 해결할 수 있다고 주장한다. 저자는 이런 의사들의 견해를 조목조목 비판한다. 양심, 고결함, 훌륭한 인격 등의 개념들은 모호하고, 이런 모든 성품을 지닌 의사들도 의료윤리의 문제에 관해 의견이 다를 수 있다. 한 사회의 법률들은 그 자체로는 도덕적으로 충분치 않고 도덕적인 기초를 필요로 한다. 전통적인 의료윤리 이론들은 일관성이 없거나 현재의 의료실천에 어긋나는 판단을 초래하기 때문에 의료윤리의 문제들을 해결하는 데 부적절하다.

이어서 저자는 의료윤리와 관련한 중요한 윤리이론들을 비판적으로 공정하게 검토하면서 적절한 의료윤리를 모색한다. 우선 저자는 중요한 윤리이론인 의무론(특히 칸트주의)과 결과주의(특히 공리주의)를 비판적으로 살피고 있다. 저자는 의무론이 우리의 일상적인 도덕적 믿음들과 잘 부합한다는 것을 인정한다. 하지만 그는 전통적인 의무론의 주장과 달리 도덕원칙들은 절대적인 것이 아니라 조건부적인 것으로 이해해야 한다고 주장한다. 저자는 공리주의에 문제가 없는 것은 아니지만 많은 장점들을 가지고 있고, 공리주의에 대한 많은 비판들이 지나치게 단순화된 공리주의를 대상으로 하고 있다고 진단한다. 일반적인 윤리이론들을 살펴본 후에 저자는 정의에 관한 이론들을 살핀다. 그는 아리스토텔레스의 형식적인 정의의 원칙과 다양한 실질적 정의론들(자유지상주의, 롤즈, 마르크스, 도덕적 공과 등의 이론들)을 소개하고 비판적으로 평가하고 있다. 위의 논의에서 저자는 네 가지 도덕원칙들을 추출한다. 그 원칙은 자율성 존중의 원칙, 선행의 원칙, 악행금지의 원칙, 정의의 원칙이다.

저자는 네 가지 도덕원칙들을 추출하는 데 만족하지 않고 이 원칙들이 적용되는 범위를 고려한다. 사실 많은 의료윤리 문제들은 도덕원칙들이 적용되는 범위와 관련되어 있기 때문이다. 저자는 우리가 이 원칙들의 범위를 고려하면서 이 원칙들을 의료윤리 문제들에 적용하면 의료윤리의 문제들을 적절하게 해결할 수 있다고 주장한다. 물론 이 원칙들을 적용하는 데에 회색지대가 있을 수 있음을 알고 있다. 그러나 그는 이런 문제들은 의학계와 사회 간의 대화를 통해 사회계약을 맺음으로써 해결해야 한다고 주장한다. 따라서 저자는 현대 윤리학의 가장 중요한 세 가지 이론인 의무론(특히 칸트주의), 결과주의(특히 공리주의), 계약론을 의료윤리 내에 적절하게 포괄하고 있다.

나는 이 책을 번역하면서 저자가 가지고 있는 철학에 대한 깊은 지식과 치열한 사고, 그리고 공정한 태도에 깊은 감명을 받았다. 이런 좋은 책을 번역할 수 있게 해주신 〈의료와 사회포럼〉 관계자 여러분께 감사드리고 싶다. 또한 출간을 위해 여러모로 애써주신 아카넷의 김정호 사장님과 편집부 여러분께 깊이 감사한다.

2005년 2월
박상혁

찾아보기

메디컬 라이브러리를 펴내며

현대 사회는 과학기술의 발전에 따라 하루가 다르게 변화해 왔다. 물질적으로 풍요로워지고 더욱 편리해지긴 했지만, 사회는 더욱 복잡하게 재편되고 있다. 의료 문제 또한 예외일 수는 없다. 인구가 팽창하고 지역 및 계층이 분화해 감에 따라 의사 개개인이 환자와 직접적인 관계를 맺으면서 자신의 열정만으로 의료를 감당할 수 있는 때는 이미 지나버렸다.

이에 따라 의사는 새로운 과제를 떠안게 되었다. 고통 받는 인간을 병마로부터 구출한다는 의술의 기본적 책무를 새로운 사회적 환경에 맞게 반성적으로 사유하는 일이 바로 그것이다. 의술은 인간의 병을 다루는 것이 아니라 병든 인간을 보살피는 것이라는 기본에 충실하면서, 변화된 환경 속에서 의사와 환자의 관계를 모색하고 새롭게 규정하는 일이 필요해진 셈이다.

더구나 오늘날 전문직은 참으로 어려운 현실을 맞고 있다. '국가'의 독선에 맞서야 할 때도 있으며, '자본'의 횡포로부터 자신을 지켜야 할 때도 있다. 이를 위해 의사들은 현대 사회가 야기하는 실로 많은 문제에 대한 최선의 해결책을 준비하지 않으면 안 된다. 따라서 정치, 경제, 사회, 법 등 의료에 영향을 미치는 다양한 분야들을 이해할 필요가 있다.

일부 뜻있는 의사와 지식인들이 이러한 문제들에 관심을 갖고 함께 연구하게 된 것은 높이 평가받을 만한 일이다. 그 결실인 '메디컬 라이브러리'의 발간을 통해, 새로운 길을 찾는 치열한 사유들이 더욱 빛을 발하기를 기대한다.

─의료와 사회 포럼

의 료 와 사 회 포 럼
Healthcare and Society Forum

〈의료와 사회 포럼(Healthcare & Society Forum)〉은 21세기 한국에서 새로운 의문화(醫文化)와 올바른 제도를 만들기 위한 모임입니다. http://www.hnsforum.org

박상혁

서울대학교 대학원(미학 전공) 졸업
미국 캘리포니아 주립대학교(데이비스) 철학석사
미국 캔자스 대학교 철학박사 학위(윤리학 전공)
현재 서울대, 한양대에서 윤리학, 미학 강의
저서로는 *The Normativity of Morality*가 있다.

의료윤리

메디컬 라이브러리 ○○Ⅰ

1판 1쇄 찍음 2005년 2월 25일
1판 1쇄 펴냄 2005년 2월 28일

지은이 • 래난 길론
옮긴이 • 박상혁
펴낸이 • 김정호
펴낸곳 • 아카넷

출판등록 2000년 1월 24일(제2-3009호)
100-802 서울 중구 남대문로 5가 526 대우재단빌딩 15층
대표전화 6366-0511 / 팩시밀리 6366-0515
출판팀장 정연재 / 출판팀 과장 오창남
www.acanet.co.kr

ISBN 89-5733-068-2 94510
ISBN 89-5733-067-4 (세트)